中医药畅销书选粹·方药存真

50年代亲献秘验效方珍集

朱光宗 李留记 编著

中国中医药出版社·北京

图书在版编目(CIP)数据

50年代亲献秘验效方珍集/朱光宗,李留记编著.-2版.—
北京:中国中医药出版社,2013.4(2023.3重印)
(中医药畅销书选粹.方药存真)
ISBN 978-7-5132-0592-4

Ⅰ.①5…　Ⅱ.①朱…②李…　Ⅲ.①秘方-汇编②验方—
汇编　Ⅳ.①R289.2

中国版本图书馆CIP数据核字(2011)第194890号

中国中医药出版社出版
北京经济技术开发区科创十三街31号院二区8号楼
邮政编码　100176
传真　010-64405721
廊坊市祥丰印刷有限公司印刷
各地新华书店经销

开本880×1230　1/32　印张10.25　字数263千字
2013年4月第2版　2023年3月第7次印刷
书号　ISBN 978-7-5132-0592-4

定价　39.00元
网址　www.cptcm.com

服 务 热 线　010-64405510
购 书 热 线　010-89535836
维 权 打 假　010-64405753

微信服务号　zgzyycbs
微商城网址　https://kdt.im/LIdUGr
官 方 微 博　http://e.weibo.com/cptcm
天猫旗舰店网址　https://zgzyycbs.tmall.com

如有印装质量问题请与本社出版部联系(010-64405510)
版权专有　侵权必究

出版者的话

　　中国中医药出版社作为直属于国家中医药管理局的唯一国家级中医药专业出版社，自创办以来，始终定位于"弘扬中医药文化的窗口，交流中医药学术的阵地，传播中医药文化的载体，培养中医药人才的摇篮"，不断锐意进取，实现了由小到大、由弱到强、由稚嫩到成熟的跨越式发展，短短的 20 多年间累计出版图书 3600余种，出书范围涉及全国各级各类中医药教材和教学参考书；中医药理论、临床著作，科普读物；中医药古籍点校、注释、语译；中医药译著和少数民族文本；中医药政策法规汇编、年鉴等。基本实现了"只要是中医药书我社最多，只要是中医药教材我社最全，只要是中医药书我社最有权威性"的目标，在中医药界和社会上产生了广泛的影响。2009 年我社被国家新闻出版总署评为"全国百佳图书出版单位"。

　　为了进一步扩大我社中医药图书的传播效应，充分利用优秀中医药图书的价值，满足更多读者，尤其是一线中医药工作者的需求，我们在努力策划、出版更多更好新书的同时，从早期出版的专业学术图书中精心挑选了一批读者喜欢、篇幅适中、至今仍有很高实用价值和指导意义的品种，以"中医药畅销书选粹"系列图书的形式重新统一修订、刊印。整套图书约 100 种，根据内容大致分为七个专辑："入门进阶"主要是中医入门、启蒙进阶类基础读物；"医经索微"是对中医经典的体悟、阐释；"名医传薪"记录、传承名医大家宝贵的临证经验；"针推精华"精选针灸、推拿临床经验；"特技绝活"展现传统中医丰富多样的特色疗法；"方药存真"则是中药、方剂的精编和临床应用；"临证精华"汇集临床各科精妙之法。可以说基本涵盖了中医各主要学科领域，对于广大读者学习中医、认识中医和应用中医大有裨益。

今年是"十二五计划"的开局之年，我们将牢牢抓住机遇，迎接挑战，不断创新，不辱中医药出版人的使命，出版更多、更好的中医药图书，为弘扬、传播中医药文化知识作出更大的贡献。

中国中医药出版社

2011 年 12 月

内 容 简 介

　　全书共收录近代名方 1600 余首，包括妇科、儿科、内科、五官科、骨伤科等 300 多种临床常见病、多发病和疑难杂症。书中所载处方多为 20 世纪 50 年代医界人士捐献出的祖传绝技、家传秘方，经作者临床使用屡见奇效。

　　此书可供广大中医药科研人员、大中专院校学生及临床医师参考。

前　言

　　《50年代亲献秘验效方珍集》是集近代各家名老中医的祖传秘方、师传方、民间验方的大成之作。本书所载资料多为五十年代收集，当时医界人士出于爱国热忱，为发扬中医精粹，献出了自己的祖传绝技、家传秘方。这些处方，在临床应用中屡见奇效。

　　本书所收处方，多散载于50年代的文献资料中，笔者历时十余年，查阅文献万余册，始摘录整理汇编成册，以供广大中医药科研人员、大中专院校医学生及临床医师参考。

　　全书共收录近代名方1600余首，其中包括妇科、儿科、内科、五官科、外科、骨伤科等300多种临床常见病、多发病和疑难杂症。由于笔者水平所限，错误之处在所难免，殷切希望同道们批评指正。

作　者

目 录

妇　科

一、月　经　病

1. 月经失调

处方1：鹿衔草30克，金樱子30克。

主治：少女脾肾虚弱型月经先期。

用法：每日1剂，水煎2次服，连服3~4剂。

处方2：当归6克，川芎3克，乌药末9克，香附6克，元胡5克，茺蔚子（布包）9克，赤白芍（各半）9克，生熟地（各半）10克。

主治：血虚气滞的月经失调。

用法：水煎2次服，每日1剂，连服7~10剂。

处方3：当归12克，川芎9克，生地15克，白芍26克，黄芩9克，麦冬12克，黑栀子9克，杜仲炭12克，川断12克，知母9克，黄柏7克，牡蛎粉25克，甘草3克。

主治：月经超前，五心烦热，腰酸疼，腹痛心慌。

处方4：白胡椒9克，血竭花12克，郁金9克，炒乳香9克，麝香0.6克，炒没药9克，莪术9克，猪膀胱1个，大曲酒2斤。

主治：月经不调，腹内有痞块。

用法：将前七味药共为细末和酒一起装入猪膀胱内，用线扎口，腹内有痞块者，将猪膀胱敷于痞块上用带束好，如无痞块，束于肚脐上，七天后去掉。

处方5：斑蝥15克，藿香15克，广木香15克，制乳香

15 克，制没药 15 克，当归 30 克。

主治：妇女月经不调，行经腹痛瘀血积滞。

用法：上药共为细末，醋为丸，如豌豆大，每次服 10~15 丸，日 2 次早晚服。

处方 6：乳香 9 克，没药 9 克，血竭 9 克，干漆炭 9 克，儿茶 9 克，广木香 9 克，穿山甲 9 克，肉桂 9 克，大黄 120 克，蒲黄 60 克。

主治：妇女月经不调，瘀血不下，痞积血积通身疼痛。

用法：上药共为细末，醋为丸，如核桃大，早晚各服 1 丸。

处方 7：黑矾 620 克，醋 1500 克，血竭 60 克，朱砂 90 克，桑木柴 30 斤。

主治：经脉不调，血瘀气滞寒块。

用法：将醋和黑帆入锅内，用桑木柴武火烧数滚，再用文火焙干取出，同朱砂、血竭研碎过箩，将大枣煮熟去核和药面为丸如豌豆大，每日服 2 次，早饭前服 8 丸，晚饭后服 9 丸，每次服药须用红花 150 克、黄酒 2 斤所泡此酒送下，3 日后每次各加服 1 丸，加至早 18 丸、晚 19 丸时保持服之，直至病愈。（忌食生冷、大蒜、白糖及肉类。）

处方 8：益母草 500 克，当归 120 克，白芍 120 克，炒川芎 60 克，生地 120 克，陈皮 60 克，砂仁 15 克，醋香附 90 克，红糖 500 克。

主治：月经不调、久不受孕、崩漏、闭经及痛经等症。

用法：将益母草加水 15 斤煎 2~3 小时后再加入余药煎 2 小时左右，过滤去渣，再入锅内熬至约 1000 毫升，放入红糖溶化即成软膏，日服 2 次，每次 15~30 克，加开水调服。（孕妇及孕妇出血者不宜服。）

2. 痛经

处方 1：黄花金龟 60 克，羊肉 60 克，米酒 250 毫升。

主治：脾肾阳虚型痛经。

用法：加入适量的水炖，吃肉喝汤，每日 1 剂，连服数剂。

处方 2：山楂炭 30 克，红糖 30 克。

主治：气滞血瘀型痛经。

用法：水煎服，每日 1 剂，连服 1~2 剂。

处方 3：酒当归 30 克，川芎 15 克，醋香附 30 克，炒元胡 30 克，五灵脂 24 克，炒没药 15 克，丹参 30 克，炮姜 15 克，川牛膝 15 克，杜仲炭 15 克，广木香 9 克，红花 15 克，桃仁 15 克，青皮 9 克，故纸 15 克。

主治：痛经。

用法：将上药分别炮制为面，加益母草膏 60 克和蜜为丸，每丸重 9 克。在月经来潮前服，早晚各 1 丸。

处方 4：五灵脂 10 克，酒制香附 15 克。

主治：经前腹痛。

用法：水煎约 300 毫升，早晚 2 次服。

处方 5：三棱、莪术，赤芍、刘寄奴、牡丹皮、熟地、官桂、当归、菊花、蒲黄各 30 克，黑豆 100 克，生姜 250 克，米醋 4000 毫升。

主治：经行不畅，腹痛。

用法：将前五味药同豆、姜、醋一起煮烂醋尽为度，焙干再入后五味药共为细面。每次服 6 克，每日服 2 次，空腹温酒 1 盅送下。

处方 6：香附（醋、童便、姜汁）150 克，当归 30 克，莪术 30 克，藿香 30 克，枳壳 30 克，白芍 30 克，五灵脂、元胡、吴茱萸、边桂、丹皮、茯苓、砂仁、苏叶各 30 克，小茴 40 克。

主治：月经不调，痛经。

用法：将上药共为细末，小茴一味另研过粗箩，然后用水 150 克煎成膏。再将上药混合加黄酒 60 毫升搅拌，晒干即成。

用双丝箩底袋一个，内装上药 9 克，泡开水代茶用。

处方 7：当归、丹参、乳香、没药各 15 克，炒桃仁、灵脂各 9 克。

主治：痛经。

用法：水煎服。

处方 8：小茴香、香附各 6 克，炮姜 4.5 克，元胡、灵脂、没药、川芎、当归各 9 克，官桂 3 克，赤芍 9 克，甘草 3 克。

主治：痛经。

用法：水煎服。

处方 9：老鹳草 60 克。

主治：痛经。

用法：水煎服。加黄酒、红糖服。（不善饮酒者单用红糖也可。）

3. 闭经

处方 1：白胡椒 5 克，台参 15 克。

主治：闭经。

用法：母鸡一只同上药共煮，吃鸡喝汤。

处方 2：川芎、当归、香附、牛膝各 30 克，雄鼠屎（烧焦研）60 克。

主治：闭经。

用法：共研为面。每次服 6 克，早晚各 1 次白开水送下，或炼蜜为丸，每丸重 9 克，早晚各服 1 丸。

处方 3：草棉花根 60 克。

主治：闭经。

用法：上药和猪小肚煲食，隔 3 天 1 次。

处方 4：红花 10 克，当归尾 10 克，苏木 6 克，桂枝 5 克，紫葳 10 克，白芷 10 克，赤芍 10 克，刘寄奴 12 克，甘草 6 克，黄酒引。

主治：闭经。

用法：水煎 2 次服，每日 1 剂。

处方 5：大黄、灵脂、红花、百草霜。

主治：经闭、癥瘕及痛经。

用法：将前三味药以 7：2：1 的比例配方研面，加入适量百草霜拌匀，水为丸，如绿豆大，干后包装备用，每日服 2 次，每次 6 克。

处方 6：当归 150 克，川芎、元胡、桃仁、红花、三棱、莪术各 50 克，丹皮 45 克，青皮、枳壳、广皮、赤芍、炙甘草、香附各 40 克，木香 25 克。

主治：气血瘀滞型闭经。

用法：共为细末，炼蜜为丸，每丸 15 克。每日服 3 次，每次 1 丸。

处方 7：红榆虫 2 个，椿姑姑 2 个，人指甲 0.9 克，头发 3 根。

主治：闭经。

用法：将椿姑姑夹红榆虫、指甲，用头发缠住；再用白馍一个挖洞，把椿姑姑等装洞内，用原馍皮盖好，用炭火或煤火煨之存性；为面，分为 3 包，兑黄酒 60 毫升，童便半盅冲服 1 包，3 天 1 次。（经通停药，忌食生冷，服药后如有吐、衄血现象，切勿惊恐。）

处方 8：当归、陈皮、牡丹皮、益母草、枳壳、生地、黄芩、桃仁、甘草、茯苓、赤芍各 120 克，香附 500 克，元胡、鹿角霜 60 克，吴茱萸、红花各 30 克，川芎 90 克。

主治：闭经。

用法：共研细面，炼蜜为丸，每丸 9 克，日服 3 次，每次 1 丸。

处方 9：当归、红花、白芍、香附、黄芪、广木香、川芎、甘草各 500 克，黑矾、蜂蜜、大枣、瘦猪肉、细白面各 5000 克（个小量大减）。

主治：闭经、月经不调、痛经、经来寒热，不孕症，贫血，黄肿，赤白带下。

用法：将前八种及黑矾研面，大枣去核，猪肉煮熟捣烂，白面打糊，炼蜜共调和为丸，丸重 9 克。日 3 次服，每次服 1~2 丸。

4. 倒经

处方 1：韭菜 30 克捣汁，童便一盅。

主治：倒经。

用法：将韭菜汁兑童便服。

处方 2：西红花 3 克，槟榔、香附、牛膝各 9 克。

主治：倒经。

用法：上药为面，炼蜜为丸，每丸重 9 克，早晚各服 1 丸，白开水送服。（孕妇忌用。）

5. 经来大小便俱出（错经）

处方 1：猪苓、泽泻、赤芍、白术各 3 克，阿胶珠、川芎、当归各 2.5 克。

主治：错经。

用法：水煎分 2 次空腹服，忌辛椒热物。

处方 2：牡蛎、生地、乌贼骨各 30 克，川芎、当归、白芍、茯苓各 24 克，黄芩 18 克。

主治：经来臭如腐物。

用法：上药共为细面和蜜为丸，每丸重 9 克，早晚各服 1 丸，空腹服。

处方 3：当归、莪术、三棱、赤芍、丹皮、香附、黄芩、白芍、陈皮、木通各 3 克，姜 1 片。

主治：经来臭如腐物。

用法：每日 1 剂，水煎 2 次服。

6. 崩漏

处方1：蛇蓉草30克，老鼠乌30克，龟板24克（先煎），真阿胶15克（另炖冲），大生地12克，漂白术9克，当归5克，炙黄芪15克，十灰散9克（布包）。

主治：崩漏下血。

用法：水煎2次服，每日1剂。

处方2：艾炭9克，鸡蛋3个。

主治：崩漏。

用法：将艾炭、鸡蛋放炒锅内，加水三大碗煮之，待鸡蛋煮熟，取出去壳再入沙锅内煮，至剩下1碗汤时为止，将蛋和汤一并食之。重者早晚服，轻者日服1次。

处方3：生黄芪15克，当归9克，山药9克，党参9克，龟胶10克，鹿胶9克，首乌12克，杞果6克，桑椹15克，贯众炭15克，荆芥炭9克，莲房炭9克，川芎3克，大活3克，防风炭9克，乌贼5克，竹茹9克，桑螵蛸9克，煅牡蛎9克。

主治：子宫大出血。

用法：生姜为引，水煎2次服。（忌鱼。）

处方4：狗头骨1个（用炭火烧灰存性），煅龙骨18克，棉花籽（炒）18克，百草霜18克。

主治：产后出血或老年血崩。

用法：将上药共研为末混合后，每次服24克，日服二次，黄酒送下取微汗。

处方5：患者自己的血。

主治：血崩垂危之症（子宫大出血或小产失血过多）。

用法：将患者所失的血铲起，放炉上烤干，研成细面，用童便或开水调服，量多少均可。

处方6：地榆炭60克，百草霜15克，好醋0.5公斤。

主治：妇女血崩初期。

用法：煎后一次服完。

处方 7：铁块 100 克，好醋 300 克。

主治：血崩。

用法：将铁烧红后放入醋中泡 30 分钟，去渣饮醋。

处方 8：乌梅 30 克，米醋 250 克。

主治：子宫功能性出血。

用法：醋煎乌梅，煎至一半（药汁 120 克）一次服下。

处方 9：野地瓜藤（又称土过山龙）100 克。

主治：子宫功能性出血。

用法：去叶加水 700 毫升，煎取 400 毫升，再加醪糟 30 克同煎服，日服 2 次，每日 1 剂。

处方 10：当归 18 克，川芎、酒白芍、黑蒲黄、白芷、白术、生地炭、黑柴胡、丹皮、地榆炭、牡蛎、阿胶各 9 克，黑荆芥、党参各 12 克，炙甘草 6 克。

主治：妇女血崩大小便下血，昏迷不省人事。

用法：水煎服，每日 1 剂，若呕吐加大黄 9 克同煎。

处方 11：杜仲炭、补骨脂、小茴香各 9 克，豆腐 250 克。

主治：崩漏。

用法：前三味共研面，豆腐切碎，将药面撒上和匀，再用鏊子焙焦研面，日服 3 次，每次 9 克，黄酒冲服。

处方 12：川断、茯苓各 120 克，地黄炭、地榆炭各 30 克，元胡 6 克，车前子 9 克，百草霜 15 克。

主治：崩漏。

用法：水煎服。

7. 妇女血痨

处方 1：红花 180 克，西瓜子 90 克，红砂糖 50 克，白朱砂 36 克。

主治：妇女血痨。

用法：将白朱砂水飞，余药共研细面，炼蜜为丸，每丸重

12 克。早晚各服 1 丸，白开水送下。（忌油腻生冷，服药后取微汗。）

处方 2：人参 24 克，生黄芪 30 克，熟地 30 克，焦白术 15 克，阿胶珠 3 克，萸肉 6 克，香附 3 克，黑荆芥 6 克，甘草 6 克，木耳炭 3 克。

主治：老妇经血复行。

用法：水煎分 2 次空腹服。

二、带 下 病

1. 带下

处方 1：胭脂根 60 克，白术 9 克，艾叶 3 克，仙灵脾 30 克，莲须 9 克，龙骨 30 克，牡蛎 30 克，菟丝子（布包）9 克，当归 6 克，山萸 9 克，金樱子 30 克，山药 15 克。

主治：脾肾阳虚带下症，带质如蛋清。

用法：水煎 2 次服，每日 1 剂，3 日为 1 个疗程。

处方 2：炒白术 15 克，黄芪 9 克，煅龙骨 15 克，煅牡蛎 15 克，生白芍 9 克，海螵蛸 12 克，杜仲炭 12 克，茜草 6 克，棕炭 12 克，炒枣仁 6 克，五倍子（研细）1 克。

主治：赤白带下。

用法：水煎分 2 次服，1 日 1 剂。

处方 3：当归 15 克，川芎 6 克，白术 9 克，杜仲炭 9 克，青黛 7.5 克，党参 9 克，故纸 12 克，山药 9 克，香附 15 克，椿根白皮（酒炒黄）30 克。

主治：白带。

用法：上药共为细面，面糊为丸，如桐子大，每日服 1 次，每次 50 粒，江米汤送下。

处方 4：鸡蛋 1 个，黄丹 1.5 克。

主治：白带。

用法：将鸡蛋打一个小洞装入黄丹，搅匀，再用红黏土包裹鸡蛋，用麦秆火烧熟吃，连续吃有效。

处方 5：土白术 30 克，陈石灰 120 克。

主治：白带。

用法：共为细面，制成绿豆大水丸，每日 3 次，每次 6 克，开水送下。

处方 6：炒白芍、硫黄各 30 克，豆腐 500 克。

主治：白带。

用法：硫黄先用豆腐煮，将豆腐挖一个坑，放硫黄于坑内，用挖出之豆腐盖住，放锅内煮，使豆腐变黑为止，取出硫黄，与白芍共为细面，面糊为丸，早晚空腹各服 9 克，温开水送下。

处方 7：薏苡仁 30 克，白术 15 克，大枣 10 个，黑豆 15 克，白果 10 个，牡蛎 9 克。

主治：白带。

用法：水煎服。

处方 8：当归（酒炒）9 克，川芎 8 克，椿根皮 12 克，煅牡蛎粉 9 克，莲须 9 克，生地 9 克，炙甘草 5 克，熟地 9 克。

主治：五色带下，或寒或热。

用法：水煎分 2 次服，1 日 1 剂。带下腥臭者加黄柏 9 克，二花 30 克；脾虚湿盛者加茯苓、陈皮、白术各 9 克，半夏 6 克，黄芪 9 克；肝郁者加柴胡、香附各 9 克。

处方 9：当归 12 克，大黄 12 克，橘红 12 克，木香 12 克，沉香 12 克，肉桂 9 克，红花 9 克，香附 9 克，山甲珠 9 克，镜明砂 6 克，五谷虫 5 克。

主治：赤白带下，经闭，痛经。

用法：上药共研末入香油 125 克，搅匀再煎，煎四五沸再下黄蜡碎片 60 克拌匀，煎至蜡化为度，将凉分作 40 丸，早晚饭前各服 1 丸，开水送下。

处方 10：干姜（炒）120 克，锅烟灰 250 克，麦面

120 克。

主治：妇女久带不止。

用法：上药共为面制成绿豆大药丸，早晚各空腹服 40 粒，开水送下。（服药期忌生冷辛辣食物。）

2. 阴痒

处方 1：明矾 9 克，火硝 9 克，雄黄 9 克，芒硝 9 克，小枣 7 个。

主治：滴虫性阴道炎。

用法：上药共为细末。小枣煮烂去核取肉为丸，分 7 个，晒干备用，用时将药丸纳入阴道内深处，每日 1 次，每次 1 丸。

处方 2：鸦胆子（去皮）20 个。

主治：滴虫性阴道炎。

用法：取水一杯半，用砂壶煎至半杯，倒入消毒碗内，用消毒的大注射器将药液注入阴道内，每次 20~40 毫升。

处方 3：百部草 3 克，月季花 3 克，鸡冠花 6 克，刘寄奴 6 克，石苇 6 克，川断 6 克，鸡血藤 6 克，茯苓皮 12 克，白薇 6 克，扁豆 6 克，全当归 9 克，甘草 3 克。

主治：顽固性阴痒。

用法：水煎分 2 次服，每日 1 剂。

处方 4：苦参、百部、蛇床子、地肤子各 30 克，黄柏、二花、甘草各 15 克。

主治：顽固性阴痒。

用法：加水 2 斤煎至约一大碗，口服半碗，剩余用注射器冲入阴道，隔日 1 次。

处方 5：蛇床子、苦参各 60 克。

主治：阴痒。

用法：水煎，取汁半碗内服，用余汁加温熏洗。

处方 6：花椒、蛇床子、狼毒、白矾各 30 克。

主治：阴痒。

用法：煎水、熏洗。

处方 7：藿香 9 克，生黄精、大黄、白矾各 15 克。

主治：阴道真菌。

用法：水煎、坐浴。

3. 宫颈炎

处方 1：盐砂仁 3 克，苍术 9 克，知母 9 克，鸡冠花 15 克，黄柏 9 克，柳根 30 克，椿根白皮（炒）15 克，土茯苓 15 克，金瓢羹（鲜）30 克，小花龙葵（鲜）30 克。

主治：湿热偏盛黄带（慢性子宫颈炎）。

用法：每日 1 剂，水煎 2 次服。

处方 2：蛇莓 60 克。

主法：子宫内膜炎。

用法：每日 1 剂，水煎 2 次服，连服 15~30 天。

处方 3：当归、苍术各 15 克，龙胆草 4.5 克，土茯苓 30 克，白芷、黄柏各 9 克，炙槐花 15 克，甘草 4.5 克。

主治：宫颈糜烂。

用法：水煎服。

处方 4：苦参 30 克，白矾 15 克，蜈蚣 2 条，全蝎 1 对，天花粉 12 克，蛇床子 30 克，甘草 9 克。

主治：宫颈糜烂。

用法：煎水，先熏后洗。

处方 5：沙参 12 克，麦冬 9 克，竹茹 9 克，法夏 6 克，石斛 9 克，天花粉 9 克，旋覆花 9 克，柿蒂 7 个。

主治：宫颈糜烂。

用法：水煎凉后作茶频饮。每日 1 剂。

4. 盆腔炎

处方：当归、白芍、红花各 500 克，生地、益母草各 240

克，川芎、牛膝、丹皮、桂枝、黄柏、黄芩、刘寄奴、蒲黄、桃仁各 120 克，郁金、艾叶、乳香、没药、血竭各 90 克，冰片 9 克，香油 10 斤，广丹 7 斤。

主治：盆腔炎。

用法：除乳香、没药、血竭、冰片、广丹外，余药放入香油内炸枯滤渣，加入乳香、血竭、没药、冰片熔化再滤后，放锅内熬至滴水成珠时入广丹即成，将药膏加温贴于小腹部，1 日 1 换，10 日为 1 个疗程。

三、妊　娠　病

1. 妊娠呕吐

处方 1：皮尾参 10 克，姜半夏 6 克，川黄连 3 克，净冬蜜 30 克。

主治：妊娠胎火偏旺，脾阳不振，胃气上逆所致剧呕，水食不下，口干便秘。

用法：每日 1 剂，水煎 2 次服，取长流水（即江河中清水）六小杯约 300 毫升，和冬蜜用筷子扬数百遍，取三杯煎药，余下三杯待煎药渣时用。

处方 2：山萸内、乌梅肉、山药、麦冬、天冬、炒杜仲、阿胶各 10 克，菟丝子、炒砂仁各 6 克。

主治：妊娠呕吐。

用法：水煎服，1 日 1 剂。

处方 3：活大鲫鱼 1 条。

主治：妊娠呕吐。

用法：用黄胶泥包住烧熟食之即愈。

处方 4：半夏、菊花、竹茹、生姜各 9 克，茯苓 6 克，黄连 3 克。

主治：妊娠呕吐。

用法：水煎服

2．习惯性流产

处方 1：当归、白芍各 15 克，川芎 9 克，熟地、阿胶（另炖，药汁冲服）各 30 克，炒艾叶 9 克

主治：习惯性流产。

用法：水煎服。于妊娠 2 月开始服用，未出血者 2~3 日 1 剂，已出血者 1 日 1 剂，血止改为 2~3 日 1 剂。服至妊娠 4 个月止。

处方 2：当归身（酒洗）、女贞子、川断各 15 克，黄芩、白术、荆芥穗各 12 克，砂仁（捣）、天竺黄各 9 克，牛黄 0.3 克（研面另包）。

主治：习惯性流产。

用法：前八味水煎，冲牛黄服（无牛黄也可），于妊娠 3~4 月间，服此方 4~8 剂，1 日 1 剂。

处方 3：党参 60 克（置米上蒸），白术 90 克（置米上蒸），酒续断 36 克，炒杜仲 60 克，阿胶珠 36 克，白茯苓 45 克，桑寄生 45 克，大红枣 300 克。

主治：习惯性流产。

用法：将前七味共研为面，把红枣煮烂去核和药面为丸如小豆大，每次服 9 克，每天服 3 次，用米汤送下。（宜在受孕 60 天后服，服药期应清心寡欲，酌食滋补食品。）

处方 4：莲肉 30 克，糯米 30 克，苎麻根 30 克。

主治：体虚腰痛，惯于小产。

用法：水 3 碗煎至 1 碗，1 次服。

处方 5：蒸白术 250 克，党参 120 克，桑寄生 90 克，茯苓 90 克，杜仲炭 120 克，红枣 500 克。

主治：胎动不安，胎萎不长，习惯性流产。

用法：把大枣煮熟去核，上药共为细面，和枣为丸每丸 9 克。早晚各服一丸，白开水送下。

处方 6：白术、归身、贡桂、砂仁、党参、川芎、黄芪、炙甘草、杭芍各 6 克。

主治：妇人身孕，每逢 6~7 月小产。

用法：逢有孕时服，每月 3 剂，10 天服 1 剂至生下为止。

3. 先兆流产

处方 1：祈艾、白芍、菟丝子各 6 克，川朴、香附、川芎各 3 克，荆芥、羌活、川贝各 5 克，北芪、防风、当归、阿胶（烊化）各 9 克。

主治：先兆流产。

用法：水煎分 2 次服。

处方 2：人参 15 克，土炒白术 30 克，大熟地 30 克，黑杜仲 15 克，枸杞子 15 克，山萸肉 12 克，山药 15 克，白扁豆 12 克，苏梗 6 克，炙甘草 6 克。

主治：妊娠三四个月时腹痛，或扭伤、性交伤胎肚痛，子宫出血等。

用法：日服 1 剂，水煎服，1 剂煎 3 次，连服 3 剂痛止胎安。（无人参可用党参代。）

4. 胎位不正

处方 1：升麻 3 克，熟附子 3 克，归身 30 克，党参 30 克，牛膝 6 克，川芎 6 克。

主治：横生逆产。

用法：水煎服。

处方 2：升麻 9 克，人参 3 克。

主治：胎位不正。

用法：水煎服，每日 1 剂，连服 5 剂。

5. 胎（产）前中风（子痫）

处方 1：黄蜡、枯矾、麻黄各等份。

主治：胎（产）前中风。

用法：上药为末熔化擦牙。

处方 2：川芎、防风、当归、白术、炙甘草、茯苓、独活、白鲜皮各 3 克，麻黄 4 克，姜 3 片，红枣 3 枚。

主治：胎（产）前中风。

用法：水煎服。

处方 3：当归 9 克，酒白芍 6 克，黄芩 6 克，白术 6 克，砂仁 6 克，荆芥（炒黑）6 克，防风 6 克，柴胡 6 克，青皮 6 克，陈皮 6 克，紫苏 6 克，红花 1.5 克，羌活 6 克，大白 6 克，墓头回 6 克，黄酒童便为引。风痰盛者加川贝、半夏各 6 克。

主治：胎前中风。

用法：水煎分两次服，取微汗。

处方 4：荆芥 9 克，防风 9 克，薄荷 9 克，艾叶 9 克，僵蚕 9 克，鲫鱼 2 条（每条半斤）。

主治：子痫。

用法：将鱼去肠杂，诸药装入鱼腹内，挂阴凉通风处风干，研细末，每服 9 克。每日 1 次，黄酒送下，取微汗。

处方 5：葛根 250 克，公鸽子屎 120 克，麦麸 500 克，生姜 120 克。

主治：子痫。

用法：诸药醋炒，共研细面。每次服 9 克，每日 2 次，红糖水冲服。

处方 6：斑蝥（去头足翅）6 个，蜈蚣 1 条（去头足），砂仁 3 克，丁香 1 克，豆蔻 1 克，红花 1.5 克，穿山甲 3 克，寒水石 3 克，肉桂 3 克，陈皮 3 克。

主治：子痫。

用法：上药共为细面，加荞麦 60 克，合成块状，用铁丝扎住，放豆秆火上烧，至面块发红无烟、出现白皮时为度。取下研面，用益母草、红糖各适量煎，睡前一次服完，取微汗避风 3 天。重者可连服。 （服药 3 天内忌食大肉、蜂蜜、芝麻叶。）

处方 7：槐树上臭妮虫 7 个。

主治：产前产后风。

用法：每 7 个装入 1 个葱叶内，放阴凉通风处晾干备用，用时在瓦上焙干，研细黄酒冲服出微汗。

6. 妊娠杂病

处方 1：甜杏仁 6 克，白葡萄干 15 克。

主治：妊娠咳嗽、胎火旺盛、肺失清润、咳嗽无痰、时发腹痛、甚则小便失禁。

用法：水煎分两次服，每日 1 剂。

处方 2：乌梅 30 克，白糖 90 克。

主治：妊娠三四月，咳嗽、寒热往来，不思饮食。

用法：先将乌梅煎后去渣，加入白糖 1 次服完。

处方 3：臭牡丹根 60 克，瘦猪肉 50 克。

主治：妊娠手足浮肿。

用法：水煎 1 次服，每日 1 次。（忌食生冷。）

处方 4：猪肾 1 对，桑螵蛸 6 克，青盐少许。

主治：妊娠腰痛。

用法：将猪肾内膜除去洗至无尿味为度。将药纳入，用清水蒸熟食之。

处方 5：马勃末 3 克，贯众炭 6 克。

主治：妊娠吐衄。

用法：研末开水冲服。每次 3 克，日服 3 次。

处方 6：生地、元参、麦冬各 9 克，知母 6 克，黄柏 5 克，甘草 3 克，荷蒂 5 枚。

主治：妊娠口烂便闭。

用法：水煎分 2 次服，日 1 剂。

处方 7：浮萍 60 克，白术 30 克，黄芪 30 克。

主治：妊娠尿闭。

用法：水煎服。

处方 8：黄芪、山药各 30 克，白术、党参、大腹皮、茯苓皮各 15 克，茯苓 24 克，猪苓、泽泻各 12 克，生姜 6 克。

主治：妊娠尿闭。

用法：水煎服。

处方 9：生姜 30 克。

主治：妊娠疟疾。

用法：捣泥取汁，经夜露一宿，待发作前两小时服。

处方 10：蓖麻子仁 49 个。

主治：难产。

用法：捣烂贴脚心。

处方 11：当归、川芎、炙龟板各 30 克，头发灰 9 克。

主治：难产。

用法：水煎服。

四、产　后　病

1. 胞衣不下

处方 1：没药、血竭、蒲黄各 3 克，党参 15 克，甘草 3 克。

主治：胞衣不下。

用法：水三碗煎至半碗，1 次服下。

处方 2：蓖麻子 30 克。

主治：胞衣不下。

用法：研细成膏涂产妇足心。

处方 3：没药、血竭花各 6 克。

主治：胞衣不下。

用法：共为细面，开水冲服。

处方4：当归、川芎、炙龟板各30克，头发灰9克，蛇蜕2条。

主治：胞衣不下。

用法：水煎服。

2. 产褥热

处方：当归15克，川芎、桃仁、知母、薄荷、木通、杭菊花各6克，炮姜3克，柴胡12克，黄芩9克，生石膏18克。

主治：产后三五天，产妇急患高热，头晕无汗，甚则说胡话。

用法：水煎一次服完，日1剂。（说胡话加茯神、熟枣仁各9克，菖蒲6克，血琥珀6克。）

3. 恶露不止

处方1：党参15克，益母草60克，红糖适量。

主治：产后恶露不绝，腹痛。

用法：水煎2次服，日1剂。

处方2：活开鸡肠一挂（连屎全用），党参20克。

主治：产后下血不止，腹痛。

用法：将两味药放铁勺内用木柴火烧焦研面。每服6克，黄酒送下。

4. 产后腹痛

处方1：油当归30克，桃仁、熟地各30克，肉苁蓉30克，火麻仁12克，郁李仁12克，胖大海10克。

主治：产后腹痛，便秘。

用法：水煎分2次服，日1剂。

处方2：大黄125克，川芎63克，当归63克，血竭13克，党参13克，百草霜13克。

主治：产后腹痛证属血瘀者。

用法：上药共为细末，加醋熬成膏，制作药丸如弹子大，略晒干后置阴凉处阴干备用，每次服1丸，不愈者继服。

处方3：生蒲黄、五灵脂各9克，当归12克，川芎、桃仁、红花各9克，炮姜炭1.5克，炙甘草3克。

主治：产后恶露不尽，腹痛，证属虚寒者。

用法：水煎分2次服，日1剂。（忌食生冷避风寒）

处方4：炒桃仁、鳖甲、牡丹皮、桂枝各9克，丹参15克，甘草6克。

主治：产后瘀血腹痛。

用法：水煎服。

处方5：当归24克，川芎12克，炒桃仁、炮姜、炙甘草各6克。

主治：产后瘀血腹痛。

用法：水煎。兑黄酒、童便，分2次服。

处方6：酒当归、炒蒲黄、酒赤芍、焙熟地、肉桂（去外皮）、莪术（酒浸微炒）、红花（酒炒）、炮姜、黑豆（炒去皮）各30克。

主治：产后瘀血不尽，肚痛，全身疼痛，胎衣不下，产后伤风，产后发热等。

用法：以上九味如法炮制后共为细面，每次服9克，1日2~3次，黄酒童便为引。

处方7：经霜红萝卜樱120克，红糖60克。

主治：产后枕疙瘩痛。

用法：水煎，冲红糖服。

处方8：母蛐子1只。

主治：产后腹痛。

用法：将蛐子烫死，用食盐腌存备用，用时放瓦上焙干研面，开水冲服。

处方9：鸡蛋1个，全蝎1条。

主治：产后腹痛。

用法：鸡蛋打一小口，装全蝎，风干，用时分三小块，黄酒冲服一块，日3次。

处方10：白术、煨肉蔻各24克，煨诃子15克，车前子18克（另包）。

主治：产后腹痛。

用法：水煎服。

5. 产后遍身痛

处方1：牛膝（酒浸）、炙甘草各3克，薤草、当归、白术、黄芪、独活各3克，生姜3克。

主治：产后遍身痛。

用法：水煎2次服，每次调肉桂末1克。空腹服。

处方2：地黄蜂100枚（干品），大枣7枚。（地黄蜂属仙鹤草的地下根茎。）

主治：产后遍身痛。

用法：水煎服，日1剂。

处方3：当归9克，牛膝15克，木瓜12克，桂枝5克，赤芍10克，白芍10克，甘草3克，片姜黄6克，煨姜3克，丹参10克，桑寄生10克，威灵仙10克。

主治：产后肌肉、关节酸痛，伸屈不利，麻木。

用法：水煎服，日1剂。

处方4：地黄、当归各5克，川芎、白芍、龟板、石决明各4克。

主治：产后下肢麻痹，两足不能起步。

用法：水煎服，日1剂。

6. 产后风

处方1：鱼鳔（蛤粉炒焦）30克，黑芥穗30克。

主治：产后风。

用法：以上两味共为细末，每服 6 克，日服 2 次。因风所致者加防风、钩藤各 3 克，煎汤服；因寒者黄酒送下；失血多者加当归 9 克煎汤送下。

处方 2：阴骡蹄（即新生骡驹软蹄）阴干焙黄 1.5 克，小儿胎发烧存性 0.6 克，藏香炭 0.5 克（如无可用麝香少许代之）。

主治：产后风。

用法：三味共为细面，以蜂蜜调匀为丸，如小枣大，再用麝香 1.5 克为衣，取黄酒 200 毫升煎沸，将药丸入酒中搅拌，待药全溶于酒中后将酒一次饮下，盖被取汗。

处方 3：好醋 500 毫升，净石头一块。

主治：产后血晕痉挛抽搐。

用法：将醋放碗内，把石头烧红入醋中，利用所淬生的热气熏产妇鼻孔。

处方 4：人指甲 6 克。

主治：产后风。

用法：洗净阴干，放瓦上焙烤以不焦枯为度，研细末，用黄酒冲服。

处方 5：荆芥 15 克，防风 15 克，钩藤 15 克，全苏 60 克，薄荷 9 克，僵蚕 30 克。

主治：产后风。

用法：上药共为细末，待冬至时将药装入一斤重的鲫鱼腹内，挂阴处风干，置瓦上焙焦研细末，每次服 9 克，黄酒送下，盖被取汗。

处方 6：麻泡蛋秧、柳树虫屎、黄酒各适量。

主治：产后风。

用法：放瓦上焙干，兑黄酒共煎去渣服。发汗。

处方 7：沤麻泥 250 克，益母草 15 克，黄酒 30 克。

主治：产后风。

用法：水煎，冲黄酒服。

处方 8：全蝎、蜈蚣各 2 条。

主治：产后鸡爪风。

用法：共研面，一次冲服。

处方 9：当归、党参各 30 克，鸡爪 1 对。

主治：产后鸡爪风。

用法：先将鸡爪焙干研面，再将前二味水煎冲药面 1 次服。

处方 10：桂枝 9 克，桑枝 30 克，木耳 60 克。

主治：产后鸡爪风。

用法：水煎，喝汤吃木耳。日 1 剂，连服数剂。

7. 产后不禁房事致血崩

处方 1：白术、云苓、当归、荆芥穗炭、棕炭各 9 克，升麻 3 克，槐花炭 6 克，杜仲炭 15 克。

主治：产后不禁房事致血崩。

用法：水煎服，日 1 剂。

处方 2：巴豆米 5 个，葶苈子 2.4 克，牙皂 0.3 克，炮姜 0.9 克，云苓 1.5 克，甘草 0.9 克，葱白 7 根去须。

主治：妇人未满月房事病。

用法：上药共研如泥，用消毒药棉包之如蛋黄大，外用细绸包后用线缠，留线头 7 寸许，用手轻轻推入阴道深处。3 日后取下。

8. 产后无乳

处方 1：当归 15 克，黄芪 15 克，白芷 9 克，猪蹄 1 只。

主治：产后无乳。

用法：和煮，食蹄喝汤后俯卧。

处方 2：知母、贝母、花粉、乳香、半夏、白芷、山甲各 3 克，皂刺 1 个，银花 3 克，百部 6 克，黑芝麻 15 克。

主治：产后无乳。

用法：水煎去渣，兑黄酒 30 克作 1 次服。

处方 3：鲜鲫鱼 500 克，黄酒三盅。

主治：缺乳。

用法：清炖，加酒，吃鱼喝汤。

处方 4：骨碎补 30 克，母鸡 1 只。

主治：缺乳。

用法：先把药捣碎，将鸡剖腹去内脏洗净，装药后缝住，煮两小时，吃鸡喝汤。

处方 5：当归、漏芦、山甲珠各 90 克，川芎 30 克，炒王不留行 120 克，通草 60 克。

主治：缺乳。

用法：共为细面，做水丸，每日 2 次，每次 9 克。

处方 6：黄芪、当归各 30 克，通草 18 克，王不留行（炒研）24 克，荆芥、防风、皂刺各 9 克，丝瓜络 15 克。

主治：气血亏虚缺乳症。

用法：水煎服。微发汗，连服 2~3 剂。

处方 7：柴胡、枳壳、木香、槟榔、山甲珠各 9 克，葛根 30 克，香附 19 克，皂刺 12 克，炒王不留行 24 克。

主治：气郁奶结症。

用法：水煎服。微发汗，连服 2~3 剂。

处方 8：当归、木通、川芎、白芷、白芍、瞿麦、漏芦、穿山甲、通草、天花粉各 6 克，王不留行 12 克，甘草 3 克。

主治：产后乳汁不通。

用法：水煎二次服，红糖引。

处方 9：鲜虾 250 克，黄酒 60 毫升。

主治：产后无乳或少乳。

用法：将鲜虾洗净捣烂，用纱布拧取虾汁，加热煮沸，兑黄酒热服。

9. 产后杂病

处方 1：花椒 6 克。

主治：回奶。

用法：水煎服。

处方 2：大麦芽 120 克。

主治：回奶。

用法：水煎服。

处方 3：覆盆子、白薇、白芍各 30 克。

主治：产后遗尿不止。

用法：共为细面，每服 6 克，日 3 次。白开水送服。

处方 4：桑寄生、熟地、桑螵蛸、菟丝子、巴戟天、杜仲炭、狗脊各 30 克，猪肾白膜 2 对。

主治：产后肾虚腰痛。

用法：将猪肾焙焦同余药共为细面，炼蜜为丸，每丸重 9 克。早晚各服 1 丸，白开水送下。

处方 5：白术 6 克，龙骨 15 克，防风 3 克，五味子、当归各 9 克。

主治：产后体虚盗汗。

用法：水煎分两次服。

处方 6：芒硝 3 克

主治：产后尿闭。

用法：研末贴水分穴。

处方 7：绿头白鸭 1 只，党参 120 克（先将鸭去肠后，将党参装入鸭肚内）。

主治：产前大渴至产后水肿。

用法：用砂锅煮熟食肉喝汤（不用盐）。

处方 8：紫蔻仁适量。

主治：产后口疮。

用法：研细，每日 3 次，每次 3 克，白开水送下。

五、其他疾病

1. 子宫脱垂（阴挺）

处方 1：生枳壳 15 克，生枳实 15 克，生白术 15 克，生苍术 15 克，生牡蛎 15 克。体虚加黄芪、党参、当归、杞子、萸肉各 15 克，升麻、甘草各 3 克，大枣 5 枚。

主治：子宫脱垂。

用法：水煎服，日 1 剂。

处方 2：活蚌壳 1 具（煅成粉，水飞取极细末再加冰片 3 分）。

主治：子宫脱垂。

用法：研匀以麻油调成糊状，用鹅毛蘸敷，如分泌物多可上干面。

处方 3：山豆根 30 克。

主治：气虚下陷夹热所致子宫脱垂。

用法：水煎服，日 1 剂。

处方 4：连壳丝瓜络 30 克。

主治：阴挺。

用法：将上药烧存性，趁热研成细末，速冲酒 4 两，密封勿泄气，约 10~15 分钟后分 2 次冲服，早晚各 1 次。

处方 5：虾子窝 60 克。

主治：子宫下垂。

用法：取 15 克煎水约 1 杯，1 次服完，1 日 2 次，另取 15 克煎水洗脱垂部，早晚各 1 次。

处方 6：升麻 15 克，乌药 30 克，小茴香 30 克，五倍子 15 克。

主治：子宫脱垂。

用法：上药共捣面，分装 10 个鸡蛋内，以面片裹烧熟，1

日吃 2 个。

2. 不孕症

处方 1：沉香、松香、豆蔻、制川乌、细辛、甘草各 3 克。

主治：不孕症。

用法：上药共为细面和蜜为丸，每丸 3 克，早晚各服 1 丸，白开水送下。

处方 2：大黄、茄南沉、广木香、细辛、桃仁、枳壳、紫蔻、甘草各 6 克。

主治：原发性不孕。

用法：共为细末，炼蜜为丸，共作 8 丸，每服 1 丸，日服 2 次，在月经后服完。

处方 3：党参 60 克，白术 60 克，砂仁 60 克，扁柏 60 克，熟地 60 克，当归 60 克，金砂 60 克，天冬 60 克，益母草 60 克，香附 60 克，紫石英 30 克，僵蚕 60 克，黄芩 60 克，川芎 15 克，厚朴 30 克。

主治：不孕症。

用法：共为细末，用乌鸡一只去骨取肉，剁碎和药为丸，每丸重 15 克。每服 1 丸，每日 2 次，用盐汤送下。

处方 4：熟地 9 克，当归 5 克，白芍 5 克，川芎 5 克，黄芪 9 克，肉桂 5 克。

主治：不孕症。

用法：水煎服，月经前后各服 5 剂。

处方 5：当归、赤芍、小茴、五灵脂各 15 克，川芎、醋炒元胡各 12 克，制没药、生蒲黄、官桂、炮山甲各 10 克，姜炭 6 克，益母草 30 克，甘草 6 克。

主治：痛经和输卵管不通所引起的不孕症。

用法：月经来潮时服用，连服 3 剂。每日早晚各服 1 煎。先将红糖一撮放入碗内，煎好后药汁倒碗内调匀，待温服。下次月经来潮再服 3 剂，一般经 2~3 次月经即孕。

处方 6：全当归 15 克，川芎 12 克，白芍 18 克，熟地 15 克，寄生 30 克，杜仲 15 克，川断 15 克，阿胶（烊化）12 克，杞子 15 克，菟丝子 12 克，甘草 6 克。

主治：血虚肾虚不孕症，子宫发育不良，不排卵或习惯性流产所致不孕症。

用法：月经净后连服 3 剂，水煎早晚各服一次。

3. 癥瘕

处方 1：苏木 18 克，土元（烤熟）2 个，干漆 15 克，白胡椒 9 克，三棱（酒炒）30 克，牛膝（酒炒）15 克，肉桂 30 克，细辛 12 克，牙皂 15 克，莪术（酒炒）30 克，木香 30 克，硇砂 12 克，麝香 1.5 克，鸡骨炭 30 克，京丹（炒）30 克，香油 2 斤。

主治：妇女癥瘕积聚。

用法：水煎服，每日 1 剂，连服 5 剂。

处方 2：藿香、丁香、木香、巴豆皮各 9 克，沉香 7.5 克，二丑 30 克，东山楂 30 克，滑石 15 克。

主治：妇女气鼓。

用法：上药共为细面，面糊为丸如梧桐子大，每次服 60 丸，日服 2 次，温开水送服。

处方 3：当归 30 克，川芎 9 克，桃仁 12 克，红花 12 克，千金子 6 克，三七参 6 克，三棱 9 克，莪术 9 克，木香 6 克，沉香 3 克，鳖甲（醋制）9 克。

主治：妇女腹内有块，面黄肌瘦，月经不调。

用法：上药共为细末和蜜为丸，每丸重 6 克。每服 1 丸，早晚各 1 次，黄酒送服。

4. 妇科杂病

处方 1：焦麦芽 30 克，红花、桃仁、泽兰各 6 克，怀牛膝

9克，当归6克，赤芍6克，川芎3克。

主治：停乳。

用法：水煎服，1日1剂。

处方2：门背后白丝窝蜘蛛壳10个。

主治：乳头被小儿咬伤或局部红肿而引起裂断，痒痛不止。

用法：研末调茶油少许混合擦患处。

处方3：霜打茄子。

主治：乳头裂。

用法：焙干研面，用香油调和，抹患处。

处方4：蒲公英15克。

主治：乳胀不通。

用法：水煎服。

处方5：归尾、红花各9克，赤芍、牛膝各6克。

主治：乳胀肿痛，乳汁不回。

用法：水煎空腹服。

处方6：生半夏1粒，葱白1寸。

主治：外吹乳痈。

用法：共捣为泥，用药棉包此药，左乳病塞右鼻孔，右乳病塞左鼻孔，睡前用。

处方7：蒲公英、皂刺、金银花叶各60克。

主治：急性乳腺炎。

用法：水煎，当茶饮。

处方8：柏枝、瓦松、生地黄各9克，鸡蛋清1个，大葱0.9克。

主治：急性乳腺炎。

用法：共捣如泥，贴患处，早晚各换1次。

处方9：金银花、夏枯草、生地黄、天花粉、白芷、甘草各120克。

主治：乳核。

用法：熬膏冲服，每次 3 汤匙，日 3 次。

处方 10：当归、熟地各 12 克，赤芍、炮姜炭、制附子、白芥子、肉桂、鹿角霜、炙麻黄各 9 克，红花、甘草各 6 克，陈皮、漏芦各 24 克，蒲公英 15 克。

主治：乳核。

用法：水煎服。

处方 11：当归、郁金、铁篱塞各 24 克，川芎 12 克，陈皮 30 克，枳壳 9 克，延胡索 18 克，黄芪 30 克。

主治：乳核。

用法：水煎服。

处方 12：当归、赤芍各 28 克，黄柏 24 克，桃仁、红花、栀子、连翘、橘红、紫菀各 15 克，木香、苏子、麦冬、白术各 21 克，香附、丹参各 31 克，益母草、甘草各 12 克，沉香 9 克，杏仁霜 18 克。

主治：经期乳胀。

用法：月经前几天水煎服，2~5 剂。

处方 13：当归、川芎、青皮、陈皮、茵陈、枳壳、大白、莪术、三棱、木瓜、牛膝各 18 克，红花、公丁香、牙皂、木香各 6 克，二丑 21 克，大黄 24 克。

主治：月经不调，痛经，久婚不孕，腹内癥瘕，赤白带下，实热内盛等。

用法：上药共为末醋和为丸，如豆大，每次服 15 克。首次加倍，日服 2 次，忌生冷。

儿　科

一、呼 吸 系 统

1. 肺炎

处方 1：癞蛤蟆 2 只。

主治：小儿肺炎、发热、咳嗽等。

用法：上药洗净置桶内，用冷水浸 10 分钟，先取 1 只抹干，将蛤蟆肚皮覆盖于患儿剑突下，使其头朝上，固定约 15 分钟后，取下换另 1 只。如此反复，连续 1~2 小时，重症可连敷 3 小时以上。

处方 2：北杏仁 15 克，朱砂 3 克，牛黄、川贝各 12 克，海浮石、胆南星各 9 克，石膏 18 克。

主治：小儿肺炎。

用法：上药共为细末，以蜜调如膏，口服。三岁以下儿童每次服 3 克，每日 3 次连服 2~3 天。

处方 3：桑白皮、贝母各 9 克，葶苈 6 克，甘草 3 克。

主治：小儿肺炎，痰鸣，喉中如水鸡声。

用法：水煎服，5 岁 1 日 2 剂，1 岁 1 日 1 剂，分 2 次服。

处方 4：癞肚皮树根 15 克，蚯蚓 1 条，白茅根 15 克，芦根 15 克。

主治：小儿肺炎，高热。

用法：水煎服，5 岁 1 日 2 剂，1 岁 1 剂，分 3 次服。

处方 5：麻黄 15 克，炒杏仁、茶叶各 3 克，生石膏 15 克。

主治：小儿肺炎。

用法：水煎服。5 岁 1 日 2 剂，1 岁 1 剂，分 2 次服。

2. 哮喘

处方 1：满天星 15 克，蝙蝠 1 只（去毛及肠杂取肉用）。

主治：哮喘。

用法：将上药切碎，以水半碗，煎取半茶杯，分 2 次服，每 4 小时服 1 次。

处方 2：扫把根 30 株，猪胫骨 2 支。

主治：哮喘。

用法：加水 5 碗慢熬至约 1 碗，1 次服，并将骨打碎吸其骨髓。

处方 3：生麻黄 2 克，生甘草 2 克（打碎），法半夏 6 克（打碎），杏仁 6 克（打碎），豆腐 1 小块。

主治：哮喘。

用法：将豆腐放在碗内，加水至豆腐平面，不淹没豆腐，将麻黄插入豆腐内，余药置豆腐上，再将碗隔水蒸半小时取出，除去药，碗内水 1 日 3 次分服。（豆腐可和入少量调料食之。）

3. 咳嗽

处方 1：生石膏、滑石各 30 克，大黄 15 克，甘草 9 克，朱砂 3 克。

主治：小儿气管炎，高烧不退。

用法：共为细面，1 岁每服 1.5 克，每增 1 岁加 0.6 克，日 3 次服，温开水送服。

处方 2：生姜汁、萝卜汁、藕汁、乳汁、甘蔗汁、芝麻、蜂蜜各 60 克，小茴香 30 克（炒，研面）。

主治：小儿咳嗽。

用法：共炖、装瓶内。1 岁每服 2 匙，1 日 3 次。

处方 3：橘红、法半夏、茯苓、炒枳壳、炒苍术各 6 克，炒杏仁3克。

主治：小儿咳嗽属寒性，咳吐稀白痰。

用法：水煎，1岁分2次服。

处方4：炙马兜铃、炙紫菀、炙款冬花各6克。

主治：咳嗽吐稠痰，咽喉干。

用法：水煎，1岁左右分2次服。

处方5：牡蛎、贝母各30克，青黛3克。

主治：咳嗽吐黄痰，咽喉干疼。

用法：共研面，1岁每服1.5克，每增1岁加0.6克。1日3次，温开水送服。

处方6：巴豆（剖开炒去油）1粒，麝香0.1克。

主治：风痰咳嗽。

用法：纱布包住巴豆用木棒捣烂如泥，去纱布入麝香拌匀，取一半贴在小儿囟门，另一半用纱布包好塞入一鼻孔内（不要太深，便于取出）。

处方7：朱粉9克，川贝90克，礞石90克，半夏90克，橘红45克，胆南星60克，枳实60克，大黄45克，葶苈子90克，黄芩60克，桔梗30克，甘草30克，苏子90克。

主治：小儿发热咳嗽，气急痰多。

用法：上药共为细末，水泛为丸，如绿豆大，以川贝粉为衣。1岁以下每次服6粒，1岁以上8~10粒，日服3次。随年龄大小酌情加量。

4. 百日咳

处方1：蚱蜢50个。

主治：百日咳。

用法：水煎分5次服，每服1次，5天为1疗程。

处方2：柚子壳、蜂蜜各60克。

主治：百日咳。

用法：将袖子壳去外皮取内白皮煎水冲蜜服。每日3次。

二、消 化 系 统

1. 小儿黄疸

处方 1：广陈皮、炒白术、泽泻、猪苓、赤苓、滑石、槟榔、茵陈、栀子各 6 克，木香 3 克，竹叶 4.5 克，甘草 2.4 克。

主治：肝大、目黄、尿黄。

用法：水煎分 2 次服，1 日 1 剂。

处方 2：黄芪、熟地各 9 克，当归、桂枝各 3 克，茯苓、白术各 6 克，干姜、黑矾各 1.5 克。

主治：小儿黄胖，气血亏虚，四肢无力。

用法：水煎，5 岁 1 次服。或共为细面，1 岁每次服 1.5 克，1 日 3 次，开水冲服。

处方 3：野兔肝 5 具。

主治：小儿贫血发黄。

用法：将肝焙干，研面。1 岁每服 3 克，每增 1 岁加 1.5 克，日 3 次，温开水送服。

处方 4：黑矾、甘草各 60 克，猪肝 500 克。

主治：小儿阴黄，贫血。

用法：先将猪肝蒸熟，晒干研面，再将黑矾甘草研面，共合一处调匀，1 岁每服 1.5 克，每增 1 岁加 0.6 克，日 3 次，开水冲服。

2. 疳积

处方 1：红榆虫 5 个，炒六曲、炒麦芽、炒山药、红糖各 120 克，槟榔 60 克，白面粉 1000 克。

主治：小儿疳积。

用法：先将红榆虫瓦上焙干，然后共研面，加水调为面糊，烙饼 36 个。1 岁每次吃半个，1 日 3 次，其余酌情增减。

处方 2：羊肝 2 具，槟榔 30 克，穿山甲 30 克，鸡内金 30 克，炙鳖甲 30 克，砂仁 24 克，番泻叶 9 克。

主治：小儿疳积。

用法：先将羊肝放碗内蒸熟，晒干研面，再将穿山甲、鳖甲、内金、砂仁醋炙，共为面。1 岁每服 1.5 克，每增 1 岁加 0.6 克，1 日 2~3 次，开水冲服。

处方 3：红花 15 克，阿魏 10 克，栀子 15 克，飞箩面 15 克，葱白 6 寸，蜂蜜 45 克，麝香 0.6 克。

主治：小儿疳积。

用法：先将前四味药共为细粉，将葱白切碎捣烂加入蜜和药面共调成膏封固，用时将药膏分作两份摊于黑布上，将麝香研细撒于两份膏药上。先取一贴贴于脐部，3 日后另换 1 贴。

处方 4：石决明、瓦楞子、石燕各等份，鸡肝 2 具。

主治：疳积。

用法：前三味共为细末，同鸡肝煮，喝汤食肝，早晚各食一具。

处方 5：荔枝核 2.4 克，鸡内金 30 克，春砂仁 6 克，饭焦粉 30 克。

主治：疳积。

用法：将上药共为细粉，每日服 2 次，每次 2.4 克，白开水送下。

处方 6：蜈蚣 3 条，血竭花 9 克，炮甲 9 克，海马 6 克，大曲酒 1 斤，羊膀胱 1 具。

主治：小儿痞块。

用法：将药同酒一并装入羊膀胱内扎住口，放在痞块上固定一周。

处方 7：五谷虫 100 克，鸡内金 50 克，三白草 200 克（麦芽可代）。

主治：小儿疳积。

用法：前二味共研末取 3 克，加三白草 10 克，煎汤送服。日服 3 次。

处方 8：三棱、莪术、山甲、鳖甲各 9 克，巴豆（去油）1.5 克，广丹 0.9 克，龟板 9 克，黄蜡 60 克。

主治：疳积

用法：上药共为细面，熔化黄蜡和药为丸如米粒大，每服 7~10 粒，日服 2 次。

处方 9：鸡内金 9 克，大白 18 克，硫黄 15 克，牙猪脾 1 个，使君子 18 克。

主治：小儿疳积。

用法：上药共捣成糊状，加入适量面粉为丸如黄豆大，再放锅内蒸熟服用。每次 3~5 丸，日服 2 次。

处方 10：槟榔 30 克，三棱、莪术各 15 克，青皮、陈皮、雷丸、干漆、神曲、山楂各 15 克，芜荑 7.5 克，鹤虱 9 克，木香 9 克，砂仁 3 克，良姜 6 克，麦芽 15 克，胡黄连 9 克，甘草 9 克。

主治：小儿疳积，积气成块，腹大有虫。

用法：上药共为细面，醋和为丸如绿豆大。每服 30~50 丸，日服 2 次，空腹姜汤送下。

处方 11：党参、炒白术、茯苓、炒山药、煨肉蔻各 30 克，干姜 9 克。

主治：脾胃虚弱不思饮食。

用法：共为细面，1 岁每服 1.5 克，1 日 3 次开水冲服。

处方 12：大黄、生石膏、滑石、甘草各 9 克。

主治：小儿胃热呕吐，食后即吐，吐物色黄口臭，舌苔黄。

用法：共为细面，1 岁每次服 1.5 克，每增 1 岁加 0.6 克，日服 2~3 次，开水冲服。

处方 13：滑石 18 克，甘草、寒水石各 9 克，朱砂 1.5 克。

主治：小儿暑热呕吐，面色潮红，舌前尖有红点。

用法：共为细面，1 岁每次服 1.5 克，1 日 2~3 次，开水冲服。

3. 小儿黑热病

处方 1：穿山甲、鳖甲、龟板、鸡内金、芒硝各 9 克。

主治：小儿黑热病。

用法：共为细末。每次服 3~5 克，日服 2 次，开水冲服。

处方 2：猪水胞 1 个，阿魏 60 克。

主治：小儿黑热病。

用法：将阿魏装入猪水胞内入锅中煮，待阿魏融化取出温敷患处。

处方 3：大黄 30 克，巴豆（生）15 克，三棱 9 克，莪术 9 克，干漆 9 克，硇砂 6 克。

主治：小儿黑热病。

用法：共为细末和蜜为丸如梧桐子大，每次服 3 克，首次加倍，日服 1 次，5 天为一疗程。

处方 4：急性子 60 克，红蓼花子 60 克，大黄 30 克，芒硝 30 克，白鸽子一只。

主治：小儿黑热病。

用法：上药共为末，将鸽子摔死去毛及肠杂，将药面装入肚内缝好，放入砂锅内加水煮，以水干为度，去渣食肉。

处方 5：焦山楂 9 克，炒二丑 2.5 克。

主治：小儿黑热病。

用法：共为末，加红糖，开水调如糊状，一次服。

4. 伤食

处方 1：炒二丑、酒炒大黄、鸡内金各 15 克，焦山楂 30 克，红糖 120 克，白面 500 克。

主治：小儿食积腹胀，不思饮食。

用法：先将四味药共为细面，与红糖白面掺和，加水调成面糊，烙为干饼 24 个。1 岁每次吃半个，1 日 3 次。

处方 2：内金、萝卜籽、麦芽各 30 克。

主治：小儿不思饮食。

用法：上药先炒，再研为细面。1 岁每服 1.5 克，1 日 2~3 次，开水冲服。

处方 3：生鸡蛋 1 个（去壳），葱白一把。

主治：小儿伤食。

用法：上药同包于布内，右手握住，先在胃部轻轻按摩，渐至腹部，至皮肤潮红为度。

处方 4：枳实、山楂、六曲各 3 克，大黄 1.5 克。

主治：小儿食积呕吐，吐物有奶瓣，食物有腐臭气味。

用法：水煎服。或为细面，1 岁每服 1.5 克，每增 1 岁加 0.6 克，1 日 3 次。

处方 5：姜竹茹 6 克，炒陈皮 3 克，生大黄 1.5 克，春砂仁 1 克。

主治：小儿伤食呕吐。

用法：水煎服。

处方 6：米 15 粒，鸡蛋 1 个。

主治：小儿吐乳。

用法：将米放入蛋壳内，加人乳一匙煎服。

5. 腹泻

处方 1：煨木香、砂仁、官桂、陈皮、法半夏各 1.5 克，焦山楂 9 克，茯苓 6 克，猪苓 4.5 克。

主治：小儿腹泻。

用法：水煎服，每日 1 剂。

处方 2：五味子 2.4 克，吴茱萸 9 克，白胡椒 9 粒，酒饼 3 只，鸡蛋清 1 只。

主治：小儿腹泻。

用法：上药共研末和蛋清调匀，白绢煨热，敷于患儿脐部，每次约 30 分钟，连续加热再敷。

处方 3：大黄 1.5 克，枳实 3 克，六曲 3 克，猪苓 9 克，车前子 6 克（另包）。

主治：小儿食积腹泻，泻物色白，有奶瓣或食物，气味腐臭。

用法：水煎，1 岁分 2 次服，或研细面，1 岁每服 1.5 克，1 日 2 次，开水冲服。

处方 4：山药 6 克，白术 3 克，茯苓 9 克，黄连 1.5 克，车前子 6 克（另包）。

主治：小儿腹泻便绿。

用法：水煎，3 岁 1 次服，或研面，1 岁每服 1.5 克，1 日 2~3 次，开水冲服。

处方 5：大黄 30 克，炒苍术、龙胆草各 15 克，猪苓 60 克。

主治：小儿腹泻绿便。

用法：共为细面，1 岁每次服 1.5 克，1 日 2~3 次，开水冲服。

处方 6：炒苍术、煨诃子、茯苓各 6 克，炒山药、车前子（另包）各 9 克，干姜 3 克。

主治：小儿脾虚肠寒腹泻，泻物清稀，无味无臭，或吃啥泻啥，小儿很快消瘦。

用法：水煎。1 岁分 3 次服，或研面，1 岁每服 1.5 克，日 3 次，开水冲服。

处方 7：黄连、黄芩、葛根各 9 克，猪苓 30 克。

主治：小儿腹泻，大便红黄色，时而腹痛，舌前尖红有刺。

用法：共为细面。1 岁每次服 1.5 克，1 日 3 次，开水冲服。

处方 8：石榴皮 4.5 克，枣树皮 6 克，车前子（另包）9 克。

主治：小儿脾虚滑泄。

用法：水煎，1 次分 3 次服。

处方 9：柿树皮（去粗皮）15 克。

主治：小儿腹泻。

用法：水煎，加红糖，2 岁分 3 次服。

6. 小儿脱肛

处方 1：木鳖子 1 个去壳。

主治：小儿脱肛。

用法：以淡茶水置平碗内少许，以木鳖子研如黑状，用棉花蘸药涂脱肛处，隔日 1 次。

处方 2：鸡蛋 1 个，升麻 1 克。

主治：小儿脱肛。

用法：鸡蛋一头敲一小孔，将升麻装入覆以皮纸，直立于蒸锅上蒸熟，去壳及升麻食之。每日一个。

7. 口腔疾病

处方 1：芦荟 4.5 克，青黛 1.5 克。

主治：小儿牙疳。

用法：共研细末撒于患处。

处方 2：吴茱萸 3 份，胆南星 1 份。

主治：小儿流口涎。

用法：上药共为细末，临睡前将脚洗净，取药粉 15 克，用陈米醋调成糊状，贴涌泉穴，外用纱布扎紧，每次贴 12 小时。

处方 3：鲜桑根适量。

主治：口角流涎。

用法：洗净捣烂取汁，频滴口腔，日 4~5 次。

处方 4：黄连、炒栀子、连翘、当归各 1.5 克，川芎、白芍、知母、生地各 1.8 克，二花 4.5 克，甘草 1 克。

主治：小儿口舌生疮，饮食困难。

用法：水煎分 2 次服。

处方 5：朱砂 9 克，冰片、川黄连各 6 克，黄柏、青黛、石膏、白矾、硼砂各 3 克。

主治：小儿口疮及咽喉肿痛。

用法：上药共研细末，取少许涂于患处。

处方 6：青石上石花 9 克，石脑 0.9 克，冰片 1 克。

主治：小儿口舌生疮。

用法：共为细面撒患处。

处方 7：五倍子 30 克，冰片 6 克。

主治：小儿白口疮。

用法：将五倍子焙干研面，加入冰片共研面撒患处，1 日 3 次。

处方 8：硼砂 6 克，人中白 3 克，朱砂 0.6 克，雄黄 3 克，冰片 0.3 克。

主治：小儿鹅口疮。

用法：共为极细面，撒患处，1 日 2 次。

处方 9：茧壳 3 个（焙黄），白麻秆灰 3 克。

主治：小儿口舌溃烂。

用法：共为极细面撒患处，1 日 2 次。

处方 10：白矾 60 克，屋角蜘蛛 6 克，冰片 0.15 克，人中白 9 克。

主治：小儿红白口疮。

用法：先将白矾熔化，再入蜘蛛，直至白矾成为枯矾，然后离火，剔去蜘蛛遗体放乳钵内，加入冰片研面，撒患处，1 日 2 次。

处方 11：巴豆 3 克，斑蝥 3 克，独蒜 1 个，西瓜籽仁 10 个。

主治：小儿白口疮。

用法：共捣如泥，装瓶备用。每次用时取豌豆大一块，先用少量棉花做一薄片，放在头顶囟门上，再将药摊在棉花上，用膏药贴住，24 小时将药揭掉，贴处起小泡，口内白膜自掉。

三、传　染　病

1. 腮腺炎

处方 1：牡蛎粉 30 克，白天螺狮壳粉 30 克，贝母粉 15 克，稀白醋 500 毫升。

主治：腮腺炎。

用法：将上药和稀醋混合，用纱布 10 层吸浸药液贴患处。每天贴 5~6 次（忌酒、辛辣食物）。

处方 2：赤小豆 30 克，大黄 15 克，青黛 30 克。

主治：腮腺炎。

用法：将前二味研末与青黛混合分成 5 份，取 1 份加鸡蛋清 2 个调成糊状，用鸡毛（翅羽）蘸药液涂患处，干后再涂。

处方 3：川芦贝、天花粉各等份，膏药 1 张。

主治：腮腺炎。

用法：将前二味研细，撒膏药上贴患处。

处方 4：赤小豆 30 克，白矾 9 克，雄黄 9 克，青黛 6 克，薄荷霜 0.6 克。

主治：腮腺炎。

用法：以上五味共为细末，蛋清调和涂患处。

处方 5：海藻 30 克，昆布 30 克，川贝 120 克，桔梗 60 克，蛤粉 60 克。

主治：腮腺炎。

用法：上药共为细末，红糖为丸。每次服 12 克，每日 2 次。

处方 6：鲜侧柏叶 30 克，鸡蛋清 1 个，白矾 3 克。

主治：腮腺炎初期。

用法：共捣如泥敷患处。

处方 7：二花 15 克，蒲公英 30 克，牛蒡子 15 克，甘草 6 克，板蓝根 30 克。

主治：腮腺炎肿痛严重。

用法：水煎服。5 岁左右分 2 次服，10 岁左右 1 次服。

处方 8：蒲公英 15 克，二花 15 克，菊花 9 克，天花粉 15 克，牛蒡子 9 克，元参 15 克，甘草 6 克。

主治：腮腺炎发热疼痛。

用法：水煎服，5 岁左右分 2 次服，10 岁左右 1 次服。

处方 9：蚯蚓 12 个，大麻子仁 20 粒。

主治：腮腺炎肿痛症。

用法：共捣如泥敷患处，干后再换。

处方 10：蛇蜕一条（剪碎），鸡蛋 2 个。

主治：腮腺炎，发热肿疼。

用法：共捣碎，用香油炸后一次食之。

2. 麻疹

处方 1：紫草 150 克，升麻 150 克，桔梗 300 克，甘草 150 克，二花 300 克。

主治：预防麻疹。

用法：上药共为末，每服 1.5~9 克，每日 2 次服。

处方 2：桑白皮 3 克，丝瓜络 9 克。

主治：麻疹流行期间，小儿有外感症状而未出过麻疹者。

用法：水煎分 2 次服，每日 2 剂，6 小时服 1 次，此方为 1 岁小儿量，可根据年龄增减药量。

处方 3：紫草 9 克，芫荽 30 克。

主治：麻疹初期，疹未出齐，发热、面红目赤。

用法：水煎，分 3 次服。

处方 4：升麻 4.5 克，葛根 9 克，蝉蜕 3 个。

主治：麻疹不出，发热，咳嗽，喷嚏。

用法：水煎服。

处方 5：新鲜牛粪 500 克，生石膏粉 60 克，凉水 500 毫升。

主治：麻疹，胸高气喘，鼻翼煽动。

用法：将牛粪放瓦上焙黄置地上去火毒，冷后与石膏粉混合，取凉水一盏（鲜井水约 800 毫升），将混合后牛粪石膏粉用凉水搅匀待其澄清，取上清液服用。1~2 岁每次服 50 毫升，3~5 岁服 100 毫升，日服 5 次。

处方 6：肉桂、附子各 3 克，天麻、薄荷、钩藤、僵蚕、土元各 6 克，雄黄 1.5 克，蟾蜍 1 只（冬季采集，风干入药）。

主治：小儿麻疹合并肺炎。

用法：共为细末，存入瓷罐密封备用。2 岁小儿每服 1.5~2 克，每日 3 次，白开水送服。

处方 7：葛根 4.5 克，芥穗 6 克，升麻 6 克，牛蒡子 3 克，蝉蜕 4 个。

主治：麻疹正出遇风回收。

用法：水煎服，发汗透疹。

处方 8：炙麻黄 3 克，炒杏仁 4.5 克，生石膏 30 克，甘草 3 克，贝母 2.1 克。

主治：麻疹大热喘促（合并肺炎）。

用法：水煎，分两次服。

处方 9：炙麻黄 30 克，炒杏仁 45 克，生石膏 270 克，甘草 30 克，贝母 21 克，土元 7 克，花蜘蛛 7 个。

主治：麻疹大热喘促（合并肺炎）。

用法：上药合一处研面，1 岁小儿每次服 1.5 克，每增 1 岁加 0.6 克，1 日 3 次，开水冲服。

处方 10：木香 6 克，黄连 6 克，大黄 3 克。

主治：疹后痢疾。

用法：共研末，1 岁小儿每次服 0.9 克，1 日 3 次，温开水送下。

3. 小儿麻痹症

处方 1：当归 9 克，红花 3 克，赤芍 6 克，桃仁 3 克，川牛膝 9 克，木瓜 9 克，川断 4.5 克，蚯蚓 6 克。

主治：小儿麻痹症，初得时间短未成畸形者效果好（但要多服几剂）。

用法：水煎服，开始 1 天服 1 剂，好转后隔日 1 剂。

处方 2：制马钱子 0.9 克，土元 6 克，全蝎 6 克，蜈蚣 6 克，乌梢蛇 15 克，当归 15 克。

主治：小儿麻痹症，肌肉松弛，瘫痪肢萎。

用法：上六味共研细面，一周岁每服 1.5 克，每增 1 岁加 0.6 克，开水冲服，日 2 次。

处方 3：当归 6 克，川芎 3 克，白芍 9 克，生地 6 克，党参 9 克，白术 6 克，茯苓 9 克，甘草 3 克，黄芪 15 克，杜仲 9 克，续断 6 克，龟胶 6 克，鹿角胶 6 克。

主治：小儿麻痹后遗症。

用法：水煎服。

4. 水痘

处方 1：葡萄干、银花各 9 克。

主治：轻型水痘。

用法：冲水代茶服。

处方 2：黄柏 6 克，黄芩 6 克，黄连 6 克，滑石 6 克，甘草 3 克。

主治：水痘因痒而抓破致痘溃烂。

用法：共研细末过筛，用花生油调涂患处。

四、其 他 疾 病

1. 血管瘤

处方 1：一扫光 30 克，山栀根 15 克，冰糖适量。

主治：血管瘤。

用法：水煎 2 次服，每日 1 剂，连服 1~2 个月。

处方 2：松香 60 克，雨云烟 15 克，黄蜡 15 克，白蜡 15 克，铅粉 15 克，樟脑 30 克，桐油 250 毫升。

主治：血管瘤。

用法：制成膏，外敷患处，每日换 1 次，连用 1~2 个月。

2. 遗尿

处方 1：黄芪 30 克，桑螵蛸 15 克，升麻 6 克。

主治：小儿遗尿。

用法：水煎。8 岁左右 1 日 1 剂，连续服或研为细面；1 岁每次服 1.8 克，每增 1 岁加 0.6 克，1 日 3 次，开水冲服。

处方 2：制附子、肉桂各 3 克，补骨脂 6 克，熟地黄 12 克，桑螵蛸 15 克。

主治：小儿遗尿。

用法：水煎。8 岁 1 次服，或为细面，1 岁每次服 1.5 克，每增 1 岁加 0.6 克，1 日 3 次，开水冲服。

处方 3：龟尿数滴。

主治：小儿遗尿。

用法：将龟放入盆中，用镜照之，龟见自影即撒尿，随将尿滴入小儿脐中。

处方 4：川断、酒白芍、桂枝、龙骨、菟丝子、益智仁、怀山药各 6 克，巴戟天、破故纸各 3 克，远志、党参、甘草各 6 克，炮姜 3 克。

主治：小儿遗尿。

用法：水煎 2 次服，每日 1 剂。

处方 5：益智仁 15 克，桑螵蛸 7 个。

主治：小儿遗尿。

用法：二味共研末，加鸡肠一挂（男用雄鸡肠，女用雌鸡肠）同药炖服。

3. 惊风

处方 1：白颈蚯蚓数条。

主治：小儿惊厥。

用法：取蚯蚓（多少不限）剖开去杂洗净捣烂，加朱砂等份和匀为丸，如绿豆大，金箔为衣，每服 1 丸。

处方 2：老碱梅半粒，朱砂 0.3 克，麝香 0.15 克，乳汁半杯，地龙半条。

主治：惊风。

用法：四药混合研细后，加入乳汁喂服完。

处方 3：朱砂 3 克，轻粉 3 克，僵蚕 7 个，全虫 3 个，青蒿节内虫 3 克。

主治：小儿惊风。

用法：共研细末和蜜为丸，如绿豆大，每次服 1 丸，研碎用乳汁送服。

处方 4：天竺黄 6 克，雄黄 6 克，陈胆星 12 克，麝香 1.2 克，琥珀 1.8 克，犀牛黄 1.2 克，僵蚕 3 克。

主治：哑惊。（小儿遇意外之惊吓，忽然不能知觉，晕厥哭不出声谓哑惊。）

用法：上药共为末，钩藤、甘草熬膏为丸，朱砂 3 克为衣，做成 40 丸。每次服 1 丸，每日 2 次。

处方 5：活全虫 7 条，麝香 0.3 克，生鸡蛋 1 个。

主治：初生婴儿至十一二岁的小孩抽风，口眼歪斜，角弓反张，急慢惊风。

用法：入伏的第一天将全虫、麝香入鸡蛋内纸糊多层，外用黄泥包好放置于土墙洞内，位置要高以免受潮。第二年春分取出，将全虫晒干研细分成 15 包，6 个月以内的每包分 3 次服，1 岁服 1/2 包，3 岁以上服 1 包，5~10 岁服 2 包。

处方6：生南星、雄黄、党参、云苓、朱砂、青皮、郁金、蝉蜕、钩藤、柴胡、牛黄、薄荷、甘草各 30 克，麝香 1.5 克。

主治：小儿急慢惊风。

用法：诸药共为末，水泛为丸，如绿豆大。每次服 5~10 丸，1 日 2 次，温开水冲服。

处方7：麝香 0.3 克，琥珀 0.3 克，赤金 4 张，黄连 6 克，胡连 6 克，朱砂 3 克。

主治：小儿急慢惊风。

用法：上药共为细末装瓶备用，每次服 0.3~0.6 克，每日服 3 次。

处方8：菊花、当归各 9 克，防风、天麻各 6 克，荆芥穗、钩藤各 6 克，木耳 120 克。

主治：小儿鸡爪风。

用法：共为细末，匀分为包，每包 3~4 克。早晚各服 1 包，温黄酒送服，服后取微汗。

处方9：天竺黄、胆南星、钩藤、朱砂、僵蚕各等份。

主治：小儿惊厥。

用法：共为细面，1 岁每次服 1.5 克，每增 1 岁加 0.6 克，1 日 3 次，开水冲服。

处方10：僵蚕、全蝎、蜈蚣、胆南星、天竺黄、石膏、朱砂各 9 克，钩藤、大黄、粉甘草各 15 克。

主治：小儿惊厥。

用法：共为细面。1 岁每次服 1.5 克，每增 1 岁加 0.6 克，1 日 3 次，开水冲服。

4. 夜啼

处方1：大黄0.9克，六曲3克，虫蜕7个。

主治：小儿夜啼。

用法：水煎服。

处方2：黄连、甘草各1.5克，朱砂0.3克，蜂蜜6克，蝉蜕肚7个。

主治：小儿夜啼，山根发青，时而打颤。

用法：先将黄连、蝉蜕肚等四味研面，与蜂蜜调匀，抹乳头上，使婴儿吮乳吃。（山根：即两眼中间鼻根处。）

处方3：当归3克，红花1.5克，蝉蜕7个。

主治：小儿夜啼。

用法：水煎，分两次服。

处方4：灯芯（烧灰），朱砂少许。

主治：小儿夜哭。

用法：研细末涂乳头上吸食。

5. 小儿无名高热

处方1：蚯蚓五条。

主治：小儿温热病，口渴，高热不退。

用法：将蚯蚓洗净捣溶，用沸水冲泡10分钟，去渣服之。

处方2：琥珀9克，滑石45克，薄荷冰6克，钩藤15克，甘草4.5克，柿霜30克，紫蔻仁15克，朱砂24克。

主治：小儿无名高热。

用法：共为面。1岁每次服1.5克，每增1岁加0.6克，1日3次，开水冲服。

处方3：青蒿24克，连翘18克，二花、生石膏各18克，黄芩、滑石、甘草各9克，元参15克，白茅根24克。

主治：小儿无名高热。

用法：水煎。5岁左右分3次服，严重者1日2剂，4小时服 1 次。昼夜不停，痉挛抽风加全蝎 3 条、蜈蚣 1 条、钩藤 9 克，其余酌情加减。

处方 4：生石膏 30 克，知母 2.4 克，元参 6 克，生地 4.5 克，麦门冬、龙胆草、连翘、大青叶、栀子、地丁、黄芩各 3 克，金银花 6 克。

主治：小儿无名高热。

用法：水煎。5 岁 1 剂分 2 次服，1 日 2 剂，如制作散剂，1 岁每次服 0.9 克，每增 1 岁加 0.6 克，1 日 3～4 次，开水冲服。

处方 5：天竺黄、胆南星各 90 克，枳实、牙皂、龙胆草、栀子、天虫各 60 克，黄连、青黛、全虫各 30 克，钩藤、茯神各 90 克，大黄 45 克，牛黄、朱砂各 15 克。

主治：小儿突然昏厥，喉中有痰，大便秘结。

用法：上药共为细末，水泛为丸，朱砂为衣如油菜子大，6 个月以内者服 3～6 粒，1 岁以上服 6～10 粒。每日 2 次服，开水送服。

6. 小儿旋耳疮

处方 1：葛根、香油各适量。

主治：小儿旋耳疮。

用法：将葛根烧成炭，研面，香油调和，涂于患处。1 天 1～2 次。

处方 2：甜瓜蒂（适量）。

主治：小儿旋耳疮。

用法：焙黄，研面撒患处。

处方 3：三仙丹 0.9 克，轻粉 0.9 克，黄柏粉 0.9 克，淡猪油 60 克。

主治：小儿耳轮湿疹。

用法：共研细末，与猪油调匀，局部用盐水洗净后涂上药膏，每日 1～2 次。

7. 小儿眼病

处方1：羊胆汁、蜂蜜各等份。

主治：小儿眼生白膜。

用法：共煲连食。

处方2：野菠菜取粉3克，麝香0.3克，冰片0.9克，甘石（煅）9克，珍珠（煅）1个。

主治：小儿眼生翳膜。

用法：共为细面装瓶备用。用时取大螺蛳一个，用银物蘸螺蛳水，再蘸药面点眼翳上。

8. 小儿肾炎

处方1：知母、黄柏、白茅根各30克，扁蓄30克，黄芪、茯苓各9克。

主治：小儿急性肾炎尿闭，全身浮肿，腰痛。

用法：水煎。3岁1剂分3次服。

处方2：嚼床草30~90克。

主治：小儿肾炎。

用法：水煎服，每日1剂，根据年龄增减药量。

处方3：龙胆草9克，扁蓄12克，车前草15克。

主治：小儿热结膀胱，点滴而下，坐卧不安，小腹胀硬。

用法：水煎。1~2岁分2次服，1日2剂。

9. 小儿软骨病

处方1：麻雀头10个，凤凰衣90克，猪肝120克，鸡蛋黄、鸡内金各60克。

主治：小儿软骨驼背，面黄肌瘦，全身无力。

用法：将五味共砸如泥，焙干，研面。1岁每次服1.5克，每增1岁加0.9克。1日3次，温开水冲服。

处方2：鲜牛骨500克，白面1000克。

主治：小儿软骨病。

用法：将牛骨砸碎，白面掺入，文火微炒，再研为细面。5 岁左右随饭服 15 克，1 日 3 次，其余酌情增减。

处方 3：鸡蛋壳（多少不限）。

主治：小儿软骨病。

用法：焙干研细，每次服 1.5 克，每日 3 次，温开水冲服。

处方 4：菖蒲、五味子、制附子、肉桂、熟地各 6 克，萸肉、巴戟、远志、肉苁蓉、麦冬、续断、碎补、牛膝、归身、大枣各 6 克，北芪 12 克，牛骨髓 120 克。

主治：小儿软骨病。

用法：上药共为细末，牛骨髓蒸熟和药末炼蜜为丸，每丸重 3 克。每次服 2 丸，每日服 2 次，盐汤送下。

10. 婴儿湿疹

处方 1：轻粉、章丹、苦矾、松香、烟粉各等份。

主治：婴儿湿疹。

用法：共为细末，用香油调涂。

处方 2：鸡蛋 5 只（去清），乱头发一团如鸡蛋大。

主治：小儿先天性梅毒致皮肤红肿溃烂。

用法：将乱发洗净，同蛋黄煎成油，用时先用茶水洗净患处，然后涂上药油。1 日 2 次。

处方 3：瓦松、白矾、芒硝各 3 克。

主治：小儿腿弯部淹烂。

用法：水煎，洗患处。

处方 4：煅龙骨、煅牡蛎各等份。

主治：小儿腿弯部淹烂。

用法：共为细面，撒患处。

处方 5：麻黄、全蝎、蜈蚣、僵蚕各 9 克，朱砂 3 克，巴豆霜 1.5 克。

主治：小儿脐风。

用法：共为细面。每服 0.3 克，1 日 3 次，开水冲服。
（于小儿出生后 2~3 天，冲服上方少许，1 日 2 次，连服 3 天
可预防脐风。）

11. 小儿疝气

处方 1：川朴 9 克，透骨草 9 克，艾叶 9 克，槐树枝 7 寸，
葱白 7 个。

主治：疝气。

用法：上药煮水，先熏后洗，每日 1 次。

处方 2：元胡 9 克，金铃子 9 克，广木香 3 克。

主治：小儿疝气。

用法：共为细末，每次服 1.5 克，黄酒送下。

处方 3：川楝子 10 克，大茴 9 克，小茴 10 克，广木香、
炒山楂、赤茯苓、木通各 6 克，吴茱萸 2 克，荔枝核 9 克，青
皮 3 克，肉桂、没药、乳香各 2 克，甘草、金樱子各 3 克。

主治：小儿疝气。

用法：水煎服，日服 1 剂，早晚各服 1 次。一般 3~4
剂愈。

12. 小儿杂病

处方 1：柴胡 2.4 克，荔枝核 6 克，桔核 4.5 克，黄皮果
核 6 克，川楝子 6 克，青皮 1.8 克，草果 1.8 克，木香 1.8
克，枳壳 1.8 克，小茴香 1.5 克。

主治：鞘膜积液。

用法：水煎，加白糖少许，空腹服，隔 3 天服 1 剂。

处方 2：凤凰衣 2 只煅存性。

主治：小儿龟头肿烂。

用法：上药研面用茶油调涂患处，每日 3~4 次。

处方 3：藤黄 3 克（大毒勿入口）。

主治：节肿。

用法：研细醋调，涂局部节肿之上，中间留一小孔。

处方 4：（1）人中白 3 克，冰片 15 克。

（2）川黄连 4.5 克。

主治：小儿舌出不收。

用法：先将方（1）研末涂于舌上，再将方（2）加水 2 杯煎至 1 杯，徐徐喂服。

处方 5：雄鸡 1 只，鸣蝉 10 只，九节菖蒲 15 克，北丽参、广木香各 6 克，麦冬、桔梗各 12 克，甘草 9 克。

主治：小儿病后数年不语。

用法：将鸡用绳勒死去毛，用刀切下头约二寸多长，再砍碎，另将鸣蝉去头足，用文火焙干和药共研末，炼蜜为丸如黄豆大，每次服 10 粒，日服 3 次。温开水送服。（连服 10~15 日即能语。）

内 科

一、呼 吸 系 统

1. 感冒

处方1：双花30克，连翘30克，芥穗18克，薄荷18克，黄芩30克，川贝15克，石菖蒲18克，藿香18克，神曲12克，白蔻12克，木通15克，滑石30克，大黄30克，菊花30克。

主治：流感、感冒。

用法：共为粗末。一般用药15～18克，重者不超过30克，将药放在盖碗内，用开水冲入盖好，浸至适口时温服，1日1剂。（小儿酌减。）

注：一般1剂即愈，重者不过3剂。

处方2：薄荷叶9克，野菊花9克，白菜根1个，桑叶9克。

主治：风温感冒。

用法：水煎服，微发汗。

加减：若兼有咳嗽，可加入桑白皮9克，甜梨数片。

处方3：紫苏90克，乌梅120克，生石膏250克，癞肚皮棵250克。

主治：流感发热头痛。

用法：用水5公斤，将上药熬成2.5公斤，每次服200～300毫升，1日服3次。

处方4：活蚯蚓3条（去泥），白糖60克。

主治：流感发热，或温热传里，目赤，大渴饮水，舌苔黄。

用法：将蚯蚓放入净碗内，加入白糖使其溶化，一次开水冲服。

处方5：白茅根30克，芦根30克，柳树根须15克（鲜品加倍），青蒿30克，白糖30克。

主治：流感高烧，干呕，舌苔黄等。

用法：水煎、冲白糖服，下午3点晚上7点各服一煎。

处方6：生石膏250克，薄荷125克，癞肚皮稞125克，土元60克，蚯蚓9克。

主治：流感高烧或无名高烧、头痛、大渴、烦躁不安，以及温热传里等症。

用法：共为细面。成人每次服15克，1日服3次，开水冲服。

处方7：葱白30克，生姜15克，紫苏9克。

主治：风温感冒。

用法：水煎服，微发汗。

处方8：生姜15克，桑白皮15克，炒杏仁9克。

主治：风寒感冒咳嗽。

用法：水煎服，微发汗。

处方9：胖大海3~5个。

主治：感冒声哑。

用法：开水泡，当茶服。上药为1日量，可继续服数剂。

处方10：山栀15克，豆豉1撮，石膏（研）21克，炙甘草6克，生姜2片。

主治：感冒五六日，或十数日之久，身热不除，发热汗出，心中烦躁，或反恶寒，或结胸不眠，知饥不能食。

用法：水煎服。

处方11：糯米1盅，生姜5~6片，河水2碗。

主治：风寒感冒，头痛身发热恶寒等症。

用法：于炒锅内煮 1~2 沸，次入带须大葱白 5~7 个，煮至米熟，再加米醋半小盅入内和匀，趁热吃粥或只吃粥汤亦可，即于无风处睡之，出汗为度。

2. 咳嗽

处方 1：款冬花蕊 15 克，鹅管石 6 克，陈皮 6 克，年老人及虚者加人参 1.5 克，冬月加肉桂 3 克。

主治：新久咳嗽。

用法：上药忌铁器为细末和匀，分作 7 贴，作 7 日服。每服 1 贴，夜仰卧将药 1 贴作 3 次放竹筒内，病者口噙竹筒，近咽喉用力一吸，用白温水一口送下。

注：不可多喝水，忌诸般油腻、盐 7 日。药服完后，亦少用盐油，至半月后不忌。

处方 2：人参、杏仁、薄荷各 9 克，五味子 9 粒，紫菀茸、款冬花、麻黄、陈皮（去白）、石膏（煅）、桔梗、桑白皮（蜜炙）、枳壳（麸炒）、栗壳（去穰蜜炙）各等份。

主治：治老年咳嗽显著。

用法：上药细切，加生姜 3 片，细茶 1 撮，水一盏半，煎至一盏服。

处方 3：天南星（炮制）30 克，半夏（汤泡 7 次）60 克，甘草（生用）15 克。

主治：治久咳极效。

用法：先以星、夏二味药研为细末，用生姜汁拌匀，腌作麦曲，春秋 7 日，冬 10 日，夏至日取出，再同甘草共研细末，另取淡竹沥水一碗，将前药末用竹沥水拌匀作饼子焙干，又将竹沥沃湿，又焙干，如此沃焙 10 次，待竹沥水尽为度，研为极细末。用白沙蜜调和如饧，每临卧，抄一匙于口内含化下，再用竹沥水漱口咽之。

处方 4：北沙参、贝母、白前、远志、冬花、杏仁、桔梗各 10 克，五味子 6 克，麻黄、马兜铃各 3 克。

主治：顽固性咳嗽。

用法：水煎服，1 日 2 次。

加减：症状偏热者加黄芩、桑皮，去麻黄，痰多加胆星，喘急加苏子、葶苈，百日咳加黄精、百部，慢性气管炎加胡桃肉、巴戟天、菟丝子。

处方 5：当归 6 克，川芎 6 克，青皮 9 克，陈皮 6 克，清半夏 6 克，川贝母 6 克，杏仁 9 克（炒），五味子 9 克，桑白皮 9 克，冰糖 6 克，甘草 6 克。

主治：久病喘息咳嗽之症。

用法：用水 3 杯，煎取 1 杯，药渣用水 2.5 杯煎留 1 杯。头煎、二煎共和一处，分 2 次早晚服。

注：服后忌烟酒 100 天。

处方 6：白芍、茯苓、半夏、五味子各 9 克，橘红、炙草、款冬花、干姜各 6 克，杏仁 12 克，麻黄 12 克，白果 9 克，枇杷叶 6 克。

主治：咳嗽。

用法：先将第一方加水煎取药液，然后把药液冲入第二方煎成浓汁服。

处方 7：麦冬（去心）6 克，桔梗 3 克，生地黄 3 克，半夏 3 克，紫菀 3 克，炙甘草 15 克，川贝母 6 克，麻黄 1.5 克，五味子（研）10 粒，沙参 6 克，生姜 1 片，竹叶 3 克。

主治：咳嗽痰喘，痰带黄色，咽干口燥声哑，咽喉不利。

用法：水煎服。

处方 8：千张纸切碎 9 克，白蜜 15 克。

主治：老年夜咳痰多（虚火痰咳）。

用法：上两味饭上蒸，日服 3 次。服药 1 日后轻松，2 日后咳喊，3 日后不咳，服 7 日痊愈，愈后以五味异功汤代茶饮。

附：五味异功汤：党参 9 克，白米 9 克，茯苓 9 克，陈皮、炙草各 3 克。

处方 9：鲜白萝卜、黑豆各 120 克，蜂蜜 30 克，香薷 3 克，童便 1 盅。

主治：劳伤过度，咳嗽，痰中带血。

用法：水煎服，上药为 1 次量。

处方 10：潞党参、熟地、白术、当归身各 15 克，莲子、芡实、山药各 9 克，大茴、大枣各 3 个，葱白 3 根，生姜 2 片，炙甘草 3 克，香油 3 盅，盐适量，黄母鸡 1 只。

主治：年老体弱，劳伤喘嗽，干咳无痰，气短中气不足等。

用法：先将鸡勒死去毛爪，用药煎之，以鸡肉烂为度，分四餐食之，日食两次。

处方 11：蜂房 1 个（约 9 ~ 15 克），香油 30 克，柿饼 3 个。

主治：风寒咳嗽，咳嗽吐痰，痰多而稀。

用法：油炸柿饼以后，再加入蜂房，水煎服。

处方 12：生姜汁、萝卜汁、饴糖、冰糖、核桃仁各 120 克，肉桂面 120 克，胡椒面 15 克。

主治：肺燥咳嗽，干咳痰少，呼气鼻热，唇口干燥等。

用法：将上药共熬成浓汁，每次服 2 汤匙，日服 3 次。

处方 13：刺猬皮 1 张（约 30 克），香油 60 克。

主治：慢性虚咳、体虚咳嗽、久治不愈等。

用法：刺猬皮用香油炸焦，捞出研面，再入油内，加水 1 碗，至沸即成。分为 3 次服，每日服 2 次，服完再配，继续常服。

处方 14：干姜 9 克，五味子 9 克，细辛 3 克，炙甘草 6 克。

主治：阴寒咳嗽，遇冷加重，咳痰多且清稀。

用法：水煎服。

处方 15：白果炒黄 9 克，麻黄 6 克，姜半夏 9 克，款冬花 9 克，桑白皮 9 克，炒苏子 9 克，杏仁 9 克，黄芩 6 克，甘草

3 克，生姜 3 片。

主治：气管炎。

用法：每日服 1 剂。早服头煎，晚服二煎。

注：轻者服 3 剂愈，重者连服 10 剂奏效，无副作用。

处方 16：茯苓、当归、麦冬各 15 克，黄芩、桔梗、陈皮、桑白皮、杏仁、平贝母、栀子、天冬、大枣、竹茹各 10克，五味子、干姜、生姜、甘草各 5 克。

主治：慢性气管炎、肺结核及支气管扩张。

用法：每日 1 剂，水煎 2 次，分 3 次服完，饭前 1 小时温服。

注：至药服到咳嗽次数减少、痰少、喘息轻时（一般服20 剂左右）可将上药取 2 剂共研末，炼蜜为 60 丸，每次服 1丸，日服 3 次，常服即能痊愈。对肺心病也有一定的疗效。

处方 17：炙麻黄、茯苓、炙桑皮、当归各 9 克，炙杏仁10 克，青皮 12 克，陈皮 12 克，炙五味子 12 克，炙甘草 5 克，贝母 6 克，出汗冰糖 120 克。

主治：慢性及老年性气管炎。

用法：每取 3 剂，日服 1 剂。煎 1 次加冰糖 30 克，每剂煎 1 次，后 3 剂的药渣 1 次重煎，加冰糖 30 克。每月余服 1次（3 剂），一冬服 3 次根治。

注：服药期间忌食盐 7 天、烟酒终生、房事 100 天，平日少吃猪肉。

3. 哮喘

处方 1：槟榔 30 克，干姜（炮）30 克，川贝母 24 克，胡椒 20 粒，斑蝥 20 个，上白糖 500 克，陈久绿豆瓣子（烧存炭250 克）。

主治：咳嗽，气喘，喉有痰鸣，吐稀痰，量多，遇冬即发，久岁不愈。

用法：前五味药共研细末，与糖、瓣炭掺调均匀。装入砂罐中，药上插许多孔，盖住。将砂罐置大砂锅内，锅内添水，半浸药罐，（水均进入药罐，）锅上加盖盖之，置火上炖，俟罐内药炖透成块，取出晾干研面。酌量病轻重，每晚睡前服3~6克，白水送下，日服3次。

注：服后胃部有轻微热感，自觉痰气徐徐下行，有时小便有热感，有的无任何感觉。吃时甜辣适度。

用药期间，忌生冷腻厚黏浊不易消化食品，忌生绿豆、绿豆水及猪肉、生葱、生蒜辛辣之物，并忌气恼与冷风。

处方2：10年以上的老母猪肚子1个，干红葶苈（适量）。

主治：习惯性的哮喘病，常因感冒触发者。

用法：将红葶苈装满猪肚，两头用麻绳捆紧，加水在锅内煮熟，然后去葶苈。在间歇期（即未发病时）服食。

处方3：用夜蝙蝠1个，放火上烤干，研成细末。

主治：先咳嗽后胸闷，气喘，嗽中有声而鸣，如有特异气味。咳嗽尤甚。

用法：用黄酒2份，白酒1份，混合好，再与研成的细末混合服用。

处方4：白芥子96克，白芷96克，轻粉1.5克，炼蜜60克。

主治：哮喘。

用法：将白芥子、白芷、轻粉研细末，加炼蜜和匀分作10个，用油纸摊成膏药。将膏药贴第三四胸椎中间。

处方5：蜂蜜120克，生姜120克，核桃仁30克，白胡椒60克，肉桂60克。

主治：寒性哮喘、遇冷加重。

用法：上药共为细面，蜜拌调匀，选适量大白萝卜挖空，将药装入萝卜内，外用荞面包住焙干，再将药取出研面，炼蜜为丸如绿豆大。初次服8丸。以后逐渐加量，可增到20丸。

处方6：桃南瓜1个（约1斤左右），冰糖30克，蜂蜜30克。

主治：燥性哮喘，口、鼻、咽干等。

用法：将南瓜开一小口，开掉的一块留用作盖，把冰糖、蜂蜜装入瓜内，盖住瓜口，瓜放大碗内蒸熟，1 天吃 1 个，7 天为 1 个疗程。

注：桃南瓜也叫看瓜、盘瓜、金瓜。

处方 7：桃仁 7 个，杏仁 7 个，白胡椒 7 个，糯米 7 个，桂枝 2.8 克。

主治：一般哮喘。

用法：上药为面，鸡蛋清调涂脚心，胶布贴上，1 天换 1 次，7 天为 1 个疗程。

处方 8：鳖 1 个（500 克左右），蜂蜜 500 克。

主治：虚性哮喘，久治不愈，身体衰弱。

用法：将团鱼（鳖）拴在铁架上，放在火上烤，一面烤一面向团鱼身上抹蜜，烤至焦黄及蜜抹完为止。取下研为细面，每服 6 克，日服 2~3 次。或单烤团鱼，研面，炼蜜为丸 9 克重，每次服 1~2 丸，1 日 3 次。

处方 9：白及 6 克，鲜藕 250 克，三七 2.4 克，大梨 1 个。

主治：热性哮喘，咽干、口燥等。

用法：水煎服。

注：方中三七冲服。

处方 10：干姜、茯苓、党参、陈皮、炙甘草各 15 克，炒杏仁 9 克。

主治：虚寒哮喘。

用法：水煎服。

处方 11：菜皂角 60 克，生姜 250 克，蜂蜜 250 克，红糖 250 克。

主治：虚寒性哮喘。

用法：前三味研细面，加姜汁、蜜、红糖共熬成膏，早晚各服 1 次，每次 9 克。

注：菜皂角是大皂角，形如钐刀。

处方12：麻黄、杏仁、半夏、陈皮、茯苓、生甘草各6克，干姜、五味子各3克。

主治：哮喘性气管炎。

用法：用纱布包水煎，分两次服完，连服3日。药量小儿酌减。

注：服药期间另取吴茱萸15克研末，食醋调成稠糊状，涂敷双足涌泉穴固定，48小时后去掉，一般1次可获显效，病重者可在1周后重贴1次即可。

处方13：柚子皮1只，乌肉鸡1只。

主治：体质虚弱、一遇风寒即发哮喘。

用法：鸡去毛及内脏，以柚皮纳鸡肚内，用砂纸密封，黄泥包裹，烧熟，去黄泥、砂纸取鸡食。食鸡肉三四次即愈。

注：热性哮喘不宜服。

4. 肺痈

处方1：皂角刺根皮30克，瘦猪肉120克。

主治：肺痈咳嗽吐脓痰。

用法：皂角根皮合瘦猪肉蒸熟食。

注：忌食鱼虾羊鸭。

处方2：用樟漆树叶（一名接骨木又名健骨树，又名野黄杨）。

主治：肺痈，未成脓者立消，已成脓者立溃，甚效如神。

用法：上一味药研细末，略滤过，以酒调服，不饮酒者，入生姜研服。

处方3：白及60克，核桃仁60克，猪肺1具。

主治：肺痈。

用法：二药为面，同猪肺共炖至熟，吃肺喝汤。

处方4：白及15克，薏苡仁30克，贝母9克，陈皮9克，葶苈子4.5克，桔梗9克，甘草9克。

主治：肺痈。

用法：水煎服。

处方5：苍耳全草（不用苍耳子）21～30克，山楂9克，诃子9～15克，猪倒肺（即肺尖部的两个小叉）1副。（无猪肺，可用鸡肺代之。）

主治：肺痈。

用法：加水1000毫升，煎取500毫升；再加水500毫升煎至300毫升，去渣。两次分服。服时加食盐少许。体质虚弱或久病赢瘦者用龙眼肉或荔枝蒸汤，入汤冰糖烊化和服。

注：忌酒色、多休息。

处方6：金银花120克，元参15克，寸冬12克，瓜蒌仁15克，百部3克，贝母6克，花粉3克，当归9克，蒲公英12克，白苍术9克，生甘草12克。

主治：肺痈。

用法：水煎服。

注：体壮者加薄荷9克，水煎服，甚效。

处方7：马齿苋汁500毫升，蜂蜜60克。

主治：肺痈。

用法：将二味用微火熬成膏状，每服6克，日服3次，饭前白开水冲服。

注：服药1周内，可能发现红色皮疹，一二日即消失，亦常咳嗽增剧情况，但到第二周逐渐减轻。孕妇忌服，忌食韭菜、落花生、羊肉等。

处方8：生荷叶9克，生艾叶9克，生柏叶9克，生地9克，白及9克，贡胶9克，苡米15克，川贝母6克，百部草9克。

主治：肺痈。

用法：水煎服有效，如为面炼蜜为丸，每丸9克，每日服1丸，常服更佳。

处方9：红皮白萝卜1个500克，二丑120克。

主治：肺水肿。

用法：将萝卜挖空，装入二丑，用净泥把萝卜包住，麦糠火烧熟，再将二丑取出晒干研面。初次开水冲服 3 克，大便应见稀溏；若不稀，可逐渐加重，直到大便稀溏为度，可继续服数日。

处方 10：茯苓 60 克，炒杏仁 9 克，桂枝 15 克，甘草 15 克。

主治：肺水肿。

用法：水煎服。

注：本方也治浆液性胸膜炎。

5. 肺炎

处方 1：芦根 60 克，薏仁 30 克，冬瓜仁 24 克，竹黄精 12 克，川贝母 9 克，桑白皮 9 克。（有高热加地龙 9 克、前胡 9 克。）

主治：肺炎。

用法：水煎服，日服 2 次，3 剂可愈。

处方 2：鱼腥草不拘量。

主治：肺炎。

用法：上药煲鸭蛋服。

处方 3：麻黄、桑皮、黄芩各 9 克，杏仁 12 克，生石膏 24 克，丹皮、甘草、银花各 6 克。

主治：肺炎发高热、喘急、胸痛、锈色痰。

用法：水煎服。

6. 咳血

处方 1：川贝母 3 克，知母 3 克，白及 3 克。

主治：肺热吐血。

用法：共为细面，每次白开水送服 3 克，日服 3 次，吐血停止时，接服白茅根汤数次。

处方 2：七叶一枝花 9 克，四季青 30 克。

主治：肺热吐血。

用法：第一味磨酒 15 克，兑蜜糖水 1 盅，冲服；第二味煎水服，每日服 1 次。

处方 3：五灵脂细面，狗胆汁。

主治：男女老幼痰中带血。

用法：以上两药和为丸，如芡实大。每日 1 丸，黄酒送下。

7. 矽肺

处方：鲜枇杷叶（去毛）2 片，川贝母（研末）15 克，硼砂 9 克研末。

主治：矽肺。

用法：首先将枇杷叶加水适量，煎取浓汁，去渣。再煎熬成约 150 克，再加川贝、硼砂，调匀贮好备用。将上药分 5 次服，每日早晚各服 1 次，用蜜糖水或开水冲服。

8. 结核性胸膜炎

处方：辽参 9 克，酒百部 6 克，炙百合 15 克，川贝母 9 克，桑白皮 9 克，地骨皮 12 克，炒杏仁 6 克，柴胡 4.5 克，金石斛 9 克，冬虫草 6 克，五味子 4.5 克，炙鳖甲 12 克，丝瓜络 9 克，怀牛膝 9 克。

主治：结核性胸膜炎及肺结核。

用法：水煎服。

9. 肺结核

处方 1：大梨汁 120 克，生藕汁 120 克，白萝卜汁 120 克，鲜姜汁 120 克，蜂蜜 120 克，香油 120 克，飞箩面 420 克，川贝母 18 克。

主治：痨病喘咳、吐痰吐血等症。

用法：将川贝研细面和各药共置瓷盆内，以竹箸搅匀，再置大瓷碗或砂锅内，笼中蒸熟，为丸如红枣大，每服3丸，日服3次（饭后服）夜3次，不可间断，小儿减半。

注：如有不欲食香油味者，常恶心，急食成物可止，忌食葱、蒜。

处方2：何首乌15克，南沙参15克，川贝9克，五味子6克，炙杷叶、炙紫菀9克，大熟地9克，麦冬9克，山药9克，粉甘草3克，蛤蚧1对（醋炒为末）。

主治：肺痨。

用法：水煎服。

处方3：高丽参15克，大熟地30克，西洋参15克，黄芪30克，川贝15克，百合30克，冬虫草15克，化橘红30克，寸冬24克，天门冬24克，炙紫菀24克，炙杷叶15克，玄参30克，炙冬花24克，花粉24克，肉苁蓉30克，广木香15克，炒杜仲30克，天云苓30克，山药30克，六曲24克，川牛膝18克，青皮24克，蛤蚧1对，米壳60克。

主治：肺结核。

用法：上药共烫浓汤挤出药汁，再加净土蜂蜜360克、红糖180克、白糖180克、生姜180克，同上药汁熬成膏。每天两次，服两勺，开水送服。

处方4：生独头大蒜去衣火上烘之，时时用鼻嗅蒜，待蒜熟口嚼。

主治：肺结核。

用法：日数次，每次数枚，连续120天。

处方5：代赭石60克，龙骨15克，牡蛎15克，贝母9克，大小蓟炭各12克，生地炭、黄芩炭、白菜、阿胶各12克，桔梗、蒲黄、麦冬、大黄、丹皮、白芍、甘草各9克，藕节、白茅根各15克。

主治：肺结核咯血（对较大的咯血效佳）。

用法：水煎服，日服1剂。

处方6：乌龟1个。

主治：阴虚型肺结核，或干咳或低烧等。

用法：将乌龟在水内泡5天，每天换1次清水。然后用稻草将乌龟捆住，用黄泥包好，放灰火内烧一昼夜，使成炭，存性，研成末，早晚各服一汤匙，开水冲服。第二星期服药量增加1倍，第三星期可增加2倍。同时配合黄连素滴鼻子，每晚一次。

处方7：芝麻、核桃仁、蜂蜜各250克。

主治：肺结核、咳嗽吐痰等症。

用法：捣烂为丸，每丸9克，每次饭后1小时左右各服1丸，日服3次。

处方8：桑白皮、天门冬、红花、阿胶、知母、炒杏仁、龟胶、生地黄、熟地黄、麦门冬、百合、贝母、白芍、甘草各6克，鸡蛋3个。

主治：肺结核咯血。

用法：用上药先将鸡蛋煮一小会，将鸡蛋打破再煮，吃蛋喝汤，可连服数剂。吐血严重者上述药量可加倍。

处方9：夏枯草2公斤，百部125克，蜂蜜360克。

主治：肺结核、咳嗽吐痰等。

用法：上药加水10公斤，煎3小时滤取药汁，再用文火熬至1200毫升，每天服两次，每次30毫升，20天为1个疗程。

处方10：百合15克，生地30克，百部15克，甘草9克，桔梗10克，白及15克，白芍15克，旱莲草30克，北杏仁10克，川贝10克，麦冬15克。

主治：空洞性肺结核（阴虚型）。

用法：水煎服，日服1剂。

处方11：蒸百部30克，白及、煅牡蛎、炒人中白、炒穿山甲、鳖甲、川贝各60克，另加麝香0.3克，共研极细粉末，密贮瓶中。

主治：对肺结核阴影、浸润、空洞均有极显著疗效。

用法：每次服 6 克，每日 3 次，饭后开水送服。

处方 12：九龙草 69 克，茅根、枇杷叶各 30 克，百部根 60 克。

主治：热型肺结核及空洞。

用法：浓煎 2 次，每日 1 剂。

处方 13：大风子肉（或油）30 克，乌梢蛇（切片炒黄）150 克，黄连（如无，可用胡黄连 90 克）60 克，大黄 30 克，当归 60 克，龟板 90 克，川芎 30 克。

主治：肺结核。

用法：上药共研细末，糊丸如梧桐子大，初服每次 5 粒，1 日 3 次，以后每周增加 2~3 粒，但最多不能超过 30 粒，1 月为 1 个疗程。

注：多为 1 个疗程治愈，可继服 1 个疗程巩固。

处方 14：雄黄 3 克，硫黄 3 克，麝香 0.3 克，朱砂 6 克。共研细末（勿口服有毒）。

主治：肺结核。

用法：先用烧酒擦背脊骨，然后用独头大蒜切开，去须、皮，蘸药末，在后尾骨向上骨节擦之，直至药末擦完为止，擦时如发现有肿痛处，就在此处多擦。

二、消 化 系 统

1. 噎膈　呃逆

处方 1：黄杨木 30 克。

主治：呃逆、胃火上逆、虚证、胃阴不足。

用法：水洗净、煎服。

处方 2：高丽参、牛膝各 9 克，白术、云苓各 15 克，陈皮、丁香各 3 克，沉香 6 克。

主治：呃逆。

用法：水煎服。重煎 2 次，空腹服。

注：禁忌恼怒。

处方 3：竹茹、柿蒂各 15 克，生锈铁 1 小块（约 30 克左右）。

主治：热性呃逆、脉数有力，口干舌燥等。

用法：水煎服。

处方 4：花椒 6 克，大枣 7 个，节节草 60 克。

主治：寒性呃逆、脉沉而细、舌滑多水等。

用法：水煎服。

处方 5：胡椒 10 个，桔梗 3 条，芭叶 3 张。

主治：呃逆。

用法：柿蒂为引水煎服。

处方 6：藿香平胃散加五苓散。

主治：吐逆，小便不利。

用法：姜、枣为引水煎服。

处方 7：制半夏 9 克，陈皮 15 克，代赭石 30 克，公丁香 6 克，降香 6 克，川牛膝 30 克，沉香 9 克，甘草 1.5 克。

主治：呃逆。

用法：水煎服。

处方 8：三白公鸡 1 只，桐树枝 1 把，倒拉刺 1 把。

主治：倒食病（食道癌）。

用法：将公鸡毛退净、五脏不要，将上二味装鸡腹内用砂锅煮熟，先喝水后吃肉。不用盐，随意食之，轻者 1 周，重者 2 周即愈。

处方 9：白豆蔻 15 克，硼砂 12 克，广木香 9 克，乌梅（去核）9 克。

主治：噎食。

用法：以上各药共研细末，炼白蜜（红糖无效）为丸，分为 10 副，每日服 1 副，白开水送下。

处方 10：广木香 9 克，白豆蔻（去皮）15 克，白及 9 克，乌梅 9 克，硼砂（炒）9 克，黄丹 6 克，雄黄 3 克。

主治：噎膈、食吞即吐、呃逆、痰涎上壅等，并治慢性胃炎。

用法：共为细面，炼蜜为丸。每日服 2 次，每次服 3~6克，饭前白开水送下或在口内徐徐含化。

注：此方有毒勿多服。

处方 11：长蛇 1 条（选取黑黄华丽色扁头者，三棱头者有毒勿用），白雄鸡 1 只（杂毛者无效），水银 3 克（按蛇长有 3 尺长计算，不满三尺者，水银酌减）。

主治：噎膈反胃。

用法：先将白雄鸡囚入笼内约 2~3 日，候其食谷粮之粪泻尽，再将长蛇切成数小节饲之，每日收取鸡粪，食完蛇后，将粪放砂锅内炒黄研末，另用水银掺茶叶末内研，研至不见水银星为度，混入鸡粪内。每日服 2 次，每次服 3 克，白开水送下，如因气逆不下，可兼服木香顺气丸 3 克。

注：服后无任何反应，连服 1 个月可减轻，2 个月可痊愈，1 料用完，可再照配 1 料（此方有毒慎用）。

处方 12：裒 1 个，麝香 0.3 克，孩儿茶 0.6 克，金丝黄矾 0.9 克，朱砂（春 0.6 克、夏 1.2 克、秋 1.8 克、冬 2.4 克）。

主治：噎膈。

用法：裒乃土糖裒，即蜣螂所之弹丸，粪土之下皆有，用弹中有白虫者如指大与蛴螬一样，将弹丸破一点，盖住火煅为大黄色存性，不要烧太焦了。入前药内，并弹丸共为末，烧酒调，空腹口服，如觉饥，用大小米煮粥渐渐少进，一日二三次，不可多吃，一日徐徐进一碗半足矣。

注：慎不可多服，忌生冷酱炒、厚味葱蒜、酒等物。

处方 13：活蝎虎一个放烧酒内，浸 7 日，将酒炖热，去蝎虎只饮酒即愈（酒量以个人用量定）。

主治：噎食。

用法：饮服。

处方 14：新鲜威灵仙 120 克（捣汁，四五月开花者），生姜 120 克（捣汁），麻油 60 克，白砂糖 120 克（煎服抹去上沫）。

主治：噎膈。

用法：上四味药，同入银器内搅匀，慢火煎，煎成后，时时以箸挑食之，1 料不愈再服 1 料决效。

处方 15：杵头糠、牛转草各 250 克，糯米 500 克。

主治：噎膈不下食及反胃等症。

用法：上药为细末，取黄母牛口中涎沫为丸，慢火煮熟食之，加砂糖 60 克至 90 克入内尤佳。

注：牛倒沫时嘴下放一器具或荷叶接即可。

处方 16：隔年炊饭干不拘多少。

主治：噎膈久不纳谷者。

用法：以急流顺水煎煮糜烂，取浓汁时时与之。待能食后，以调脾进食、生血顺气之药调治而安。

2. 吐血

处方 1：铁树叶 500 克。

主治：吐血。

用法：上药成人每次 1.5 克，小儿减半。先用新鲜菠菜 60 克，布包拧汁，童子便半茶杯，调和药面，临睡前送下，每晚 1 次。

处方 2：天冬 3 克，麦冬 3 克，百合 3 克，桑皮、生地、熟地、五味子、阿胶、陈皮各 3 克，橘红、地骨皮各 15 克，贝母、知母各 18 克，鸡子 6 个。

主治：大口吐血不止，神昏，四肢无力。

用法：以上诸药共入砂锅内，水煎数沸，去渣饮之。渣再煎服，共服两煎后，再把鸡子食完。

注：忌烟酒百天。

处方 3：蒲黄炭、苏木、茜根、柏叶、百草霜各 9 克，鲜荷叶 15 克。

主治：吐血、咯血、衄血。

用法：将上药用水 2 碗煎成 1 碗内服，重症加一些童便。

注：禁忌辛热食物。

处方4：白茅根（洗净）300 克，鲜藕（洗切）300 克，樗根皮（洗切）150 克，生地 150 克，黑豆 200 粒，冰糖 240 克。

主治：吐血、咯血。

用法：5 味药用水 5.5 斤，熬至 2.5 斤去渣；加冰糖再熬，俟糖溶解即成。每日饭前温服 3~5 羹匙。

处方5：人参 6 克，甘草 6 克，茯苓、干姜、侧柏叶、丹皮、半夏各 9 克。

主治：呕血、紫黑成块、土败阳虚、中下湿寒等症。

用法：水煎服，清水 3 杯煎至 1 杯，临睡前温服。

处方6：黑盐、萝卜子、百草霜各 6 克，火麻仁、藕节、人发各 9 克，如无藕节可用阿胶珠代，咯血量大者加黄酒 5 毫升或白酒 2 毫升。

主治：咯血。

用法：上药煅、存性、研极细末，分 5 包，童便冲服。每次 1 包，1 日服完。

处方7：铁树皮 15 克，黄酒半杯。

主治：各种吐血。

用法：水煮冲黄酒服，服后盖被出微汗。

处方8：藕芽 30 克，蜂蜜 30 克，梨 4 个。

主治：血热妄行，咯血，唾血或因劳伤而引起的吐血等症。

用法：将藕芽焙黄研细面，将梨的一端削去 1 片，去核，加入藕芽面 6 克、蜂蜜 7.5 克，分装于 4 个梨内，搅匀，复用原削下的梨片封闭，即将梨放碗内置笼屉中蒸熟（或将碗放锅内，锅中盛水勿使高于碗，慢火煮熟）。将梨搅烂，与蜜拌藕芽面调均匀，用温黄酒少许送下，每日 2 次，每次 1 梨，空腹时服。

处方 9：鹰蛋 2 个，陈丝包头 1 条。

主治：年老人头晕倒地口吐鲜血者。

用法：陈丝包头烧存性入蛋内，用面包烧熟后，再放锅内炖食之（无鹰蛋用绿皮鸭蛋代之）。

3. 腹胀

处方 1：樟树皮 120 克，地龙 10 条。

主治：腹胀如箩，大小便不通。

用法：水煎服。

处方 2：苍术、陈皮、厚朴、藿香、半夏、乌药、枳壳、香附各 3 克，大腹皮 2.4 克，甘草 1.5 克。上药共锉，生姜 3 片，大枣 7 枚。

主治：心腹胀满或不服水土。

用法：水煎服。

处方 3：毛笔管（旧的）7 支，核桃（用仁）4 个，小红枣（炙焦）7 个，藕节 7 块，干醋 500 毫升。

主治：气滞胸膈，闷满疼痛，饮食不下，大便不通等症。

用法：将毛笔管劈开，截成数小段，与核桃仁同放瓦上以细火炙之，用小勺舀醋，时时滴毛笔管核桃仁上。随滴随翻，至醋尽笔管与桃仁炙焦为度。然后取出，用圆木棒轧为细末，过箩。再将小红枣、藕节轧为细末，炙药和轧药时不能用铁铜器。将这两药末共合一处，混合均匀为 1 料，分 4 等份，每隔半小时服 1 次，白开水送下。16 岁以下的患者量减半。

注：病转愈时勿吃坚硬难消化食物，最好吃流食或软食。

处方 4：肉桂 30 克，砂仁 30 克，紫豆蔻 30 克，猪胃一个。

主治：脾胃虚弱、消化不良，或胃寒胀满不舒及久泄等症。

用法：将猪胃洗净，上3味药研为粗末，纳入猪胃中，加水3茶杯，用麻绳把猪胃口结扎，放入锅内加水煮2小时，将猪胃取出顷去药液与药渣食之。

注：服后微觉胃部发热。

处方5：甘遂9克，牙皂9克，大黄15克。

主治：气盛。

用法：上药为细末，用不破的牙猪腰子1个，将猪腰子用刀切开，药面装入猪腰内，用针线缝合猪腰子口，再用麦面包烧熟为度。腰子和药均食完，用开水送下。

注：忌生冷、干食品、房事。

4. 急慢性胃肠炎

处方1：青梅若干。

主治：急慢性胃肠炎。

用法：6月中旬梅季节，采青梅若干斤，洗净去核，捣烂榨汁，用布过滤，贮广口浅盆中（陶瓷）置于炭火上蒸发水份，浓缩至饴糖状。待冷，凝固如胶，瓶中备用。放置多年不坏，且越久越好。取酸梅膏溶化于开水饮服。小儿可加些白糖送服。成人每次可用纯膏3克。小儿视年龄酌减，1日3次，饭前服。若急性重病，须加重用量才可奏效。

处方2：章丹、朱砂、枯矾等份，鸦胆子减半。

主治：急慢性胃肠炎。

用法：共为细末，用生枣肉为丸，黄豆粒大，朱砂为衣，用针穿起，在植物油灯上烧成焦炭，研为细面，用米汤送服。如呕吐饭后服用，如泄泻饭前服。1～5岁0.75克，6～10岁1.5克，11～15岁3克，16岁以上4.5克。

处方3：挥朱砂1.8克，雄黄2.1克，牙硝12克，正麝香、荜拨各0.6克，煅硼砂、明矾、梅片各3克，正金箔二十张。

主治：急性胃肠炎。

用法：先将各药研为极细末，后合均匀，收瓶密封待用，成人每次 0.6 克，小儿酌减，先将药粉放在病人舌根上，后用阴阳水（沸水与冷水各半）送服。

处方 4：青皮、陈皮、腹皮、木香、藿香、羌活、泽泻、独活、胆星、薄荷、蚕砂、槟榔、白芷、甘草各 9 克，枳壳、木通、厚朴、半夏各 15 克，柴胡、麦芽、猪苓各 2 克，扁豆、条芩、神曲各 18 克，葛根 24 克，滑石、赤白苓各 30 克。

主治：急性胃肠炎。

用法：上药共研细末，重者每次服 6 克，每日 2 次，轻者 3 克，每日 3 次。

注：孕妇忌服。

处方 5：藿香、砂仁、草果仁、橘皮、五味子各等份，鲜鲤鱼 1 条（约 1 斤）。

主治：厌食。

用法：将上药研为细末，过筛备用。鲜鲤鱼放油锅内煎炸数分钟，加入碎生姜 5 克，并放入五香粉 3 克，翻动加入米醋一小杯，放入菜盘中令病人嗅之，使病人流涎液，然后令病人做菜食之。

处方 6：白术 90 克，枳壳（麸炒黄色）、苍术米（米泔浸二宿、焙）、猪苓（去黑皮）、麦蘖面（炒黄色）、神曲（微炒黄）、半夏（汤泡透）各 30 克，泽泻（去毛）、赤茯苓（去皮）、川芎、黄连（陈壁土炒、去土）、白螺蛳壳（煅）各 21 克，缩砂仁、草豆蔻、黄芩（陈壁土同炒）瓜蒌子、厚朴（姜汁制炒）槟榔各 9 克，木香、甘草各 6 克，吞酸加吴茱萸汤泡、寒水石 15 克，月石 7.5 克。久病夹虚加人参、白扁豆、石莲肉各 15 克，时常口吐清水，加炒滑石 30 克，煅牡蛎 15 克。

主治：食积、痰积、酒积、茶积、肉积，在胃脘当心而痛及痞满恶心，嘈杂嗳气，吞酸呕吐，腹痛等症。

用法：上药为细末，用青荷叶泡汤浸晚粳米，研粉作糊为丸，如梧桐子大。每服 70 丸，多至 100 丸。清米饮送下。

处方 7：原食物 30 克。

主治：伤食，恶寒发热久不愈。

用法：原食物烧存性，研细末。生韭菜连根握约一把、杵汁调服。过 1~2 小时，服枳实导滞丸百余粒。

处方 8：人参、白术、白茯苓、干山药、白扁豆（去壳、姜汁浸、炒）各 45 克，甘草（炙）、桔梗（去芦）、薏苡仁、莲肉各 30 克。

主治：脾胃虚弱，饮食不进，或呕吐泻痢。

用法：共为细末。每服 6 克，枣汤调服。噤口痢用粳米汤，休息痢用砂糖汤调服。

加减：噤口痢加石莲肉、石菖蒲各 30 克，有气加木香 15 克。

处方 9：当归（全用酒洗）90 克，南芎 30 克，白芍（煨）60 克，生地黄（酒洗）120 克，人参（去芦）30 克，白术（去芦）90 克，白茯苓（去皮）60 克，粉草（炙）45 克，五加皮（酒洗晒干）240 克，小肥红枣（去核）120 克，核桃肉 120 克。

主治：和气血，养脏腑，调脾胃，解宿食，强精神，悦颜色，祛劳倦，补诸虚，久服百病消除。

用法：上药切片、共装入绢袋内，用好糯米酒 20 公斤，煮二炷香，埋净土中五日夜，取出过 3~7 日，每晨午餐各喝 1~2 杯。

处方 10：苍术、人参、半夏、茯苓、大枣各 4 克，陈皮 2 克，甘草 1 克，生姜 0.5 克。

主治：慢性胃炎。

用法：上药共研末，开水冲服。每次服 5 克，日服 2 次，连服两周显效。

处方 11：荷叶 250 克，灶心土适量。

主治：呕吐。

用法：将荷叶烧炭存性，研面备用。每次服 1.5~6 克，灶心土煎水送下。

注：本方主治胃中有热呕吐，症有口渴舌干、脉数等。

处方 12：朱砂 1.5 克，冰片 0.6 克，薄荷冰 0.3 克，甘草 3 克。

主治：呕吐。

用法：上药共为细面，开水徐徐冲服。

注：本方对于晕车、晕船、中暑之呕吐均有效。凡久病后期呕吐者忌用。

5. 胃脘疼痛

处方 1：牵牛子 120 克，黑白合用，硫黄 60 克。

主治：胃脘疼痛。

用法：牵牛子半生半炒，用大红萝卜 1 个，挖空放入硫黄，然后用挖掉的萝卜片封闭，用麻线缠好，放砂锅内加水煮 2 小时，取出，将硫黄倾出弃去萝卜，晒干，与牵牛子共研细末，和水为丸或用糯米糊为丸。每日早晚各服 1 次，每次 6~9 克，淡盐汤送下。

注：孕妇忌用。

处方 2：五灵脂 15 克，延胡索 9 克，香附 9 克，佛手 9 克，甘松 6 克。

主治：胃痛。

用法：水煎服。

注：患者若吐苦水，加焦山栀 6 克，吐酸水加红蔻 6 克，右胁痛加柴胡、茵陈各 9 克，便秘加白蜜 120 克，吐蛔虫加使君子 15 克。

处方 3：川芎、木香、三棱、莪术、乳香、没药、葶苈子、巴豆霜、皂角各 1.5 克。

主治：胃痛。

用法：诸药共研细末，以枣泥为丸，如绿豆大。成人每服

3~4 丸。白开水送下。

处方 4：高良姜 15 克，制香附 15 克。

主治：胃气痛。

用法：共研细末，每服 6 克，用开水送下。

注：忌食酸东西。

处方 5：陈石灰、大枣、生姜、红糖各 60 克。

主治：胃痛。

用法：共捣如泥，做丸如枣大。每服 3 丸，早晚各服 1 次。

处方 6：苍术 120 克，陈石灰 250 克，花椒 30 克，八角茴香 30 克。

主治：胃痛。

用法：共为细面，姜汁水泛为丸，每服 6 克，每日服 3 次。

处方 7：皂角子 30 克，黄蜡 24 克。

主治：胃痛。

用法：将皂角子研面，再将黄蜡化开，同药面拌匀，做成药丸，丸如杏仁大，每服 2 丸，每日服 3 次。

处方 8：鸡蛋 3 个，黄蜡 9 克，香油 9 克。

主治：胃痛。

用法：将香油、黄蜡放一起化开，等香油黄蜡热后，将鸡蛋打烂，搅匀后倒锅内炒熟分 3 次服，1 日服完。

处方 9：硫黄 9 克，鸡蛋三个。

主治：胃痛。

用法：硫黄为面，将鸡蛋打一小口，硫黄分装进去，用白面包住，放灰火内烧熟，每次吃一个，日服 3 次。

处方 10：三棱、莪术、姜黄、蒲黄、乳香、没药、青皮、小茴、甘松各 6 克，血竭、灵脂、鸡内金、吴萸、香附、神曲各 9 克，安息香、檀香、沉香、丁香、草果、肉蔻各 3.5 克，川朴 9 克，海螵蛸 12 克。

主治：胃脘胀痛，牵引腰背，嗳气吞酸，饭后痛多，甚则呕吐。

用法：共为细末，每日服 3 次，每次服 4.5 克，每隔 4 小时服 1 次，温开水送下。

注：孕妇忌用。

处方 11：大黄（酒炒）、干姜、香附（酒炒）各等份为细末贮用。

主治：饱食后因用力引起腹痛作胀。

用法：每次服 3~6 克，用白开水送服，若呕吐则用姜开水送服。

处方 12：香附 9 克，灵脂 9 克，良姜 6 克。

加减：病重体实，加熟大黄 9 克。

主治：胃痛。

用法：水煎服。

注：服后肠鸣，大便泻下后，疼痛消失，肠鸣亦减。孕妇忌服。

处方 13：黄牛粪 9 克，白胡椒 1.5 克。

主治：胃痛。

用法：黄牛粪焙干研细末后，再加白胡椒研极细末。每次 3 克，白开水冲服。

处方 14：码硇（用醋煅 7 次）。

主治：胃痛。

用法：每次 1.5 克，黄酒冲服。

处方 15：生姜 120 克，白胡椒 15 克，大茴香 10 克，猪胃 1 个。

主治：寒湿胃痛、泛酸呕吐、胸满。

用法：先将猪胃洗净，再将 3 味药装入猪胃内煮熟去渣，吃肉喝汤，分 3~4 次食完。

处方 16：雄狗全心、肺各 1 挂，胡椒 120 克，独头蒜 100 粒。

主治：胃气痛。

用法：共合一处煮熟食之。

处方17：广木香1.5克，乳香1.5克，丁香0.9克，葶苈子1.5克，牙皂3个，黑矾1.5克，巴豆（去油）1.5克。

主治：胃气痛。

用法：早晚各服1次，每次2丸，开水送下。轻者1料即可愈，重者2料即愈。

处方18：黄连、吴茱萸各30克。

主治：吞酸。

用法：黄连切细同吴茱萸以井花水浸7日，去黄连，将吴茱萸焙干。每日清晨以米汤下49粒。

处方19：炒白术20克，乌贼骨12克，白豆蔻10克，佛手9克，川楝子10克，藿梗10克，苏梗10克，砂仁10克，白芍15克，元胡10克，黄连6克，吴茱萸6克，太子参30克，云苓15克。

主治：胃脘胀满，泛酸疼痛。

用法：水煎服。每日1剂，5剂为1个疗程。

6. 消化性溃疡

处方：重楼（又称七叶一枝花）20克，新鲜猪肚一只。

主治：消化性溃疡。

用法：将重楼切碎，用冷水先浸透，塞入洗净猪肚内，然后将猪肚两端扎紧。放火煲内加2500毫升的清水，并加适量食盐，文火慢煲至约1500毫升时，将猪肚捞起，倒出药渣。把猪肚切成片状，再放入煲内，待沸后便可服用。上药为1剂，分数次食用，每隔4天1剂，一般服3剂，严重的可服4~5剂。

7. 胃及十二指肠溃疡

处方1：白及30克，香附30克，猪肚1具。

主治：胃及十二指肠溃疡。

用法：用文火炖一晌，吃肉喝汤。

处方 2：瓦楞子（煅）120 克，元胡 30 克，甘草 15 克。

主治：胃及十二指肠溃疡。

用法：上药为面，或做成丸，每次服 3~9 克。

处方 3：木香、鸡内金、高良姜、肉桂 9 克，佛手 2.1 克，苏打粉 60 克。

主治：胃及十二指肠溃疡。

用法：共为细面，每次服 9 克，日服 3 次，开水送下。

处方 4：乌贼骨 120 克，枯矾 165 克，元胡 45 克，蜂蜜 360 克。

主治：胃及十二指肠溃疡。

用法：前 3 味研面，炼蜜为丸，6 克重。每次 1 丸，日服 3 次。

处方 5：紫皮大蒜 2 瓣，轻粉 0.6 克，井旁泥适量。

主治：胃溃疡，胃脘痛等。

用法：大蒜和泥共捣成糊状，放入消毒干净的墨水瓶盖中，不宜放得太满，稍留空隙，上边再放入一层轻粉，随贴敷在合谷穴上。24 小时后取下。

注：轻粉有毒勿入口。取下瓶盖后局部会起水泡，不要捅破，可用消毒注射器将泡内水液抽出，涂上紫药水包扎即可。

8. 食道炎

处方 1：菖蒲、莪术、枳壳、藿香、木瓜、苏梗各 6 克，桔梗 9 克，木香 1.5 克，甘草 3 克，厚朴 4.5 克，砂仁 1.5 克。

主治：食道炎。

用法：水煎服。

处方 2：党参、白术、茯苓、狼毒各 9 克，炙甘草 6 克。

主治：食道炎。

用法：水煎，陆续服。

注：方中狼毒据记载有毒。临床使用多次（6~9 克）没有发生中毒反应，为防中毒，将药煎成一碗。可分作 5 次服用，2 小时 1 次。若没有头晕、恶心现象，可续服。若有反应即停止服药。

9. 消化道中小量出血

处方1：白及、侧柏叶各 10 克，大黄 6 克，田七 5 克。

主治：消化道中小量出血。

用法：共为细末，每次服 3 克，日服 4 次。

注：需食流质或半流质饮食，注意卧床休息，动作不可激烈。

处方2：白及 125 克，黄母鸡 1 只。

主治：胃出血、各种咯血。

用法：母鸡杀后洗净，去尽毛肠杂将白及放入鸡腔内煮烂熟，吃肉喝汤，少加盐，7 天吃 1 只，一般 2 只即愈。

10. 肝炎 黄疸

处方1：当归 12 克，白芍 30 克，柴胡 9 克，川楝子 15 克，连翘 24 克，牡丹皮 9 克，栀子 6 克，甘草 6 克。

主治：无黄疸型肝炎、腹痛胁痛。

用法：水煎服。

处方2：郁金、厚朴、白芍各 60 克，冰片、薄荷水各 9 克，肉桂 45 克，甘草 300 克。

主治：无黄疸型肝炎，对肝硬化亦有效。

用法：共为细面，水泛为丸，如绿豆大，每日服 3 次，每次服 3~4.5 克，开水冲服。

处方3：凤尾草（连根）1.5 公斤。

主治：小儿无黄疸型肝炎，阴虚内热者效。

用法：先将凤尾草洗净，捣烂，加水 1000 毫升，浸泡 5

小时，用布包好拧取汁，煮沸，加白糖 120 克即成。成人每次服 30 克，1 日服 3 次。

处方 4：甜瓜蒂 7 个，丁香 21 个，黍子面 1.5 克（玉米面）。

主治：黄疸肝炎。

用法：共为细末，临睡时吹入鼻孔内 0.3～0.6 克（注意勿吹入太深），当晚自鼻中流出黄水，每天 1 次，3 次为 1 个疗程。

处方 5：茵陈 18 克，赤茯苓 6 克，龙胆草 6 克，栀子 3 克，木通 3 克，甘草 3 克。

主治：小儿阳黄，肝胆郁热。

用法：水煎。3 岁分 3 次服。

处方 6：小亚腰葫芦 6 个，黑矾（炒干）12 克，鸡内金 18 克。

主治：小儿黄疸肝炎、肝脾肿大、贫血。

用法：共研细面，每次服 1.3 克，1 日服 3 次，开水冲服。

处方 7：黑矾 30 克，黑鱼（火头鱼）1 条（约 500 克左右）。

主治：小儿黄疸肝炎、贫血、黄肿等。

用法：将鱼剖开去内脏，加入黑矾，烧熟吃鱼。分 3～5 次服完（5～8 岁小儿量）。

处方 8：取鲜溪螺，拾得后把它放在清流水中，经过 3 日即能用。

主治：黄疸肝炎。

用法：溪螺 120 克，洗净轻杵，放锅内加水 300 毫升，煮沸 20 分钟，加白冰糖 120 克，溶化后用纱布滤过。上药分 2 次服，每日上下午各服 1 次，连服 5～7 日，黄疸即能褪去。5～7 日后，溪螺减为 60 克，（冰糖量不拘），再继续 7 日，即可褪尽。如患者有发热、便秘，用萝卜根煎汤煮溪螺服下，脾胃虚弱、便溏、腹胀，用白扁豆，小便不利、浮肿，用赤小豆，妇女因血热而起，用毛惊菜（即生毛草），无发热，但发黄、体弱，食欲不振者，改用红糖煮螺服。

处方9：白术、苍术、木贼、菊花、甘草、茵陈、陈皮各30克，山羊肝1具（去胆）。

主治：黄疸。

用法：将药用石碾轧成末，用山羊肝加醋揉成块，用白布包着，在砂锅内加水慢火煮5小时，勤翻动，取出晒干，石碾轧成极细末备用，成人量，1日3次，1次6克，3~10岁，1日3次，每次0.5克，10~16岁，1日3次，每次3克，成人用黄酒少量烧开加蜜水少许送服，小孩用白糖水送服。

处方10：高丽参3克，云苓30克，山药30克，朱砂1.5克，皂角（微炒）30克，红花（研末）15克，馒头（去皮）250克。

主治：黄疸，心血不足，黄胖面肿，两腿发肿，肚内发胀，泄泻无度，妇女白带，脾虚发胀，指甲发白塌陷，经血不调而少者均有特效。

用法：以上除红花为细末，水打为丸，如梧桐子大。女用红花末为衣，男用山药末15克为衣。每日2~3次，每次服8~9丸（3~6克）。白开水送下。

注：禁猪肉、榆树皮面、荞麦面、绿豆、生冷及一切不易消化食物。服后少有呕吐，大便黑色。20天后，两腿觉有气力，心悸气短渐轻，一切症状好转。

处方11：川朴、山楂、神曲、广皮各9克，枳壳、猪苓、泽泻、云苓、甘草各6克，苍术3克，茵陈15克，桔梗4.5克，黄芩12克。竹叶、灯芯为引。

主治：黄疸。

加减：病重者本方中加川朴、山楂、神曲各6克，苍术15克，茵陈24克，广皮12克，云苓3克，竹叶9克，腿肿者加银花18克，连翘15克，大腹皮30克；心内热者加黄芩9

克；呕吐加藿香 18 克，竹茹 9 克；胃口痛者加砂仁 9 克，痛重者加草蔻 15 克；云黄芩；口干者加麦冬 9 克，渴甚者加花粉 15 克；大便泻不止者加肉蔻 12 克，乌梅 9 克；咳嗽者加川贝 12 克；喘者加白果片 21 克，桑皮 15 克；发冷者加柴胡 9 克。忌一切腥荤豆类。不能坐车，不能按摩，不用针灸。忌用一切清下药，如枳实、川军等。腹泻不用白术。

处方 12：苦丁香、赤豆、冰糖等份，麝香少许。

主治：黄疸。

用法：将以上药分研为极细末，合一处加麝香即成，吹鼻内，即流黄水，水尽即愈（不过 3~5 次）。

处方 13：黄牛屎 60 克，荆芥 30 克。

主治：面目全身俱黄，发热胁痛，口苦而渴，心烦，食欲不振。

用法：上两味药分别炒成炭，加清水 3 碗煎至 2 碗，1 日 3 次，每隔 3 小时服 1 次。

注：一般服药 1~2 天，眼黄渐退，胁痛渐除。发热于第二天消失，连服 4 天，食欲增进而愈。

处方 14：冬瓜 1 个，饴糖 500 克。

主治：传染性肝炎。

用法：在冬瓜蒂处开口，挖去瓜瓤，然后倒入饴糖后仍将瓜蒂盖上，用毛竹丝杆插，放入蔗糖中，火煨 1 昼夜，候冷取出，凉备用，饮冬瓜内汤水。

处方 15：满天星适量，白公鸡 1 只。

主治：慢性肝炎。

用法：杀刚开叫的白公鸡，留鲜血（不放盐），去毛、头、足、翅及肝脏以外的内脏，洗净。再将满天星全草洗净，捆成小把，填满鸡腹、封好，蒸熟。先食新鲜鸡血，再吃鸡肉。

处方 16：苍术（米泔浸）、白术各 75 克，甘草（炙）15 克，厚朴（姜汁拌炒）30 克，陈皮（去白）45 克，针砂（醋炒红色）、香附（童便浸）各180克，神曲（炒黄色）、麦蘖面各30克。有块加三棱（醋煮）、莪术（醋煮）各45克。

主治：黄肿。

用法：上药为细末，面糊为丸。每次6克，日服2次。

处方17：黑矾500克，芝麻油120克，猪苓15克，泽泻15克，云苓15克，茵陈15克，大枣250克。

主治：各型黄疸、各种贫血。

用法：把黑矾和芝麻油放在铁锅中烧，待火焰尽时用米醋120克，喷之凉后取出再加猪苓、泽泻、云苓、茵陈碾细末过箩。另用大枣去皮核与药一处捣成泥丸如绿豆大小。每日服2次，每次服20~30丸，饭前服之，服后即吃饭，以免有副作用。

处方18：党参10克，炙黄芪、五爪橘、云苓、赤苓各1.5克，熟地45克，茯苓皮30克，茵陈45克，炒苍术12克，甘草15克。以上几味药为细末。红枣60克，皂矾120克，牙猪瘦肉120克。

主治：黄疸病。

用法：红枣去核煮熟，牙猪肉切碎，麦面包蒸熟去面，皂矾用纸包，再用黄泥包紧，放明火内，存性以无腥气为度。将上三味共捣为细末，加上几味药面，再加红糖250克温化共为丸如黄豆大。每次服9克，红糖送下，日服2次。

注：轻者1料，重者2料痊愈。

处方19：针砂（醋炒煅4次）30克，川朴（姜汁炒）60克，苍术（土炒）60克，山楂（去核）90克，大白30克，云苓90克，陈皮60克，枳壳30克。

主治：黄疸及水肿。

用法：如法炮制共研细末，醋为丸，如梧桐子大。每服10~20丸，日服2次。

注：忌食生冷食物。

处方20：绿矾60克，红糖60克，大枣（去核）120克，红肉 90 克。

主治：湿寒黄病。

用法：先将红肉与红枣捣如泥，再把绿矾研细与红糖同入上药捣匀，制丸如豆大。每次 30~40 丸，日服 3 次，服 1~2 天后，发现腹痛下痢为胶冻状的粪便，待下 1~3 次后，即停服药，等 3~5 天再继续服。

注：病愈后须忌食驴、马、母猪肉等食物。

11. 肝硬化腹水

处方 1：癞蛤蟆 5 个，大蒜 49 瓣，猪肚 1 个。

主治：肝硬化腹水。

用法：把癞蛤蟆去头及肠杂，同大蒜一起放入一个猪肚内炖。炖熟后分多次服。

处方 2：四月花（紫薇）根 500 克，七叶黄荆（牡荆）根 18 克，车前草 3 株，山楂树根 60 克，野南瓜根 120 克，栀子根 30 克，路边荆 30 克，水灯草 9 克。

主治：肝硬化腹水。

用法：第一剂煎后放甜酒少量，第二剂煮豆腐 2 小块，第三剂煮加瘦猪肉，一般以水 10 碗煎成 1 碗。头煎当天晚上饭后服，二煎次日晨空腹服。

注：腹水消后，再以本方加艾三根煎水蒸黄鸡服，忌食鱼、虾、笋。

处方 3：山甲、三棱、莪术、土鳖各 9 克，鳖甲、当归、北芪、白术、法夏各 30 克，田七 3 克（研末冲服），郁金 15 克，党参 18 克，云苓 24 克，炙草、干姜各 6 克，桃仁 12 克。

主治：晚期肝硬化。

用法：以水 5 碗，先煎鳖甲、山甲成 2 碗，纳诸药煎成 1.5 碗，分 2 次冲服田七末。每日服 1 剂，至症状消失为止。如患者发热，则去参、芪、术、草，加秦艽 18 克，青蒿、黄芩各 9 克，地骨皮 18 克。

处方 4：谷糠（即碾小米的谷皮）、红糖各 500 克。

主治：肝脾肿大，腹水病。

用法：将谷糠在铁锅内炒黄，加红糖揉匀即成。每次 12 克，日服 2~3 次，开水送服。

处方 5：巴豆（去油皮）2 个，小枣 2 个，黑胡椒 7 个，绿豆 7 个。

主治：腹水。

用法：巴豆去皮，绿豆用砂锅炒成黄色为末，小枣去核，将上药分为 2 个枣内，打烂为丸（为 1 剂）。1 次服完，2 副即愈。

注：身体虚弱者 2~3 天吃 1 次。

处方 6：苍术、白术各 10 克，青皮、陈皮各 9 克，厚朴、枳实各 9 克，香附、木香、灯芯各 6 克，砂仁 10 克，茯苓、腹皮、猪苓、泽泻各 15 克，生姜 3 片。

主治：肝硬化腹水。

用法：水煎服。

处方 7：枳壳 120 克，香附 60 克，槟榔 30 克，玄胡索（微炒）30 克，三棱 60 克，莪术 60 克。

主治：肝硬化腹水。

用法：将枳壳分为 4 份，一份用苍术 30 克，加水同煮后炒至黄色去苍术，一份用莱菔子 30 克，加水同煮干后炒至黄色去莱菔子，一份用干漆 30 克，加水同煮干后炒至黄色去干漆，一份用小茴香 30 克，加水同煮干后炒至黄色去小茴香。三棱、莪术两味，以童便浸一宿，次日用原巴豆 30 粒去壳，加水同煮干后炒至黄色去巴豆。制好后，上 6 味药研细末，再同枳壳煮，炒之苍术，莱菔子，小茴香，干漆煮浓汁，加好醋一碗，入面为糊纳药粉捣丸如桐子大。早晚各服 50 丸，渐加至 70 丸，用清米汤送下。上药量服完，腹水消失，继服人参养营汤 7 剂以巩固疗效。

处方 8：三棱、莪术（各用醋炒）、陈皮（去白）、青皮、砂仁、羌活、防己、泽泻、连翘、槟榔各 9 克，甘遂 6.5 克，椒目、木香、干漆（炒烟尽）各 3 克，白丑、黑丑各 60 克（炒研末 27 克），大黄 24 克，双头连 9 克。

主治：肿胀或通身水肿或腹大坚满。

用法：上药为细末，面糊为丸，如梧桐子大。每服 9 克，空心温酒送下，以利为度，病退即止药。

注：服药期间，忌甘草、菘菜、盐、酱。

处方 9：羯鸡屎 500 克。

主治：鼓胀、气胀、水胀等症。

用法：上一味药炒焦黄，地上出火毒，再研极细，百沸汤 1500 克淋水。水煎服，每服一盏，调木香、槟榔末各 3 克，日服 3 次，空腹服以平为期。

处方 10：阿魏 30 克，硼砂 30 克，好白酒 360 毫升，猪膀胱 1 个。

主治：单腹胀。

用法：将两味药共研末，纳入猪膀胱内，再贮入白酒，将膀胱扎紧。将装好药之猪膀胱，缚于患者脐部，令其仰卧，猪膀胱内之药酒，即完全被吸收，腹胀自好。

处方 11：青皮 9 克，陈皮、枳壳、木香、川朴、槟榔片、大腹皮各 9 克，茯苓 30 克，大戟、甘遂（面裹煨好）。

主治：单腹胀。

用法：水煎服，方内大戟、甘遂分四等剂量，按情况可分用 1.5 克、3 克、3.5 克、6 克，最好先用小量为佳。

处方 12：气蛤蟆 3 个，蝼蛄一个。

主治：单腹胀。

用法：将上二味放在瓦上焙黄研面，每次用黄酒冲服 9 克，每日服 2 次。

注：气蛤蟆个子不大，其特点是：在背上敲打，立即肚腹胀大，故叫气蛤蟆。每在夏秋连阴雨天出现，大都在村中或院内低凹处。

饮酒者，亦可酌减，黄酒适量用之。服后微发汗，不忌口，须长期服用，自能根治不犯。

处方13：鲤鱼（约500克）1条，红皮蒜9瓣，砂仁（研末）9粒，莱菔子（研末）9克，皂矾（研末）2.7克，小枣（去核）3枚，花椒（研末）2.7克，黄酒250毫升。

主治：水肿鼓胀。

用法：先将皂角装入小枣内，置火上炙成炭，研为末。再将鲤鱼去鳞剖腹去内脏，不要用水洗涤鱼腹腔，然后将各药装入鱼的腹腔内，用芝麻油炸，再用黄酒炖熟。鱼肉及鱼汤顿食。

处方14：青蛙1只，砂仁20克，鸡矢醴3克，二丑10克。

主治：鼓胀。

用法：将青蛙腹部除去内脏，放入三味药，用纸包裹扎紧，外涂一层稀泥糊，用文火焙焦黄（但不要烧成炭），研面水泛为丸。每服2克，日服3次。

处方15：小气蛙1个，巴豆7个。

主治：气鼓。

用法：巴米装入蛙腹内用火烤干为面。上药为1次量，黄酒冲服。

注：重者吃3个，轻者吃2个即愈。

处方16：核桃仁、大枣（去核）、黑豆、白矾、谷芽、车前子各500克，杏仁180克。

主治：肝硬化腹水。

用法：将上药烘干研末，装瓶备用。每日2次，每次6克。开水送服，服至腹水消失。

注：禁食辛、辣、酒、老母猪肉、盐。

处方17：鸡骨草2000克，干漆（炒至烟尽）200克，三七粉200克，丹参、谷芽、鸡屎白各1000克，三棱、莪术、山药粉各500克。

主治：肝硬化腹水，肝硬化，肝脾肿大等。

用法：干漆炒至无烟，鸡屎白放瓦上烘干焙黄，加水 1000 毫升。煎半小时，第二次煎 1 小时，第三四次煎 50 分钟后去净渣。同鸡屎白液合一处共煎，浓缩成膏状，随后下入冰糖 500 克，蜜糖适量，最后加入山药粉制成丸。每丸 10 克，日服 3 次，每次服 1～2 丸。小儿酌减。如肝区疼用元胡、川楝为引；纳少腹胀用焦三仙、枳壳为引；麝香草酚絮状试验阳性，用虎杖、银花为引；舌红口干，正虚邪恋用西洋参为引。

12. 菌痢（红痢）

处方 1：鲜马齿苋 90 克，当归 9 克，白芍 9 克，榔片 9 克，木香 4.5 克，乌梅 9 克，黄芩 12 克，黄柏 9 克，地榆炭 9 克，厚朴 9 克，茯苓 9 克，陈皮 9 克，白头翁 12 克，甘草 6 克。

主治：菌痢。

用法：水煎服。

处方 2：山楂（半生半熟）60 克，茶叶 15 克，生姜 1.5 克，红糖 15 克，白糖 15 克，前三味煎好，冲红白糖服。

主治：菌痢。

用法：水煎 3 次服，日服 2 次。

注：忌食瓜果、鱼腥、油腻、黏硬等物。

处方 3：酒当归 30 克，酒白芍 30 克，广木香 9 克，莱菔子 9 克，槟榔 12 克。

主治：菌痢。

用法：水煎服。少者 2 剂，多者四五剂即愈。

处方 4：当归、白芍各 30 克，滑石、枳壳、大白、乌梅、车前子各 12 克，甘草、木香各 6 克，山楂 20 克，黄连 10 克，莱菔子 10 克，白头翁、椿根白皮各 20 克。

主治：菌痢。

用法：水煎服，1 日服 1 剂、1 剂煎服 3 次，一般服 2 剂即愈。

注：上为成人量，小儿酌减。细菌性痢疾症见：发热恶寒，下坠腹痛，有脓血便，日便几次或数十次。

处方5：白头翁、白芍、地榆各15克，秦皮、黄连、黄芩各9克，木香4.5克。便血多者加地榆，发烧者加金银花24克。

主治：痢疾初期，发热恶寒，下痢赤白，腹疼下坠。

处方6：红薯干（经年灶上烟熏的）。

主治：慢性痢疾。

用法：不论多少，水煎服。

处方7：肉桂0.9克。

主治：菌痢。

用法：刮粗皮研末，取0.45克，用开水送下，1小时后再服0.45克。稍停片刻，取生川军15克，挫粗末，分作3次服，每隔2~4小时服1次。服后片刻即觉腹鸣，旋即泻下较多恶秽稀粪，或杂有少量黏液脓便。

注：忌生冷食，休息一两天即愈。

处方8：鲜松柏树（又叫马尾松树），去上层粗皮，取第二层白皮30~60克，切碎。

主治：菌痢。

用法：上药加水2碗，煎至半碗，加红糖少许。每天早晚空腹各服1次。连服2~4剂即愈。

处方9：木香、生熟地、大黄、鸡冠花子各30克，制川乌、羌活、甘草、苍术各60克，杏仁90克，东壁土120克。

主治：菌痢。

用法：先将鸡冠花之子晒干煎水，再将苍术浸入10小时左右，取出后与东壁土、川乌放在一起炒，待两药均已干燥后去土取药，研末，同时将广木香、大黄、羌活、杏仁、甘草共研末，两者混合调配即成。未满1岁，每次0.2克，1~5岁，每次0.3~0.4克；成人每次1克，病情严重者，每次1.5克，每日 4 次。

注：服本方平均 1~2 天症状减轻，3~5 天痊愈。

处方 10：陈皮、白术、白芍药各 3 克，草果仁 2.7 克，甘草 0.9 克，陈仓米 6 克，砂糖 9 克，粟壳（醋炙）4.5 克，乌梅 1 个。

主治：痢疾。

用法：上药细切，作一服，加生姜 3 片、大枣 1 枚、水二盏，煎至一盏，去渣温服。

处方 11：川黄连、黄芩、白芍、山楂肉各 3.6 克，枳壳、厚朴、槟榔、青皮各 2.4 克，当归、地榆、甘草各 1.5 克，红花 0.9 克，桃仁 3 克，木香 0.9 克。

主治：痢疾。

用法：水煎服，1 日 2 次。

处方 12：川黄连、黄芩、白芍各酒炒 1.8 克，山楂肉 3 克，橘红、青皮、槟榔、地榆各 1.2 克，甘草 0.9 克，当归、桃仁各 1.5 克，红花 0.9 克，木香 0.6 克。

主治：痢疾。

用法：水煎服，1 日 2 次。

处方 13：枯白矾、黄丹、硫黄各等份。

主治：痢疾久治不愈。

用法：共为细面，作水丸如桐子大，用针将药丸扎 1 个小孔，晒干。服时用针扎在丸药孔内，在香油灯上烧焦，每服五丸。每日服 3 次，数次即愈。

处方 14：白萝卜汁、蜜各一盅。（或阴干陈久萝卜缨。）

主治：久痢。

用法：白萝卜取汁一盅与蜜一盅共煎滚调匀，温服立止。

13. 阿米巴痢疾

处方 1：鸦胆子 30 克，赤石脂、乌梅各 60 克，食盐 10 克，陈米饭适量。

主治：阿米巴痢疾。

用法：将鸦胆子去油（打碎去壳，用吸水纸反复将油质吸干），乌梅去核打烂备用。赤石脂研成细末，陈米饭共捣如泥状，制成绿豆大小丸粒。成人每次 15~20 丸，日服 2 次，饭后温开水送服，小儿 5~10 丸。

处方 2：鸦胆子 30 个，元肉 15 个。

主治：白痢（阿米巴痢疾）。

用法：鸦胆子去壳，包在元肉内吞服，早晚各服 1 次。

处方 3：蜜炙椿根白皮 30 克，大枣 10 个，核桃 5 个（烧后取出仁砸碎），白头翁 15 克。

主治：阿米巴痢疾。

用法：水煎服。每日一剂，可服 3~5 剂。

14. 红白痢

处方 1：萝卜汁 1 酒杯，生姜汁半匙，蜂蜜 30 克，陈茶 3 克。

主治：红白痢。

用法：开水冲服。

处方 2：黑山楂 60 克，黑地榆 18 克，椿根白皮 21 克，白糖少许。

主治：赤白痢疾（细菌性痢疾）。

用法：水煎服。

处方 3：焦山楂 30 克，白头翁 30 克，香橼 15 克。

主治：红白痢疾，小腹疼，下坠。

用法：水煎服。

处方 4：山楂 60 克，红白糖各 30 克。

主治：红白痢。

用法：水煎 4 次分服，1 日服完，小儿酌减。

注：服后肠间雷鸣，腹痛消失。

处方 5：肉蔻、赤石脂、厚朴各 9 克，广木香片 3 克，砂仁 4.5 克，干姜 6 克。

主治：红白痢疾。

用法：水煎服，日服 1 剂。

处方 6：生半夏 24 克，川贝母 12 克，硼砂 12 克，蟾酥 5 克，牛黄 0.15 克，木香 0.2 克，冰片 1 克。

主治：白痢。

用法：先研蟾酥，依次研贝母、半夏、硼砂、木香、牛黄最后入冰片即成。每服 3 克，日服 3 次。

15. 噤口痢

处方：红根菜 20～25 克，猪精肉或黄牛肉 120～125 克，烧酒 60 毫升。

主治：噤口痢。

用法：红根菜去叶用根和肉剁烂后，锅炒，一面用酒细细淬入，再放少许清水煮片刻，连肉及药食尽。

注：与红根菜同样的有两种，根不红的不用。

16. 泄泻（腹泻）

处方 1：田螺 2 粒，羊屎 14 粒，槟榔 9 克，鲜车前草 5 株。

主治：湿热型泄泻。

用法：将上药共捣烂如泥，以纱布包裹后熏热，外敷脐部约半小时以上，待小便通利后揭去。

处方 2：新鲜枫树嫩枝头 7 个，黄瓜嫩枝头 5 个（每个约 3 寸），鲜车前草 5 克，白糖适量。

主治：热泻。症见高烧、肠鸣、腹痛、呕吐、泻下如水样大便等。

用法：上药先洗净，揉烂，放在碗里，然后倒入 200 毫升开水加盖，待 20 分钟后去渣加入白糖搅匀内服，1 日服 2 次，一般 1～3 次即愈。

处方 3：白头翁 30 克，茜草 15 克。

主治：热泻，便红黄或绿黄、肛门灼热。

用法：共为细面，每次服 6~9 克，早晚各服 1 次，开水送下。若病重者，可 4 小时服 1 次。

处方 4：炒白术 180 克，老石灰 120 克。

主治：寒泻，下利清谷、舌淡多水等。

用法：共为细面，每服 6~9 克，1 日 3 次。

处方 5：赤石脂 18 克，炒白术 9 克，干姜 3 克，麦芽 15 克。

主治：虚寒型久泻。

用法：每日 1 剂，水煎 2 次服。

处方 6：罂粟壳 1 个，乌梅 10 个，大枣 10 个。

主治：久泻不止，泄泻日久，百药无效。

用法：水煎服。此方有毒注意用量。

处方 7：石榴皮 30 克，茄树根 30 克。

主治：久泻，长期泻肚不愈。

用法：上药焙黄研面，每次服 3 克，开水冲下，早晚各服 1 次。

处方 8：苦楝皮 15 克，红糖适量。

主治：滑泄，患者不能自行收摄或遗入裤内，长期不愈。

用法：水煎，冲红糖服。

处方 9：车前草 120 克，猪骨炭 500 克，苏打 120 克，红糖 250 克，炒小米谷 500 克，炒枣树皮 120 克。

主治：腹泻。

用法：共为细面，每服 6~9 克或炼蜜为丸，每丸 9 克，每次服 1~2 丸，日服 3 次。

处方 10：鲜枳壳 1 个，鲜猪肉少许。

主治：习惯性食肉后腹泻。

用法：去枳壳内瓤，将鲜肉切细装入枳壳内，封口，用黄泥包好，入火灰里烧之，焦时取出，去泥研成细末，分 3 次用，黄酒冲服。

注：轻者1个，重者2~3个即愈。

处方11：车前子（微炒）30克。

主治：暴注下泻。

用法：研为细末，清米饮调服。

17. 五更泻

处方1：雄黄15克，麝香0.9克，梅片21克，白芷3克，胡椒6克，公丁香6克，细辛3克，鹅不食草3克，皂角15克。

主治：五更泻。

用法：共研极细面贮瓶备用。每日服0.3克，重者0.6克，姜汤（或白开水）送下，服后1小时即见效。

处方2：台参9克，焦苍术、茯苓、莲肉、山药、故纸、乌梅、诃子、炙粟壳、麦芽、肉蔻各6克，扁豆15克，焦楂7.5克，炙草、吴萸、砂仁各4.5克。

主治：五更泻。

用法：水煎服。

注：忌生冷食物及房事。粟壳有毒勿过量。

处方3：制附子30克，吴茱萸30克，灶心土30克。

主治：五更泻（也叫鸡鸣泻）。

用法：共为细面，枣肉为丸，每丸9克。每晚服1~2丸。

18. 霍乱

处方1：木瓜、扁豆各30克，广皮9克。

主治：霍乱、急性肠炎。

用法：水煎服，每剂2煎，分2次服，每隔5小时1次，病重的可1次顿服，甚至1日2剂，其中木瓜可用至60克。

注：痢症勿用。

处方2：射干、红辣蓼草各等份，瓷器碗1个，重9~

15 克。

主治：霍乱。

用法：清水煎服。

注：忌食生冷食物。

处方 3：纸炮硝连泥。

主治：霍乱吐泻。

用法：开水冲服。

处方 4：人参、茯神、远志、鬼箭羽、九节、菖蒲、白术、苍术（米泔浸）、当归各 30 克，桃奴（焙干）15 克，雄黄（另研）、辰砂（另研）各 9 克，牛黄（另研）3 克，金箔 20 叶，或加麝香 3 克。

主治：冲恶怪疾。

用法：上方从桃奴以上诸药为细末，入雄黄、辰砂、牛黄三味和匀，以酒调米粉打糊为丸，如龙眼大，金箔为衣。临卧前以木香汤化下 1 丸，更以绛纱裹盛 5~7 丸，悬床帐中尤妙。

处方 5：贯众 30~60 克。

主治：避瘟。

用法：贯众用线穿成串，放入水缸（或水桶）内，1 周 1 换，饮水、刷牙、做饭皆用之，亦可将贯众切片，取 1~2 片放入热水瓶内，当茶饮之，即能避免流行病传染。

处方 6：甘草 9 克，辰砂、雄黄各 4.5 克，粪缸岸（置风露中年远者佳，水飞细研）30 克。

主治：四时疫疠、大头天行等病。

用法：上药共为细末。每服 9 克，日服 3~5 次，薄荷、桔梗汤送下。

处方 7：羌活、独活、前胡、当归、川芎、枳壳、桔梗、茯苓、人参、白术、防风、荆芥、苍术、芍药、生地黄各 1.5 克，甘草、薄荷各 0.35 克。生姜 3 片，大枣 2 枚为引。

主治：瘟疫及瘾诊等症。

用法：水煎服，1 日 1 剂。

19. 肠梗阻

处方 1：香油或豆油 250 克。

主治：肠梗阻。

用法：1 次服下。

注：本方对于食肉停滞致的腹痛均可使用，服量可根据病情决定。

处方 2：芦荟 6 克，牙皂、木香、大戟（醋炒）、芫花（醋炒）、甘遂（面裹煨干研末分 2 次冲服）各 6 克，牵牛 18 克，滑石 9 克，槟榔片 9 克，生姜 15 克，大枣 20 枚。

主治：肠梗阻。

用法：水煎服。

注：以上方剂为成人量，按患者身体强弱、年龄大小及疾病属于寒热虚实以定剂量。

处方 3：雄鸡 1 只，生姜、油、葱头各适量。

主治：肠梗阻。

用法：先将鸡宰杀，不要去毛，剖开去内脏后，把姜、油、葱头共捣烂敷于脐上，再将剖开的雄鸡罩于脐面上。

处方 4：取五叶莲生药全株 120 克，捣细绞汁，冲入等量的小便（儿童的），稍加热缓缓服下。冬季苗萎叶枯，可事先晒干备用，每次 75 克煎服。当呕吐剧烈时，药液常被吐出。应补充足药量。

主治：肠梗阻。

用法：采用少量多次的办法。

处方 5：旋覆花（布包）9 克，高丽参 6 克，生姜 15 克，赭石 6 克，炙甘草 6 克，半夏 9 克，大枣（去核）4 枚，蜣螂（去足翅）5 个。

主治：肠梗阻。

用法：蜣螂先用火焙，研成粉，然后加入水，与诸药共煎服。

20. 便血

处方 1：京柿 1 只（存性）。

主治：大肠下血。

用法：为末调白粥服。

注：轻者用 1 个，重者用 3~4 个愈。

处方 2：木耳（炒黑）30 克，赤砂糖 60 克。

主治：大便疴血，肛门内边沿有小孔出血。

用法：用清水 2 碗炒砂糖至滚加入木耳，再煎 20 分钟，滤渣。1 次服。

处方 3：黄鳝鱼 1 条。

主治：大便下血。

用法：黄鳝鱼烧熟晒干研面。上药分 3 次服完，黄糖开水送下。

处方 4：木瓜（研细）6 克，蜂蜜 6 克。

主治：大便下血。

用法：上药为 1 次量。先用白开水将蜂蜜溶解，再加入木瓜面冲服，每日早晚各服 1 次，连续服用。

处方 5：炙槐角 30 克，葛根 24 克，瓜蒌皮 15 克，黑地榆 15 克，椿根白皮 30 克，冰糖 30 克。

主治：大便下血。

用法：水煎，冲冰糖服。

处方 6：当归、熟地、地榆各 30 克，木香 3 克，木耳 9 克。

主治：大便下血。

用法：水煎，分 2 次服。

处方 7：椿根白皮 30 克，红花、当归、灯芯、竹叶、粉甘草各 9 克，红糖 120 克，黄酒 250 克。

主治：肠风下血，大便前后均有血。

用法：用水 1 大碗同黄酒红糖及各药共煎成 1 茶碗，每饭前 1 小时温服，分早中晚 3 次服完。每日 1 剂。

注：轻者连服 2 剂，重者连服 4 剂痊愈。

处方 8：干柿饼灰（烧存性）、乌梅（烧存性）、酒瓶箬（已酒过 1 年者，或 2 ~ 3 年尤良，烧存性）各 60 克，槐花（炒焦黑）15 克，百药煎（如无，以五倍子炙焦黄代之）30克，枳壳（麸炒黄色）15 克。

主治：肠风下血。

用法：上药研细末，醋糊为丸如梧桐子大。每服 70 ~ 80丸醋汤下。

处方 9：豆腐渣。

主治：肠风下血。

用法：豆腐渣放入锅内炒黄至能研末为度，如血紫者用白糖调服，红者黄砂糖调服。每日 3 次，饭前服下。

21. 便秘

处方 1：当归、松子仁、柏子仁、肉苁蓉各 15 克，杭白芍 9 克，川芎 3 克。

主治：老人大便秘结。

用法：水煎服。

处方 2：牙皂末、蜂蜜各 6 克，麝香 0.3 克。

主治：便秘。

用法：共为条，手指状，纳入肛门。

注：5 分钟后即通。

处方 3：芦荟 15 克，朱砂 9 克。

主治：便秘。

用法：二味共研细末，每次开水冲服 12 克，隔 1 小时再服 1 次。

处方 4：川当归身（酒洗）、生地黄（酒洗）、黄芪（蜜炙）各 3 克，天门冬 4.5 克，麦门冬（去心）3 克，五味子 9粒，片芩（去朽酒洗）1.5 克，瓜蒌仁 1.5 克，桃仁泥 1.5

克，酒红花 0.3 克，升麻 0.6 克。

主治：大便秘结。

用法：上药为 1 剂，水 2 盏煎至 1 盏，温服。如大便燥结，加麻仁、郁李仁各 3 克。

22. 虫积腹痛

处方：芜荑、雷丸各 7.5 克，雄黄、槟榔各 4.5 克，陈皮、白术各 12 克，大黄 15 克，广木香 6 克。

主治：虫积腹痛。

用法：共研细末，每次用米汤调服 6~9 克。

23. 蛔虫病

处方 1：苦楝皮 60 克，使君子 60 克，生姜 90 克，白蜜 12 克。

主治：驱蛔虫。

用法：前 3 味药用水 5 碗，煎至 3 碗再加蜜煎 1 碗，露一宿，次早隔水温热，空腹一次服完。

处方 2：葱白 3 根，香油适量。

主治：蛔虫病。

用法：①先将葱白拧取汁约一酒盅，滴入香油少许，搅匀，开水冲服，一日 2 次。②用葱白蘸香油，边蘸边吃，随意吃。

注：本方适于胆道蛔虫病。

处方 3：乌梅、大白、黄连各 9 克，白矾 0.9 克，花椒、藿香各 6 克。

主治：胆道蛔虫病。

用法：水煎约 1 碗，分 2 次服。

处方 4：苦楝根皮、乌梅、花椒各 30 克，大黄 15 克（随体质增减）。

主治：肠胃蛔虫及胆道蛔虫。

用法：水煎 1 次服。或研面，每次服 15 克，1 日 2 次。开水冲服，儿童酌减。

24. 绦虫病

处方 1：银胡、姜粉、赤芍各 9 克，青蒿 6 克，川朴 15 克，蝉蜕 9 克，苦楝根 30 克，大麻仁 9 克，郁李仁 9 克，红糖 60 克，川牛膝 6 克，五灵脂 9 克，胡黄连 0.9 克。

主治：绦虫。

用法：水煎服。吃药的头天晚上不吃饭，第二天早上空腹吃药，只吃 1 次。

注：上药为 30 岁左右的人用，如老弱幼童可照岁数酌减。虫子下来后泻 2 次，可吃米粥面汤，以免精神不振。吃药后 1 个钟头左右肚子微觉疼响，即要大便，头次大便即将虫子拉下来，约打 5~6 次，药力完后，泄泻停止。

处方 2：南瓜子 120 克，大白 150 克，木香 15 克，大黄 60 克，芒硝、红粮各 30 克。

主治：虫病。

用法：先将南瓜子放锅内微炒，细细嚼吃，2 小时后，将槟榔、木香水煎，滤汁 1 碗，空腹 1 次服。第二天早晨，将大黄用水煎好，冲芒硝，空腹 1 次服。

25. 蛲虫病

处方 1：使君子、雷丸、蛇床子、鹤虱各等份。

主治：蛲虫病。

用法：研为细粉，蜂蜜为丸，如枣核大，临睡前纳入肛门 1 丸。

处方 2：黑白丑 30 克，槟榔（半生半炒）30 克，三棱、牙皂各 9 克，莪术 15 克。

主治：蛲虫病。

用法：共研细末，以糖拌，温开水送下。4~5 岁小儿每日

3克，大人每日9克。

处方3：使君子仁4.5克，苦楝皮3克，槟榔4.5克，厚朴5克，广木香4.5克，黄连3克，黄芩3克，大黄3克，枳壳（炒）3克，麦芽（炒）3克。

主治：蛲虫，肛门常发痒，便下有白线状小短虫。

用法：水煎服，空腹1次服下，二煎再服，小儿用量酌减。服后无副反应，3剂可痊愈。

处方4：苦楝子1个。

主治：蛲虫病。

用法：用温开水浸泡半小时，将皮去掉，塞入肛门内，解1次大便换1个。

26. 钩虫病

处方1：煅青矾90克，西党、白术、陈皮、茯苓、丹皮、泽泻各60克，桂皮150克，榧子肉90克，川连15克。

主治：钩虫病。

用法：将以上药共为细末，熟粹子粉2000克，用米汤或蜂蜜和调为丸，如荔核大。每天早晚饭前服3~4粒，温酒或菜汤送下。成人半月服完，小儿及老人按体重酌量加减。

处方2：榧子、苦楝根皮各30克。

主治：钩虫病。

用法：水煎服，1日1剂，连服3剂。又法：共为面，炼蜜为丸，如桐子大，每服9~15克，1日2次，连服3日，儿童酌减。

处方3：黑矾、红糖、苍术各30克，榧子60克。

主治：钩虫病。

用法：共为细面，每次服9~15克，1日3次，儿童酌减。

注：本方对贫血重者，疗效较好。

27. 囊虫病

处方 1：金银花、川芎、赤芍、贝母、清半夏、昆布、黄丹各 21 克，炒枣仁、当归各 24 克，煅牡蛎 30 克，乳香、没药、柴胡、炒山甲、黄芪各 15 克，牡丹皮、皂角刺各 12 克。

主治：囊虫病。

用法：共为细面，炼蜜为丸，每丸 9 克。早晚各服 1 丸，开水送下。

处方 2：金银花、贝母、川芎、制半夏、炒枣仁、陈皮、昆布、赤芍、当归、榧子、白矾、丹参、白芥子各 15 克，山甲珠、乳香、没药、黄芪、柴胡、雷丸、鹤虱各 12 克，牡丹皮 9 克，槟榔、南瓜子各 60 克。

主治：囊虫病。

用法：共为细面，炼蜜为丸，每丸重 15 克。初服 1 丸，渐增 4 丸，1 日 3 次，开水送下。

处方 3：槟榔 150 克，南瓜子 120 克，黄芪 60 克，雷丸 60 克。

主治：囊虫病。

用法：共为细面，炼蜜为丸，每丸重 9 克，初服 2 丸，渐增至 6 丸，1 日 3 次，开水送下。

28. 肠滴虫病

处方 1：榧子 90 克（去核），大蒜 60 克。

主治：肠滴虫病。

用法：水煎时，先下榧子，后下大蒜，煮熟；吃蒜喝汤。

处方 2：蛇床子 30 克，苦参 30 克。

主治：肠滴虫病。

用法：水煎服。

三、循 环 系 统

1. 高血压

处方1：龙骨、牡蛎、磁石（布包煎）、赭石（布包煎）各9克，生铁落60克（布包煎），川杜仲15克。

主治：高血压。

用法：水煎服。

处方2：天麻、牛膝各9克，川芎、黄芩各6克，草决明30克，茺蔚子、稀莶草各15克。

主治：高血压。

用法：水煎服。

处方3：猪苦胆、绿豆。

主治：高血压。

用法：将绿豆装满猪苦胆，挂起来待干，把绿豆取出，每次服绿豆10粒，开水送下，日服3次，7天为1个疗程。根据病情，可增减继服。

处方4：代赭石、生地黄、龙骨、牡蛎、山药各15克，牛膝、白芍各9克，柏子仁12克，甘草6克。

主治：高血压。

用法：水煎服。

处方5：生地、元参各15克，丹皮、焦栀子、生龟板、胆南星、清半夏、桃仁、明天麻、知母各6克，生赭石24克，南红花3克，钩藤、当归、黄芩各9克，生石膏21克，薄荷1.5克。

主治：脉弦有力，头目眩晕疼痛，或肢体不利，口眼歪斜，昏厥不省人事等症。

用法：将以上诸药共为细末。炼蜜为丸每丸9克，贮瓶内备用。每日早晚各服 1 丸，饭后服，白开水送下。

注：胃弱者连服用常有胸满感，如引起胸满时，可暂停 1 ~2 日再服，或减为每日 1 丸。

2. 头晕

处方 1：何首乌、菊花、夏枯草各 30 克，白芷 9 克。

主治：血虚风热性头晕。

用法：水煎服。

处方 2：猪脑 1 对，苍耳子 30 克，辛夷 15 克，红糖 30 克。

主治：肾虚性头晕。

用法：将上二味药煎成水，去渣，放入猪脑、红糖共煮至熟，吃脑喝汤。

处方 3：凤凰胎（没孵出来的小鸡）。

主治：气血两虚性头晕。

用法：将凤凰胎煮熟去壳，加入油、盐、调料再煮数沸，每次吃 2~3 个，每日吃 3 次。

处方 4：黑葵花盘 1 个，鸡蛋 2 个。

主治：痰饮性头晕。

用法：水煎葵花盘取汤 1 碗，打荷包鸡蛋服。

3. 冠心病

处方 1：旋覆花、桃仁各 9 克，沉香 4.5 克，青葱管 7 条，田七 4.5 克。

主治：血瘀胸络的冠心病（心绞痛）。

用法：每日 1 剂，水煎 2 次，连服 10 余剂。

注：有一定疗效，继续服此方，加三七、沉香、桃仁效果更佳。

处方 2：胡椒 7 个，明雄黄 2.1 克，洋金花 1/3 个（即 1 个花用 1/3）。

主治：心绞痛。

用法：共为细面，吹鼻取嚏。

处方3：檀香30克，沉香面3克。

主治：心绞痛。

用法：先将檀香用文火煎1小时（1碗水），然后再将沉香兑入搅匀，分2次服。

4. 风湿性心脏病

处方1：薤白、台参、麦冬、川芎、香附、砂仁、元胡、陈皮、云苓、厚朴、柴胡、石决明、柿蒂各9克，内金12克，甘草6克，生姜3片。

主治：风湿性心脏病。

用法：水煎服。

注：服药10多天显效。

处方2：朱砂根1克，活血莲1克，皂角刺5个，川芎9克，白胡椒7粒。

主治：风湿性心脏病。

用法：上药炖猪心吃肉服药汁，每日1剂，如有水肿，上方蒸鲜鲤鱼内服。

处方3：白公鸭1只，冬虫夏草3克。

主治：风湿性心脏病。

用法：公鸭杀后除净肠杂毛爪后洗净，将冬虫草放入鸭肚里，然后将鸭放入瓦钵里加水适量，再放锅内蒸熟，不用油盐，饭前吃，每顿吃多少都行，连吃四只即显效。

注：蒸鸭不要用铜、铝、铁等器皿。

5. 低血压

处方：甘草15克，桂枝、肉桂各30克。

主治：低血压。

用法：上3味药混合，当茶频频饮服。

注：一般服 3 天血压即可升高，少者 2 天血压恢复正常。

6. 心悸

处方 1：茯神 4.5 克，炙远志 6 克，枣仁 12 克，桂圆肉 9 克，红枣 5 枚，橘饼 1 个。

主治：心悸。

用法：煎茶饮之。忌食冷品。

处方 2：柏子仁、炒枣仁、朱茯神各 9 克，知母、琥珀、朱砂各 6 克，大赤金箔 5 张。

主治：惊悸失眠、心跳不安。

用法：共研细末，每次服 4.5 克，开水送下。

7. 贫血

处方 1：黑矾 120 克，核桃仁 60 克，枣泥 60 克，猪瘦肉 250 克，白面 250 克。

主治：慢性贫血。

用法：白面做成薄饼，将上药包住，放灰火内烧焦，研成细面，早晚各服 6 克。

处方 2：苍术、黑矾、黄蜡各 30 克，大枣（煮去核）250 克，红糖 60 克。

主治：慢性贫血。

用法：前两味碾面，再加后药共捣如泥，为丸如桐子大，每服 9 克，开水冲下，早晚各服 1 次。

处方 3：龟甲（龟板自败者佳），龙骨（煅）、远志（去心）、石菖蒲（去毛）各等份。

主治：令人聪明。

用法：上药为末，酒调方寸匕，日服 3 次。

注：人若忘事，用远志、石菖蒲，每日煎汤服，心通万卷书。气虚损，用紫河车，入补药内服之，大能安心养血宁神。健忘惊悸怔忡不寐，用六味丸加远志、石菖蒲、人参、白茯

神、当归、酸枣仁炒，同为丸服。

处方4：人参、柏子仁（去油）各6克，白茯神（去皮木）、当归（酒洗）、酸枣仁（炒）、麦门冬（去心）、远志（去心）、龙眼肉、生地黄（酒洗）、玄参、朱砂、石菖蒲（去毛，一寸九节者佳）各9克。

主治：补心生血，宁神定志。

用法：上为细末，猪心血为丸，如绿豆大。金箔为衣，每服20~30丸，糯米汤送下。

处方5：东北人参、干地黄、甘枸杞各15克，淫羊藿、沙苑蒺藜、母丁香各9克，沉香、远志肉各3克，荔枝核7枚。

主治：年过半百，肝肾不足，气血虚弱。

用法：将上药去掉杂质和灰土，以60度高粱白酒1000毫升，浸泡45天，即可饮用。每日1次，每次10毫升，徐徐呷服。

注：青壮年及阴虚肝旺者禁服。

四、泌 尿 系 统

1. 小便不通

处方1：满天星、生车前草各1把，捣烂。

主治：小便不通。

用法：用净布包好放淘米水内（泡米一品碗），榨去绿水兑白糖饮之。服后不到3小时可通。

处方2：明矾、白酒分量不拘。

主治：小便不利。

用法：先选透明矾1块，将酒入茶杯或碗内，用明矾在酒内研约5分钟。同时以手蘸矾酒，在患者脐部研揉约15分钟，如有酒量，也可内服。

处方 3：蝼蛄（即土狗）5 个，大蒜 3 片。

主治：小便不利。

用法：上药捣烂如泥贴脐上，约半小时见效。

处方 4：台麝香 0.9 克，活蜗牛 4 个。

主治：小便闭塞，胀闷难忍。

用法：上药共捣为泥，将药涂在肚脐中，用手盖肚脐，另用开水一盆，令患者蹲盆上。约半小时见效，几次可愈。

处方 5：元肉 7 个，芒硝 6 克。

主治：小便不利。

用法：元肉包硝吃，吃着包着。吃完 7 个尿即下。

2. 小便自出不止

处方 1：滑石 15 克，上玉桂心（去粗皮）2.4 克，共研细末。

主治：年老气血衰弱，肾气不固，每因咳嗽而致小便不禁流出。

用法：将上药末开水冲服，空腹服。

处方 2：益智仁 15 克，猪膀胱 1 只。

主治：小便清白、尿出不禁，面色发白，喜热怕冷，下腹冷，脉象虚迟者。

用法：用水 4 碗煎成 1 碗，夜临卧时 1 次温服。

处方 3：生黄芪 120 克，生甘草 24 克。

主治：小便不禁。

用法：水煎服。一服减，再服愈。

3. 多尿症

处方 1：穿山甲肉不拘多少，五香粉适量。

主治：多尿症，日小便十余次或数十次。

用法：将上药加水适量炖食。每日服 1 次连服 3～4 次即愈。

处方 2：益智仁（研碎）24 个，食盐少许。

主治：夜多小便。

用法：水煎服。

处方 3：菟丝子 12 克，覆盆子 6 克，韭菜子、金樱子各 6 克。

主治：老年小便频数。

用法：水煎服。

4. 遗尿

处方 1：桑螵蛸 60 克，益智仁 5 克。

主治：老年遗尿症。

用法：研为细面，面糊为丸如梧桐子大。临睡时，每次服 20~30 丸，开水送下。

处方 2：白果 9~10 个。

主治：遗尿。

用法：在睡前放火烧熟，小孩连服 2 次就可愈。

处方 3：覆盆子、益智仁各 12 克，上油桂 2.4 克，芡实 15 克，糯米 30 克，公猪膀胱 1 个。

主治：遗尿。

用法：将 4 味药共捣为粗末。以糯米调匀装猪膀胱内。用开水 5 碗，以砂锅文火煮 1 日，夜晚醒后，将膀胱食之再睡。

注：连服 3~4 剂可愈。

处方 4：硫黄 6 克，葱白 2 克。

主治：遗尿。

用法：2 药放一处，捣烂布包熨肚脐上即不尿，愈后注意防风寒。

5. 尿血

处方 1：川牛膝 30 克，滑石粉 15 克，当归尾 9 克，木通 6 克，泽兰 9 克，乳香（微炒）45 克，甘草梢 9 克。

主治：小便带血，阴茎疼痛。

用法：水煎，空腹服，渣再煎服。早晚各服 1 次。服药 1 小时后感觉肚腹微病。

处方 2：七星剑 30 克，六角仙、丁葵草、山栀子根、狭叶韩信草各 30 克。

主治：热迫下焦的尿血。

用法：每日 1 剂，水煎 2 次服，连服数天。

处方 3：车前草叶，金陵草叶（俗名墨汁草）。

主治：小便溺血。

用法：2 味药捣取自然汁 1 盏，空腹服。立止。

6. 淋症

处方 1：大黄 30 克，猪脊髓 1 具（用肥大的，瘦小的可用 2~3 条）。

主治：风火淋症。

用法：将大黄研为极细末，再将猪脊髓置石板上，用铁锤捣成膏状，然后加入大黄末捣匀，制成丸，如弹子大，约制 10 个左右即可。淡竹叶 30 克煎汤，空腹送服。体壮者 1 次服完，体弱者，分 2~3 次服。

注：勿食辛辣及刺激性食物，尤忌房事。

处方 2：螳螂果板、土茯苓各 9 克，百鸟不落、银花、小合血、菟丝子、木通、水灯草、五指牛奶、苍耳草根各 6 克，肉苁蓉 3 克。

主治：久淋。

用法：水煎服。

注：忌食生鸡、鲤鱼、羊、犬、鹅肉。

处方 3：白胡椒、白矾各 15 克，火硝、漳丹各 9 克。

主治：淋病白浊，初淋久淋均治。

用法：共为细面。用醋调和如糊状，放在手掌中，再将龟头放在手掌中心攒住，至小腹有热感即将药洗净。

处方 4：海金砂 15 克，白糖 30 克，川牛膝 9 克。

主治：血淋。

用法：海金砂、白糖合一处，川牛膝煎汤冲服。轻者 1
次、重者 2 次痊愈。

处方 5：金钱草、通草各 60 克，滑石 18 克，火硝 1.5 克，
冬葵子、木通、鸡内金、郁金各 9 克，琥珀 3 克（另研面）。

主治：尿路结石。

用法：水煎服。

注：方中琥珀不煎，用药冲服，本方主治肾结石。

处方 6：核桃仁、冰糖、香油各等量。

主治：尿路结石。

用法：先将香油放锅内熬至沫尽，加入核桃仁炸至棕色
时，再加入冰糖面熬成糊状，每天服 3 次，每次服 1~2 汤匙。

注：系汉验方。本方对肾结石、膀胱结石均有效。药方以
连续服用为宜。

处方 7：新鲜杉树脑头（杈枝脑头也好用）36 个，红糖
60 克，白糖 60 克。

主治：尿道结石症。

用法：水煎 1000 毫升服，日服 1~2 次，上为 1 日量，连
服 3~4 天排石。

处方 8：六一散 18 克，火硝 1.5 克，茯苓 15 克，猪苓 15
克，金钱草 15 克，泽泻、扁蓄、瞿麦、海金砂、甘草梢各
9 克。

主治：膀胱结石。

用法：水煎服。

处方 9：金钱草 180 克。

主治：肾、膀胱结石。

用法：水煎。当茶徐徐服。

处方 10：琥珀、通草、乳香、没药各 6 克，茵陈、海金
沙各 15 克，滑石 30 克，甘草 5 克，蒲黄、五灵脂各 10 克

（包煎）。

主治：石淋。

用法：水煎服。

处方 11：石苇（去毛）、滑石、瞿麦、扁蓄、冬葵子、木通、王不留行、地肤草各等份。

主治：小便淋闭，茎中作痛。

用法：上药为细末，每服 9 克，白汤调下。

处方 12：川牛膝 30 克，滑石粉、当归尾 15 克，木通 6克，泽兰、甘草梢各 9 克，乳香（微炒）4.5 克。

主治：热淋，小便带血，阴茎疼痛。

用法：水煎，空腹服，渣再煎，早晚各服 1 次。

注：服药 1 小时后感觉腹部微疼。

处方 13：蜈蚣 1 条研细面，用黄酒送下，后用凤眼草、防风、麻黄各 9 克。

主治：淋病。

用法：水煎服。外用黄酒擦小腹，取汗为度，如汗不出再服 1 剂，无不奏效。

处方 14：酢浆草、大蓟根、积雪草各 30 克。

主治：淋症。

用法：用清水煎成浓汁约 1 热水瓶（约 3 磅）。每天分 3次服。

注：服药 1~2 天即从尿道排出乳白色黏稠液，随后排出小便，病情好转，继服 3 剂可痊愈。

处方 15：川军 30 克，海金沙 24 克。

主治：淋病。

用法：共为细末，用鸡蛋清和为丸，如绿豆大。上药分 4日服完，每日 3 次开水送下，服完即愈。

7. 尿道炎

处方 1：白茅根 120 克，川牛膝、郁金各 6 克，车前草

30 克。

主治：尿道炎。

用法：水煎服。

处方 2：甘草、车前草各 15 克，柳树枝 30 克。

主治：尿道炎。

用法：水煎服。

8. 急性膀胱炎

处方 1：剑条 1 只长 3~4 寸。

主治：膀胱胀痛。

用法：烧炭兑酒 30 毫升内服。

注：每天 1 次，3 天痊愈。

处方 2：小茴香、金铃子、泽泻、猪苓、木通、云苓各 6 克，牛膝 9 克，桂枝、白术各 3 克。

主治：膀胱胀痛。

用法：水煎服。1 次服下，轻者 2 副可愈。

处方 3：泡梧花 20~30 个（带蒂，即梧桐花，5~6 月开花，鲜、干花皆可）。

主治：急性膀胱炎。

用法：水煎至适量，将花弃去，1 次服下，早晚各服 1 剂。

9. 肾炎

处方 1：商陆、泽泻各 15~30 克，生韭菜 12~24 克。

主治：急性肾炎。

用法：用清水浓煎温服。上药为成人 1 日量，小儿按年龄酌减。

注：急性肾炎可单用上方。亚急性肾炎方内加茯苓皮 30 克，五味子 15 克，慢性肾炎加黄芪 30 克，木瓜 15 克，营养性浮肿加薏米 60 克。

处方 2：滑石 300 克，甘草 50 克。

主治：急性肾炎。

用法：均研为末，合为散剂。每次 30 克，日服 3 次。灯芯、竹叶、通草各 15 克，水煎 200 毫升，分 3 次用，送药下。服 3~4 剂可愈。

处方 3：金银花、白茅根、蒲公英、茯苓各 30 克，连翘 15 克，黄柏、知母、菖蒲各 9 克，滑石 18 克。

主治：急性肾炎。

用法：水煎服。

处方 4：土白术 30 克，茯苓、金钱草各 12 克，赤小豆 15 克，瞿麦 12 克，大麦芒 30 克。

主治：肾炎。

用法：水煎服。

处方 5：黄芪、白术各 30 克，大腹皮、茯苓皮各 15 克，生姜、桂枝各 9 克，茯苓 24 克。

主治：肾炎。

用法：水煎服。

处方 6：白术 60 克，鲜茅根 120 克。

主治：慢性肾炎。

用法：水煎服。

处方 7：黑白丑各 120 克，红糖 120 克，老姜 500 克，大枣 60 克，共为 1 剂量。

主治：慢性肾炎。

用法：先将黑白丑剔去杂质，用锅炒至有爆裂声，取出研细末。老姜洗净去皮，捣烂用纱布压姜汁。大枣洗净用针穿于枣两头，各穿一孔后入冷水中浸约 1 小时拭去生水，干后再煮熟去皮与核，将枣捣成糊状。然后将红糖、枣泥、黑白丑粉入姜汁，半小时后调匀成糊状蒸熟，待干后制成丸剂。1 剂为 2.5 天服完。每日 3 次，于饭前 1 小时空腹服。

注：服后 3 个月忌油盐。此方对肝硬化腹水也有效。

处方 8：黄芪、玉米须、糯稻根 30 克，炒糯米 1 撮。

主治：肾炎蛋白尿。

用法：上方煲水代茶饮，分数次服，每天 1 剂，切勿间断，连服 3 月，蛋白消失，第四个月开始可隔 1~2 日服 1 剂。

注：忌食盐、油炸物。

处方 9：金银花、连翘、蒲公英、茯苓皮、滑石、扁蓄、瞿麦各 15 克，生地、栀子各 9 克，怀牛膝 12 克，木通 6 克。

主治：肾盂肾炎。

用法：水煎服。

10. 肾性水肿

处方 1：鲜螺 2~3 只，食盐 3 羹匙。

主治：肾性腹水。

用法：取鲜螺加食盐捣烂，摊于 9 厘米×9 厘米的玻璃纸上，敷贴脐上，外以纱布护上，每日 1 帖，至腹水消失为止。一般 3~7 帖可愈。

处方 2：鲜羊乳。

主治：肾性腹水。

用法：鲜羊乳煮沸后饮用，早晚各服 500 毫升。重者服 1000 毫升。连服 5~7 周。牛乳沉淀、发酵的忌用。

处方 3：广木香、大麦芽、甘遂各 9 克。

主治：水肿。

用法：共为细末过箩。分 3 次服，每隔 1 日服 1 次。

注：忌盐 100 天。每次用开水送服。肿消完后再服大枣汤：潞参、白术、硫黄、杜仲、陈皮、半夏各 9 克，当归、云苓、黑苍术各 12 克，黄芪 30 克，广木香 4.5 克，大熟地 24 克，黑矾 30 克，大枣 500 克。煎数次去渣，再将枣与药汁同煎，至药汁干为止。大枣取出每天吃 3 次，每次 3~5 个。吃后永不再犯。

处方 4：砂仁、公丁香、木香各 9 克，青蛙两个（去内脏）。

主治：水肿。

用法：上 3 味药共为面，装入青蛙肚内，放瓦上焙黄焦，研为细面。每服 3 克，日服 3 次，黄酒为引，温开水送服。

处方 5：鲤鱼 1 条（500 克），茶叶 9 克，皂矾 3 克，大蒜 8 瓣。

主治：水肿。

用法：去鱼鳞与内脏，将药装入鱼肚内，蒸熟吃肉。

处方 6：甘遂、二丑、防己各 15 克，商陆 18 克，葶苈子 9 克。

主治：水肿。

用法：以上各药共为细末。每日服 1 次，每服 2~3 克。每次服后泻污水或清水 3~4 次。重者 7 次，轻者 5 次即愈。

注：忌食盐 120 天。

处方 7：黑丑、甘遂各 250 克，伽楠沉香 60 克，琥珀 30 克。

主治：水肿。

用法：共研末，醋糊为丸如梧桐子大。体弱者每服 10~20 丸，壮实者 30~40 丸。白水送下，隔日或隔 2~3 日服 1 次。

注：禁盐及盐类食物、房事，轻者忌 100 天，重者忌 3 年。

处方 8：甘遂、牛膝各 9 克，谷子 1 把。

主治：水肿。

用法：上药共为细末。分 2 次服，每日 1 次。轻者 1 料，重者 2 料即愈。

注：为了防止复发，继续服丸药。丸药配方如下：白术、砂仁各 15 克，云苓、陈皮各 30 克。共研细末，微炒，面为丸。每日服 1 次，每次 12 克，白开水送下。

11. 乳糜尿（白浊）

处方1：苦瓜根、刀豆根、枸杞菜根各15克，谜谜羊根、八角树根各30克。

主治：乳糜尿。

用法：清水煎两次，每次煎沸后10分钟取出候温服。

处方2：向日葵梗心10克，加水2000毫升，煎成1500毫升。

主治：乳糜尿。

用法：取汤汁分煎两次早晚空腹服完。4~6剂可痊愈。

处方3：黄毛耳草30克，丹参20克，贯众、草薢各10克，甘草3克。有明显尿路感染症状者加蒲公英25克。尿血者加大蓟、茅草根各10克。

主治：乳糜尿。

用法：水煎服。每日1剂，分2次服。

注：忌食高蛋白、高脂肪食物。临床症状消失后，尿检正常，乳糜尿试验阴性，仍需服7~10日后才能停服。一般治疗15天后，尿蛋白消失，乳糜尿转为阴性。

五、生 殖 系 统

1. 男性不育症

处方1：熟地、狗脊、菟丝子、肉苁蓉各12克，山药、锁阳、葫芦巴、附子各10克，淫羊藿、阳起石、仙茅各18克，牛膝、炙甘草各6克。

主治：精子少，无精子，精子活动率低或精子畸形过多等。症见腰背酸痛，头昏阳痿早泄或同房不射精等。

用法：水煎服，日服1剂，也可共研末，蜜丸。每日服2次，每次服10克。淡盐汤冲服下。或服上汤剂后，服海胎丸

（海马粉、羊睾丸粉、胎盘粉各等份，装胶囊 0.5 克）日服 3 次，每次 5 粒淡盐汤下，常服有效。

注：服药期间节制性交，少用烟酒。

处方 2：淫羊藿、韭菜子、炮附子、蚕蛾各 30 克，石斛、桑寄生、覆盆子各 18 克，菟丝子、肉苁蓉各 35 克，怀牛膝 15 克，鹿角胶 90 克。

主治：久婚不育，精子计数少，活动力差，畸形精子多或无精虫等。

用法：如无精虫者上方淫羊藿改为 100 克，蚕蛾改为 60 克，死精子者蚕蛾改为 60 克，加阳起石 30 克，腰困痛甚或倦怠者加阳起石 30 克，肉苁蓉和覆盆子应用白酒浸泡 24 小时，晾干备用。上述药共研末，水和黄酒溶化鹿角胶调制成丸，每丸重 9~12 克，早晚各服 1 丸。

注：方叫增精丸，治精子异常所致的不育疗效显著。

处方 3：当归、知母各 12 克，赤芍、泽泻、黄柏、黄芩各 9 克，木通、丹皮、乌药、甘草各 6 克。

主治：精液不液化所致的不育症。

用法：水煎服 1 天 1 剂，配合服颠茄合剂 10 毫升，每日服 3 次。

处方 4：丹皮、地骨皮、山萸肉、连翘、夏枯草、柴胡、赤白芍、竹叶、茯苓各 9 克，生地、元参、浙贝母、杞子、仙灵脾各 12 克，麦冬、丹参各 15 克，双花、生牡蛎各 30 克。

主治：久婚不育，精液不液化，头晕耳鸣，阴虚火盛者。

用法：水煎服，日服 1 剂，一般服 2~3 个月痊愈。

注：该方是清经汤、消瘰丸、增液汤、六味地黄丸数方组成。

处方 5：熟地、山药、山萸肉各 30 克，丹皮、云苓、泽泻各 20 克，楮实子、韭菜子、菟丝子、枸杞子、车前子、五味子、覆盆子各 30 克，胎盘粉 60 克。

主治：久婚不育，阳痿早泄，死精症，无精虫，计数少，成活率差等。

用法：共研末，炼蜜为丸每丸 9 克重。早晚各服 1 丸。也可上方剂量减半后水煎服，1 日 1 剂，服 10 剂后再服丸剂效更佳。

注：临床可有加减，气虚者加党参、黄芪，阴虚火盛者加盐知母、黄柏，阳痿早泄加升麻、柴胡、陈皮，脾肾阳虚者加肉桂、附子、鹿茸、故纸等。

2. 阳痿

处方 1：小茴香、炮姜各 5 克。

主治：阳痿。

用法：炮姜即炭姜，生姜煨干而成。2 味共研末，加食盐少许，用人乳或蜂蜜调糊状。敷于脐，外加胶布固紧。5~7 天换 1 料。3~5 料即愈。

处方 2：制附子、元桂各 3 克，熟地 12 克，川芎、白术各 6 克，白芍、当归、党参、枸杞、仙茅、巴戟各 9 克，黄芪 24 克。

主治：阳痿。

用法：水煎服。数剂见效。

处方 3：淫羊藿 120 克，覆盆子、山羊油（已炼成）各 60 克，煅龙骨、补骨脂、党参各 30 克。

主治：阳痿。

用法：除龙骨外，用文火以山羊油炒余药，炒至羊油完全进到药里而外边不发亮为宜，加入龙骨共为细面，炼蜜为丸，每丸 9 克。每次吃 1~2 丸，每天早晚各服 1 次，开水送下。

处方 4：淫羊藿、肉苁蓉、巴戟肉各 30 克，黑狗脊、枸杞各 15 克，制附子、阳起石各 18 克，肉桂 9 克，狗肾 1 具。

主治：阳痿。

用法：①水煎 2 次，早晚各服 1 次（吃狗肾）。②共为细面，炼蜜为丸，每丸 9 克重，每次服 1~3 丸，1 日 2~3 次。

注：本方也可治遗精。

处方 5：老虎须草 24 克，香花草 60 克，过江龙、木贼各 45 克。

主治：阳痿多年，完全不起者卓效。

用法：将上药分别研为细末混合，即研即用，不宜久置。每次用 30 克，调酒服。服前先使患者饮酒至微醉后，临卧前再服药。

处方 6：鸡 1 只（未下蛋的，重约 1000 克），乌龟 1 只（重约 500 克），白胡椒 9 克，红糖 500 克。

主治：肾虚，阳痿，不育症。

用法：鸡去毛及内脏，把龟、白胡椒、红糖装入鸡腔内，置于砂锅中加白酒 1000 毫升加盖，并用泥封固，加文火煨至肉烂为度。食汤和肉，在 2~3 天吃完。隔半月后再如法配服。服后即愈。

3. 阳强不倒

处方 1：生地 6 克，黄柏、龙骨、知母、大黄、枳壳各 9 克。

主治：阳强不倒，精自流出。

用法：水煎服，服后即愈。

处方 2：龙骨浆树 30 克，好酸醋 120 克。

主治：专治肺痨患者在治疗期间性欲冲动，阳物易举，喜性交，致病沉重，甚至有生命危险。

用法：共煎取 60 毫升。于空腹时 1 次服。

注：非肺痨者禁服。

4. 早泄

处方：山茱萸、蒺藜、芡实各 12 克，莲须、山药各 9 克，覆盆子、龙骨各 6 克，牡蛎 18 克。

主治：早泄。

用法：水煎服。本方服后有特效。

5. 遗精

处方1：韭菜子、核桃仁各30克，煅龙骨9克，桑螵蛸15克。

主治：遗精。

用法：水煎服。方中核桃仁待服药后单独吃下。

处方2：盐知母、盐黄柏、熟地黄各90克，牛骨、龟板、当归各30克，锁阳45克，川牛膝、陈皮、龙骨各60克，羊肉500克（切碎）。

主治：遗精。

用法：先将羊肉用酒洗，蒸熟，放纸上在火边焙干，同诸药共为面，炼蜜为丸，每丸重15克。日服2次，每次2丸。

处方3：鲜毛根草1把。洗净，加红糖30克。

主治：遗精。

用法：煎汤药1小碗，日服1次，连服3次见效。

处方4：鲜铁线藤连叶，煅存性45克。

主治：遗精。

用法：研末冲服。每日临睡服1次。

处方5：甲鱼1个（用头颈、尾，不用身腿）。

主治：梦遗失精，或房事过度体力衰惫、面色憔悴等痨瘵状态。

用法：取新杀甲鱼的头（带脖子）、尾，各用芝麻油炸焦，分别研成细面。将甲鱼头面混入食物中，勿使患者察觉，空腹一次服完，逾百日恢复健康，再将甲鱼尾面照前法食下。服甲鱼头后阴茎萎缩，不再勃起，无性欲要求及淫梦和失精现象。俟百日后，再服尾面，则阴茎恢复原状，性欲亦趋正常。但须节制房事。本方疗效甚佳。

处方6：鸡内金36克。

主治：结核病者遗精。

用法：鸡内金洗刷干净，置洁净的瓦上，用文火焙约 30
分钟，焦黄色时取出，研成细末，筛后备用。将鸡内金粉分成
6 包，每日服两包，清晨及睡前温酒半杯冲服。3 天为 1 个疗
程，效果不显著者，再服 1 个疗程。

处方 7：五倍子 120 克，天云苓 180 克，麦面为丸。

主治：遗精。

用法：每服 6 克，1 日 1 次，睡前服。

处方 8：菟丝子、韭菜子、柏子仁各 15 克，补骨脂、芡
实、杜仲、干姜各 30 克，远志、巴戟、覆盆子、枸杞子、黄
柏、山药各 21 克，金樱子 60 克，鹿角胶 10 克。

主治：好色肾虚，遗精梦泄，白淫白浊等症。

用法：上药为细末，炼蜜为丸如梧桐子大，每服 100 丸，
空腹姜盐汤送下。

6. 性交后腹痛

处方 1：彰丹 2.1 克，矾 2.4 克，胡椒 7 粒，火硝 0.3 克，
醋为丸。

主治：性交后腹痛。

用法：让患者盘坐，将团好的药丸，放在脐上。男人以左
手，女人以右手扶之。

注：汗出即愈。

处方 2：麻黄、绿豆粉、百草霜各 30 克，白芥子、桂南
各 15 克。共研末水调和成饼。

主治：房事后腹痛。

用法：敷脐上覆被汗出为度。用后即愈。

处方 3：活鸡 1 只。

主治：房事后腹痛。

用法：杀鸡后，不去毛和五脏，撕开安放在患者腹上，24
小时痊愈。

处方 4：黄连 45 克，牛膝 30 克，甘草 30 克。

主治：性交后阴户发生疼痛。

用法：上药分 4 次熬水洗阴道，轻者 1 料，重者 2 料。

处方 5：火硝、川花椒各 18 克，京丹 9 克，醋 120 克，净棉花 1 团。

主治：阴证小腹满硬疼痛不止。

用法：先将花椒研细和火硝、京丹混合。将醋煨热和三味药调匀把净棉花湿透，令患者将自己阴茎扶起将药棉围阴茎根上，再放一团在脐上，盖被使之出汗而愈。

处方 6：麻黄、绿豆粉各 15 克。

主治：男子房事后，或饮冰水或下河淋浴，得病突然小腹疼痛欲死或起栗粒大小疙瘩。

用法：二味共合一起温酒冲服。服后即愈。

7. 肾亏虚

处方 1：北芪、党参各 6 克，木棉花、五加皮、川杜仲各 12 克，淫羊藿、白术各 9 克，苁蓉、怀山药各 3 克。

主治：阳痿不举，体弱肾亏。

用法：共研为末，蜜丸。每服 9 克，盐汤送下。

注：忌房劳及生冷。

处方 2：枸杞子、山药、故纸、杜仲、沙苑蒺藜、菟丝子、核桃仁、棉花籽各 60 克。

主治：肾气虚，腰酸困疼痛，步履艰难，终年不愈。

用法：共研细末，炼蜜丸，每丸 9 克，每次 2 丸，日服 2 次，开水送服。

处方 3：猪腰子 1 对，破故纸 15 克，黄酒 120 毫升。

主治：肾气虚及腰疼。

用法：猪腰子以竹刀剖开，将故纸末纳入，饭锅蒸熟，空腹顿服，黄酒送下。轻者 1 剂即愈，重者不过 5 剂。

8. 梅毒

处方 1：黄柏、黄芩、车前、独活、丁香、红娘子、山甲珠、扁蓄、角刺、川连、龙衣、鹤虱各 6 克，生地、大风子肉各 12 克，土茯苓、白花蛇、地骨皮各 30 克，牛子、木通、白芷、大黄、花粉各 9 克，黑白丑各 18 克，斑蝥 2.1 克，蜈蚣 2 条。

主治：患花柳病未根治，毒侵筋骨。周身骨节疼痛，如遇天气变化痛之更甚，坐卧不宁。

用法：先将斑蝥、红娘子以糯米少许同炒至米黄为度。去米不用。白花蛇去鳞，合上药共研为粗末。用双酒 1000 毫升浸药 15 天备用。每日服 2 次，每次服 30～45 毫升，早晚分服。

注：服用本方 10 次好转，20 次痊愈。

处方 2：上轻粉、红枣各 6 克，胡桃肉 9 克。

主治：梅毒。

用法：轻粉擂成细粉，掺入胡桃肉和红枣泥内杵成泥为丸，如梧桐子大。每日早晚空腹 1 次，每次 7 粒。用米汤送下。

注：孕妇勿服，忌辛辣、酒醋等刺激品。服药后口肿、心下稍觉烦闷不舒，即另服连翘金沸饮 2~3 剂。

处方 3：朱砂 6 克，梅片 0.3 克，云黄连 1.5 克，广丹 3 克，银朱 1.5 克。

主治：毒性关节炎、天虫吃鼻、臁疮、脱肛。

用法：以上 5 味共研细末，用棉纸卷成条分成 5 段，每天熏 1 段，以鼻孔吸入烟气。

注：应注意口腔卫生，保持口腔清洁。

处方 4：土茯苓 12 克，藿香根、白鲜皮、生地黄、金银花、大风藤、苡仁、川芎、羌活、五加皮、川木瓜、穿山甲珠、槐花根、北防风各 30 克。

主治：梅毒不论新久或入骨周身关节痛。

用法：用水6碗，煎至一半，早午晚各服1次。隔日服1次，可服7~8日，以愈为度。

处方5：水银、绿矾、火白盐、明矾各15克，醋1茶杯，硝15克。

主治：**晚期梅毒溃疡。**

用法：先将水银研匀，将诸药置水泥罐内煮至熟鸡蛋色样，再以升降法炼之，加入120克面粉为丸600粒。每日2次，在早晚空腹时各服一粒，用咸菜叶包裹药丸，连茶汤送下，服至病愈。服药期如有齿痛，可用防杞磨米泔水含口，或以适量青草心煎汤服。

注：服药后忌食牛肉、韭叶、蒜、鲫鱼、菰、鸡、猪头肉等120天。

处方6：土茯苓、忍冬藤各30克，羌活9克，大黄9克，前胡6克，薄荷45克，甘草3克。

主治：妇女梅毒，以致不孕或流产，或阴部溃烂肿痛。

用法：用水600毫升先煎土茯苓、忍冬藤，煎至400毫升后，下羌活、前胡、薄荷、甘草，煎成200毫升再下大黄，煎3分钟。分2次服。

处方7：钟乳石0.9克，大丹砂0.6克，琥珀少许，冰片0.15克，珍珠少许。

主治：梅毒。

用法：上药为细末，每服0.15克。另入飞白霜0.45克，炒过合作一服。每1料分作12贴，每1日用茯苓500克，水煎作12碗，去渣，清晨只用1碗，入药1贴，搅匀温服，其茯苓汤需1日服尽，不可用白开水送服，日日如此。服尽1料，到12日即愈。或有不终剂而愈者。如不愈，再服1料，无不愈者，百发百中。

注：忌鸡、鹅、牛肉、房事。药服完不忌。

处方8：轻粉6克，官粉4.5克，朱砂3克，大黄7.5克，水银 0.6 克，银珠少许，朽木炭 3 克。共研细面，若痛加麝香 0.3 克。

主治：梅毒。

用法：用纸棒卷药在不饱不饥时熏鼻，熏时口含清水，热时另换。1 日 1 次，5 天用完。

注：忌盐 10 天。

处方 9：全虫 6 克，蜈蚣二条，香军 9 克，炮甲 9 克，土茯苓 30 克，二花 15 克，灯草为引。

主治：梅毒。

用法：水煎服。另包元明粉 9 克，放碗内将上药煎好冲服。

处方 10：乳香、没药、儿茶、丁香各 30 克，阿魏、白花蛇、血竭各 12 克，白面 500 克，蜂蜜 18 克，香油 120 毫升，枣 250 克。

主治：杨梅疮，肿块多年，破而难愈，百药无效，用此奇神。

用法：上共为末，捣千余下，丸如弹子大。每用 1 丸，土茯苓 120 克，水 4 碗煎至 2 碗，入丸药煎化，去渣温服。

六、内分泌　血液系统

1. 血友病

处方 1：鲜藕 1000 克，生荸荠 500 克，生梨 500 克，生甘蔗 500 克。

主治：血友病。

用法：上 4 味均去皮，加鲜生地 12 克，共榨汁。日服五六次，每次 1 小杯，服 1 次血流渐减，服 2 日血止而愈。

处方 2：鲜鳖 1 只，生地 9 克，土茯苓 4.5 克，银花 3 克。

主治：血友病。

用法：用清水炖服。

2. 血小板减少性紫癜

处方1：鲜马尾松针60克，鲜茅根、藕节各30克，仙鹤草15克。

主治：血小板减少性紫癜。

用法：水煎服2次，分3次服完，每日1剂。服至症状消失1周以上。服药5~7天后出血倾向停止，紫癜逐步消失。

处方2：牛腿骨。

主治：血小板减少性紫癜。

用法：取鲜牛腿骨一根，不加油盐，炖汤喝，一般2天服完。

处方3：生地、白茅根、旱莲草各30克，黄连6克，阿胶15克，紫草、栀子各9克。

主治：血小板减少性贫血。

用法：水煎，阿胶另炖，药汁冲服。

处方4：元参、生地、当归各60克，金银花120克，沉香9克，甘草30克，鲜藕3斤。

主治：血小板减少性紫癜。

用法：方中沉香另包研面，在服药前1小时服下（分两次用）。鲜藕捣拧取汁，加水与药共煎，取药汁2碗，早晚各服1碗。

3. 再生障碍性贫血

处方：阿胶、生地、藕节、鸡血藤各12克，黄芪、白芍、地骨皮、人参须、麦冬、当归各9克，黄花倒水莲6克，花蕊石15克。

主治：再生障碍性贫血。

用法：水煎。每日1剂，分3次服。

注：适用于再生障碍性贫血的早期阶段，显效。

4. 白血病

处方：三棱、莪术、黄芩、柴胡各 9 克，栀子、青皮、茯苓各 12 克，鳖甲 24 克，龟板 18 克。

主治：白血病。

用法：水煎服

5. 缺铁性贫血

处方：土大黄 30 克、丹参 15 克、鸡内金 10 克。

主治：缺铁性贫血。

用法：每日 1 剂，水煎服，连服 15 剂为 1 疗程。

注：服药期间忌食辛辣。

6. 肠原性紫绀症

处方：桂枝、赤芍、制乌药各 6 克，桃仁、红花、朱砂各 1.5 克。以上为 10 岁小孩日剂量，可酌情加减。

主治：肠原性紫绀症。

用法：急救时可配合针灸。取穴：人中、承浆、迎春、地仓、印堂、神庭、少商、中冲。每次 3～5 穴。人中、少商、中冲 3 穴则用三棱针刺出血。

7. 坏血病

处方：红果、白糖、黑豆各取 120 克。

主治：坏血病。

用法：将红果、白糖、黑豆加入三杯水煎开后，再加入 120 克黄酒，一次内服。轻者一次，较重者三次后就能治愈。

8. 蚕豆病（过敏性溶血）

处方 1：过江龙根 60 克，黄果根 30 克，生甘草 3 克。

主治：蚕豆病。

用法：水煎服。1~2剂痊愈。

处方2：当归、生地各15克，白芍9克，白茅根、仙鹤草各30克，藕节9克，大枣5枚，马尾针适量。

主治：蚕豆病。

用法：水煎服。每日1剂，分2次服。一般服药2~3天即愈。

9. 甲状腺肿

处方1：浙贝母、海藻、牡蛎各12克。

主治：甲状腺肿大。

用法：共为细面。每服6克，日服2次，饭前服，白酒1盅送下。

处方2：海藻9克，川贝9克，海带12克，法夏4.5克，蛤粉4.5克，青皮4.5克，陈皮、昆布、夏枯草各6克，青木香4.5克。

主治：甲状腺肿大。

用法：清水煎，分2次温服。研末水为丸亦可，量可按比例增加。

注：忌甜味的东西，孕妇禁服。一般大颈软者易治，坚硬者长时间服用。

10. 糖尿病（消渴症）

处方1：原蚕（即晚蚕）。

主治：肾消白浊及上中二消，饮渴不生肌肉。

用法：缫丝煎汤。

处方2：台党参、焦白术、茯苓、麦冬各9克，黄连、黄芩、黄柏、知母、花粉各6克，大熟地12克，当归9克，炙甘草6克。

主治：多食易饥，心悸消瘦，倦怠无力，口舌干燥。

用法：水煎服。两煎的药液混合，分早午晚3次服用。每日 1 剂。

处方 3：生葛根 12 克，天花粉 30 克，知母 30 克，京元参、川黄柏、炒枣仁各 9 克，生白芍 15 克，茯苓 12 克，炒川芎 3 克。

主治：糖尿病。

用法：水煎服，配六味地黄丸。每日吞服 9 克，分早晚 2 次服。

处方 4：熟地 24 克，山药 12 克，山萸 9 克，云苓、泽泻、丹皮、牛膝各 9 克，车前 3 克，附子 6 克，肉桂 6 克，五味子 10 粒。

主治：消渴症。

用法：水煎服，1 日 1 剂，服 4 剂后，加麦冬。

处方 5：黄芪、白术各 15 克，生山药、生地各 30 克，猪胰子 9 克（捣）。

主治：糖尿病。

用法：水煎服。

注：方中猪胰子不能煎服，可将猪胰子捣碎同药汁冲服。

处方 6：熟地 120 克，天花粉、茯苓、甘草各 60 克。

主治：糖尿病。

用法：水煎服。

七、神经、精神系统

1. 中风

处方 1：玳瑁、盐地龙、菖蒲各 9 克，怀牛膝、豨莶草、莱菔子各 6 克，磁石 24 克，紫石英 15 克，代赭石 15 克，旋覆花 6 克，贝齿各 4.5 克，生石决明 4.5 克。

主治：中风。

用法：水煎服。

注：此症最宜潜阳助阴，忌用风药，贝齿即川贝、龙齿。

处方 2：天竺黄 3 克，三七 2.1 克，琥珀 1.5 克，朱砂、乳香、没药各 1.5 克，牛黄 0.3 克，麝香 0.1 克。

主治：中风牙关紧闭、角弓反张。

用法：共研为细末，分为 3 包。再用明天麻 0.6 克、僵蚕 0.6 克、全蝎 0.3 克煎汤，加黄酒 60 毫升、白糖 1.5 克。以此汤送服上药，每次 1 包，日服 2 次。

处方 3：胆星 9 克，竹沥 60 克。

主治：中风痰厥，呼吸困难。

用法：共调匀，频频送服。化痰效果好。

处方 4：用巴豆去壳，纸包捶油，去豆不用，用纸捻作条，送入鼻内，或加牙皂末尤良，或用前纸条烧烟熏入鼻内亦可。

主治：中风痰厥，昏迷猝倒，不省人事欲绝者。

处方 5：皂角末 1.5 克，半夏末 0.9 克，白矾末 0.9 克，为 1 剂。

主治：中风口噤，痰厥，不省人事。

用法：姜汁调服，探吐后加服导痰汤。

处方 6：防风、杜仲、羌活、白芷、川归、川芎、生地黄、白芍药、川牛膝、秦艽、何首乌、蓖麻子、苍术、白术、木通、大风子肉、威灵仙、凶藤、防己、丁公藤各 80 克，荆芥穗、海桐皮、五加皮、天南星、半夏、橘红、桑寄生、天麻、僵蚕、钩藤各 15 克、薄桂、草乌头、甘草节、川乌、猪牙皂角各 7.5 克，两头尖、阴地厥、大蓟、小蓟、理省藤、桑络藤各 45 克，生姜 30 克。

主治：中风瘫痪、口眼歪斜及一切手足疼痛、肢节挛急、麻木不仁等症。

用法：以上各切细，用无灰好酒二斗五升以瓷罐一筒盛酒浸药、以皮纸十数层包封罐口，冬半月、夏七日、秋春十日，每日清晨、午前、午后、临卧各服一大白盏。忌猪、鸡、鱼、羊、驴、马、飞禽、蟹等肉味，及煎熘、油腻、水果、生冷、蒿麦热面一切动气发风之物，甚效如神，万举万全之药也。

处方7：罂粟壳3克，陈皮9克，壁虎、乳香、没药、甘草各7.5克。

主治：瘫痪，手足走痛，非痛勿用。

用法：上为末，每服9克煎服。

处方8：青皮、陈皮、枳壳、桔梗、乌药、人参、半夏、白术、川芎、白芷、细辛、麻黄、防风、干姜、白茯苓、白僵蚕、甘草各18克。

主治：中风，歪斜瘫痪、一切风疾。

用法：上方制作1帖，加姜5片，水煎服。

2. 口眼歪斜（面神经麻痹）

处方1：鳝鱼血调面粉。

主治：口眼歪斜。

用法：先取一小撮长发编成细辫，环耳后，向左歪则环于右耳后，其余头发散在面庞上，然后将上药加热后敷上，外用纸贴之，经过3~5天可以恢复，若未恢复可以再用1~2天。

处方2：蓖麻子30克，上冰片0.9克。

主治：口眼歪斜。

用法：共捣成泥，左歪贴右，右歪贴左即正，如系冷天加干姜、附子各3克。

处方3：熟附子90克，制川乌90克，乳香60克。

主治：面神经麻痹。

用法：将上三味药研成细面，分成8~10包。每日1次，每次1包。临用前加生姜末3克，放入药面内，用开水调成糊状。敷药前嘱患者用热姜片擦患处，擦至局部充血为好，将药敷患处，宽约3公分，用纱布敷盖，胶布固定，嘱患者用热水袋热敷，用药第二天，将药取出不用，另取一包，配制同上，患侧用热姜片擦，用法同上，此包每日1次直至症状完全消失为止。

注：敷药后个别患者有局部皮肤发痒，但不影响治疗，局部敷药后未发现药疹和疱疹，皮肤色无改变。无其他副作用。

处方4：防风、薄荷、秦艽各7.5克，白术4.5克，茯苓、甘草、菊花、羌活、钩藤各9克，天麻、桂枝、黄芪、荆芥、马料豆各6克，当归、枣仁、豨莶草各15克，生姜3片。

主治：面神经麻痹。

用法：头煎药日服2次，以后日服3次。一帖药煎5次。一帖药服完后，停2天再服下帖。

注：马料豆即小黑豆。

处方5：白花蛇一条酒洗净，头尾各去三寸，酒浸，去骨刺，取净肉30克，全蝎、当归、防风、羌活各3克，独活、白芷、天麻、赤芍、甘草、升麻各15克。

主治：手足缓弱，口眼歪斜，语言蹇涩，筋脉挛急，肌肉顽痹，皮肤瘙痒，骨节疼痛，或生恶疮疥癞等疾。

用法：上药锉碎，以绢袋盛贮，用糯米3斗蒸熟，如常造酒，以袋置缸中。待成取酒同袋密封，煮熟置阴地七日出毒，每次温饮数杯，常令相继。服1~2剂见效。多服2剂加以巩固。

处方6：皂角120克。

主治：口眼歪斜。

用法：用水煮皂角约1小时，将水倒出来再添水煮，第二次如前法一样将药水重放在锅内熬成膏状，不可过稀与过稠，摊在布上，如患者向左歪帖在右边，向右歪帖在左边，如口正时不要再帖。服用5~6剂即痊愈。

处方7：巴豆仁1粒（捣泥），白开水1碗，白纸1张。

主治：面神经麻痹（口眼歪斜）。

用法：巴豆泥放入患者手心中，（左歪放右手，右歪放左手），上面再盖上白纸，白纸上面放1碗开水。

注：待嘴歪眼斜牵正过来后，立即将碗端走，巴豆拿去。

处方 8：蓖麻子仁 10 克，鲜芙蓉叶 25 克，冰片 2 克，糯米酒渣（黄酒渣）适量。

主治：面神经麻痹。

用法：上药共捣烂如泥，文火焙热，摊于纱布上，左歪帖右面，右歪帖左面，2 天换药 1 次，一般 3~5 次愈。

注：配合服牵正散效果更佳。

处方 9：鳝鱼血适量，朱砂 9 克，白豆蔻 9 克，蓖麻仁 60 克。

主治：面神经麻痹。

用法：朱砂、白豆蔻为面，加入鳝鱼血、蓖麻子，共捣如糊状，敷在颊车穴上，向左歪敷右，向右歪敷左。或单用蓖麻仁也可。

处方 10：鹅不食草、制川乌、制草乌各等份。

主治：面神经麻痹。

用法：共为面，取少许棉花卷住塞鼻。

处方 11：川芎 18 克，白芷、制川乌、制草乌、当归各 9 克，红花 6 克。

主治：口眼歪斜，病在左侧。

用法：水煎服。

处方 12：川芎、制川乌、制草乌、党参各 9 克，白芷、黄芪各 8 克。

主治：口眼歪斜，病在右侧。

用法：水煎服。

处方 13：猪牙皂角 500 克，醋 150 毫升，麝香适量。

主治：口眼歪斜，颜面神经麻痹。

用法：将米醋放入铜锅煮沸，加牙皂粉适量，边加热边搅动，约 10 分钟即成黄褐色糊状药膏。取 7~8 层纱布敷料一块，摊上药膏，药膏上撒麝香，趁热敷患处，胶布固定，1 日 1 换。

注：如敷此药时再用针刺太阳、下关、颊车、地仓等穴，

效果更佳。风寒外邪，阻滞经络所致的口眼歪斜，病程愈短，疗效愈好。如超过百日，或已火针治疗过则疗效较差。内风则不适宜。避风，忌房事。

处方14：当归、川芎各9克，川乌、草乌各6克，明天麻7.5克，明雄黄12克，细辛4.5克，全蝎3克。

主治：口歪。

用法：以上药共为细末，分为7次服，每天早晨服1次，用白酒送下，成人可用酒30毫升，小儿酒与药酌情用。

3. 半身不遂

处方1：松毛500克，烧酒1500毫升，浸半月。

主治：半身不遂。

用法：随意日服2次。轻者1个月见效，重者3个月见效。

处方2：榕树倒悬须60克，鸡蛋1枚。

主治：半身不遂。

用法：用水3碗煎至1碗作1次服。服2~3次见效。

处方3：黄芪、川牛膝各30克，桃仁、红花、桂枝各9克，蚯蚓、木瓜各12克，赤芍15克。

主治：半身不遂。

用法：水煎服。

处方4：白薇15克，泽兰9克，山甲6克。

主治：脑出血卒中。

用法：水煎服，每日服1~2剂。服1~2个月见效。

处方5：青风藤、丁公藤、桑络藤、菟丝藤、天仙藤、钩藤、阴地藤各120克，忍冬藤、五味子藤各60克。

主治：老年痛风，中风左瘫右痪，筋脉拘急，日夜作痛，叫呼不已等症，其功甚速。

用法：上方药细切，以无灰老酒1大斗，用一瓷缸盛之。其药用真绵包裹，放酒中浸，密封罐口，不可泄气，春秋七日，冬十日，夏五日。每服 1 盏，日 3 服，病在上食后及卧后服，病在下空腹食前服。服用 2~3 剂即有效。

处方 6：鳖甲、鹿茸、乳香、没药、绒花树皮各 6 克。

主治：左瘫右痪。

用法：上五味各为细末，合一处研匀。制后分为两服，五更黄酒送下，1 服 15 克。男子至重者，两服出汗，女人至重者用 1 服，神效。

处方 7：熟牛骨髓 1 碗，炼熟蜜 500 克，两味滤过。入炒面 500 克，炒干姜末 90 克。

主治：瘫痪。

用法：上药搅匀，制成丸，如弹子大。1 日服三四丸，细嚼咽下，特效。

处方 8：当归、白芍、生地黄、牛膝、秦艽、木瓜、黄柏、杜仲、防风、陈皮各 30 克，南芎、羌活、独活各 24 克，白芷 21 克，槟榔、油松节各 15 克，肉桂、甘草各 9 克，久痛加虎胫骨 24 克、苍术 30 克。

主治：瘫痪腿疼，手足麻木不能移动者。

用法：上锉入绢袋内，入南酒或无灰酒，重汤煮一炷香为度。早晚随量饮之，不忌诸物。2~3 剂即显效。

处方 9：茯神、陈皮、枳壳、牛膝、熟地黄、肉苁蓉、白茯苓、当归、山药、吴茱萸、防风、人参、沉香、广木香、乳香（炙）各 21 克，没药、小茴、大茴、缩砂仁、红豆、白术、草果、黄芩、杏仁、甘草、猪苓、黄芪、三棱、莪术、半夏、南星、牡丹皮、槟榔、青木香、官桂、泽泻、栀子、大腹皮、红曲、天门冬、白花蛇各 15 克，荆芥穗、苍术、川乌各 9 克，藿香、山楂、白芷、白附子、软石膏、羌活、薄荷、木瓜、木通、葛根、山茱萸、独活各 12 克，香附、破故纸（炒）、虎胫骨（酥炙）、枸杞子、川芎各 18 克，良姜 7.5 克，川椒 6 克。

主治：男妇左瘫右痪，口眼歪斜，手足顽麻，筋骨疼痛，一切诸风，痔漏，寒湿脚气疝气，十膈五噎，胎前产后，子宫久冷，赤白带下，不受胎孕，经水不调，气滞痞块，其功不能尽述。

用法：上 74 味，修合一处，将药绢袋盛，外用蜂蜜、核桃仁、红枣各 500 克，同小黄米烧酒，共装入一大坛内，竹叶封固 7 日，下锅煮约 3 炷香取出，土埋二七天去火毒。制成药酒后，每早饮 1 小盅。

处方 10：凌霄花 120 克，黄芪 90 克，防风 4 个，桂枝 4 个。

主治：半身不遂。

用法：用母鸡 1 只，煎汤去油，用汤煮药作 1 次服，出微汗，将药入鸡内也可，约 4~5 日服 1 次，3 次神效。

处方 11：虎骨、朱砂、血竭、乳香、没药各 15 克，金钱白花蛇 2 条，全蝎 18 克，马钱子 200 克，大枣 500 克。上药如法炮制，研末枣泥为丸，豆粒大小。

主治：中风不语，瘫痪，麻木不仁，风湿关节炎，坐骨神经痛无论病程长短。

用法：每天早晚各 3~4 丸，女用黄酒，男用白酒为引，不会饮酒者用开水送下，但药力稍弱，如常服 3~4 丸无知觉，可渐增至 6~8 丸。

注：忌大蒜、猪头肉、公猪肉、母猪肉及鸡、鱼、虾、白糖、甘草、绿豆等。此药有毒性，服用一定不要过量，如见牙关紧闭、四肢抽动、烦躁不安等症状，可急服白糖凉开水或甘草水，一次即解。

4. 坐骨神经痛

处方 1：当归、川芎、白芍、红花、桂枝各 9 克，威灵仙、白芷各 6 克，龙胆草 4.5 克，甘草 3 克，川牛膝 12 克。

主治：坐骨神经痛。

用法：水煎服。

处方 2：蜈蚣 6 克，全蝎 4 克，僵蚕 4 克，穿山甲 9 克，当归 9 克，赤芍 6 克，麻黄 3 克，川军 3 克，芒硝 3 克，黄酒 500 毫升。

主治：坐骨神经痛。

用法：酒煎服，1 日 2 次。7~15 剂愈。

处方 3：蜂房、麻黄、黄柏、川椒各 4 克，寄生 9 克。

主治：腿痛，坐骨神经痛。

用法：茶叶少许水煎服。1~2 剂痊愈。

处方 4：狗胫骨 500 克、当归、千年健、威灵仙、百步拿、大枣各 120 克，川乌、草乌各 9 克，细辛 15 克（用制过川草乌）。

主治：坐骨神经痛

用法：狗胫骨焙焦存性，大枣去核，诸药共为细面，炼蜜为丸，如黄豆大。每日早晚各 1 服，每次 15~20 丸，开水送下。

处方 5：马钱子 120 克、虎骨、全蝎、乳香、没药、血竭花、兜茶各 9 克，白花蛇 2 条，大枣 180 克。

主治：瘫痪，半身不遂。

用法：马钱子与黑豆同煮去皮，再用砂子炒黄碾细面，白花蛇放在烧热的砖上醋炙 7 次研细末，虎骨砂炒碾细面，再将上药研细末，大枣去核，同药一处捣之为丸，如梧子大小，每次服 10 丸，每天 1 次。

处方 6：虎骨碎、鹿筋、川乌、草乌、秦艽、威灵仙、松节碎、续断各 30 克，白花蛇一条、桂枝 45 克，龟板 60 克，杜仲 90 克，透骨草 60 克，大当归 45 克，枸杞 60 克。以上药用好酒 2 公斤泡，凡患者都可服之。

主治：左瘫右痪，半身不遂，风湿性四肢疼痛。

用法：病在上部者饭后服，病在下部者饭前服 15 毫升，日服 3 次。

注：孕妇禁用。

处方7：蜈蚣3条，地龙、忍冬藤各15克，乌梢蛇、地鳖虫各9克，全蝎6克，鸡血藤25克，络石藤20克，黄芪90克，丹参30克。

主治：偏瘫。

用法：血压偏高者加珍珠母、磁石、牛膝，肢体麻木者加姜黄、桑枝，语言不利者加菖蒲、生蒲黄，痰盛者加天竺黄、南星等。水煎服，日服1剂。

5. 偏正头痛

处方1：萝卜刨丝压取其汁。

主治：偏正头痛。

用法：令病人仰卧，在痛的一边鼻孔滴3滴，晚间再滴3滴，左痛滴左，右痛滴右，左右俱痛，两鼻同滴，日滴一次，不过六七日而愈，永不复发。

处方2：樟脑3克，冰片0.6克。

主治：偏头痛。

用法：将上药放碗底，用火点着，鼻嗅其烟，左痛用左鼻孔嗅，右痛用右鼻孔嗅。1天嗅3次，1次嗅3回。立即见效。

处方3：斑蝥3个，鲜山药6克。

主治：偏头痛，或左或右，痛在一侧。

用法：上2味共捣如泥，选核桃壳半个，把药装入壳内，平面对准痛侧太阳穴处，外用胶布固定，待痛止可立即将药取下。

注：此方有毒勿过量。

处方4：香附、柴胡各9克，夏枯草30克，石决明、珍珠母、怀牛膝、白芍各15克，杭菊花12克，甘草7.5克。

主治：偏头痛。

用法：水煎服。

处方5：牛黄1.5克，花椒9粒。

主治：偏头痛。

用法：研为末，用棉花包，左边痛，塞于右鼻孔，右边痛，塞于左鼻孔。

处方 6：红皮白心萝卜 1 只，削如手指大小。

主治：剧烈偏头痛。

用法：用竹针在萝卜上端刺一小孔，孔内放冰片末少许。右侧头痛塞右鼻孔，左侧头痛塞左鼻孔，吸气 3 分钟。立即见效。

处方 7：生附子 15 克，盐 15 克。

主治：偏正头痛。

用法：共研细末，以干净布包熨痛处，如觉冷，可稍炒热。用 1 小时后即见效。

处方 8：藁本 4.5 克，菊花、鲜石斛、黄芩、淡豆豉各 6 克，薄荷 4.5 克，甘松 3 克，大葱白 9 克。

主治：前额痛。

用法：水煎，日服 2 次。服用 2 日即愈。

处方 9：川芎 45 克，蔓荆子 12 克，北细辛 3 克，桂枝 3 克，甘草、生黄芪各 6 克，生姜 3 片。

主治：头额暴痛如劈。

用法：水煎服。服后即愈。

处方 10：天灵盖 3 克，三七 6 克，白酒 180 毫升。

主治：长期头痛。

用法：将前 2 味研末，分 3 次白酒冲下。日服 1 次，1~2 剂即愈。

处方 11：千年健、透骨草、追地风、一枝蒿各 6 克。

主治：头痛。

用法：上药用纱布包好，水熬数沸洗头。当时即效，数次即愈。

处方 12：辛夷、荆子、二花、川芎、土茯苓、防风、细茶叶各 30 克。

主治：雷头风，症状头炸痛如破，甚至在痛处起疙瘩。服别药无效，应服此药。

用法：水煎服。服后即见效，数剂即愈。

处方 13：川芎、冰片各 10 克，防风、白芷、僵蚕、菊花、藁本、羌活各 15 克，蚕砂 20 克，蔓荆子 12 克。

主治：头痛。

用法：将上药杵为粗末，武火熬沸 10 分钟即可熏 10~15 分钟。1 日 3 次，1 天 1 剂。

处方 14：川羌活 9 克，香白芷 6 克，川乌、草乌各 4.5 克。

主治：偏头痛。

用法：以上 4 味焙焦，共研细末成粉状，分 9 次服。每日 3 次，饭前服之，白开水送下，须避风 3 天，1 副即愈。

处方 15：斑蝥 1 个去头足，杏仁半个，官粉如杏仁大，独头蒜如小杏仁大。

主治：偏头痛。

用法：上药共捣如泥贴太阳穴处，用膏药或胶布贴都可，10 分钟去掉。贴后或起泡或不起泡都无妨碍，贴上立即止痛又能除根。

处方 16：荆芥、防风、白芷、川乌、青盐各 9 克，细辛、川芎各 4.5 克，苍耳子为引。

主治：偏头风。

用法：将上药煎服后，将药渣再加苍耳子 500 克，置锅内熬，熬好去渣，将药水添入老尿罐内，将棉衣盖在头上，将头放尿罐口上乘热气熏蒸，勿令泄气，令痛处汗出即愈。

处方 17：红矾、分葱白、麝香，以上 3 味药各少许。

主治：风火头痛。

用法：以上 3 味药，再用大枣共捣如泥，合成 1 小丸，用棉花塞入鼻内。

注：有毒勿入口。

6. 癫痫

处方 1：葛根、郁金、木香、香附、丹参各 30 克，白胡椒、白矾、皂角仁各 15 克，朱砂 5 克，胆南星 30 克。

主治：癫痫。①情绪刺激导致者；②脑膜炎后遗症者；③先天遗传引起的癫痫。本方对寄生虫引起的癫痫无效。

用法：上药研末和匀为散，装瓶备用。7 岁以下每次服 1.5 克；7 岁以上每次服 3 克；16 岁以上每次服 7 克。早晚各服 1 次，30 天为 1 个疗程。

注：7 岁以下不用白胡椒。连续服药 30 天，发作次数无减少、症状无减轻和未好转者为无效，应停药。

处方 2：木耳 120 克，红糖 30 克，蝉蜕 6 克，钩藤 6 克，胆南星 4.5 克。

主治：久患严重痫症。

用法：将红糖拌木耳煮熟食，余药水煎去渣，空腹服，连吃 1 个月后即愈。

处方 3：白花桃叶 18 片。

主治：癫痫。

用法：将叶捣烂，整的也可，水煎数沸成液汁约 300 毫升。于病发时，即用此液 1 酒盅，兑开水少许，温服 3~4 次，此为 1~2 岁之量，每次单用 2 片叶煎 1 次即可。服后即有效。

处方 4：薄荷 1.5 克，防风、黄连、荆芥、胆南星、清半夏各 3 克，金银花 6 克，巴豆 2 粒。

主治：癫痫。

用法：将上药共研极细末，再合白面 360 克、芝麻 120 克，烙成焦饼。发病前每日早晚 3 次服完，服后如病愈，则病人想再吃，可继服。

注：本方对少年儿童羊痫风症，效果显著。

处方 5：九节菖蒲 1 味，不拘多少。

主治：癫痫。

用法：上药以木臼杵为细末，不可犯铁器，用黑猪心，以竹刀剖开，沙罐煮汤送下，每日空腹服6~9克。

处方6：鲜桃花一大把，小米30克。

主治：癫痫。

用法：鲜桃花和小米加水3碗，熬成桃花粥，1次服完。每天如此，连服3年，服药后有腹泻现象，勿虑。

处方7：胆竹丸。赤金20张，明天麻、明雄黄、天竺黄、胆南星、牡蛎、血竭花、全虫、甘草各9克，槐子60克，柏子仁30克，石决明12克，全当归60克。

主治：癫痫者属阴，六脉沉细，寸脉微浮，心中惊悸，抽搐，口中吐出白沫重或吐红沫者用胆竹丸。

用法：共为细末，水泛为丸，如黄豆大，朱砂50克为衣。1天2次，每次用50粒，用过半月后减去30粒，每服20粒。

注：忌刺激物。

处方8：当归、川芎、白芍、怀牛膝、白术、黑姜、黄芪、吴萸、桂圆肉、大枣、桔梗、故纸各10克，肉豆蔻5克，肉桂6克，党参30克，生姜3片。

主治：癫痫，女性者效更佳。

用法：另取一只家养小黑狗，杀死去皮毛肠杂同上药共煎，吃肉喝汤。一般吃两剂愈。

注：若症见虚寒者上方再加入附子6~9克，其余无加减。此方可根治癫痫。

处方9：火头鱼1条，臭椿树条1根。

主治：癫痫。

用法：将臭椿树条插入鱼的肚内，外用胶泥块（黏泥）包住，放火灰内烧熟吃肉。

处方10：红花6克，黄芩30克，甘草24克，大黄54克，巴豆60个（去油）。

主治：癫痫。

用法：共为细面，蜜为丸如绿豆大。成人每次服20粒，早晨空腹服。小儿、老人体弱者减量。

处方 11：癞蛤蟆、鸡蛋各 1 个。

主治：癫痫。

用法：将鸡蛋装入癞蛤蟆肚内，先将鸡蛋上扎一些小孔，用面把蛤蟆嘴糊住，放在火内烧熟，取出吃鸡蛋。

处方 12：柴胡、枳壳、云皮、茯神、钩藤、白羚羊角各 30 克，川连、朴硝、桔梗、半夏、天竺黄、栀子、防风、胆南星各 24 克，天麻 21 克，僵蚕 45 克，全虫 9 克，甘草 9 克。

主治：羊痫风。

用法：共为细末，炼蜜为丸，朱砂为衣，如桐子大。每次 6 克，每日服 2 次，姜汤送下。服 1 料除根。

处方 13：胎羊 4 只，当归、白芍、丹皮、明天麻各 15 克，熟地、胆南星、天竺黄各 9 克，生地 30 克，青黛 4.5 克，滑石 18 克，沉香 6 克。

主治：羊痫症。

用法：蜂蜜为丸，朱砂 9 克为衣，每日服 3 次，每次 9 克。如在 20 岁以下每服 6 克。

7. 精神障碍

处方 1：将公鸡 1 个，追累死，立即将心取出。再与朱砂 4.5 克，琥珀 4.5 克，赤金箔 3 张。

主治：癫狂。

用法：上药合在一起，捣泥，当时用井内凉水冲服，1 次用完。服后 2~3 月即痊愈。

处方 2：藜芦 45 克，苦丁香 45 克，栀子 9 克，连翘 9 克，白芍 9 克。

主治：癫狂。

用法：水煎服。服后 2 个月即愈。

处方 3：甘草 60 克，小麦 150 克，大枣 20 枚，生龙骨、生牡蛎各 30 克。

主治：喜怒哭笑无常。

用法：水煎服。

处方 4：①黑山栀 15 克，珍珠 0.3 克。②雷公木根、漆奴木根、黑米木根各 90 克，香附 9 克。

主治：精神失常，狂凶多怒，张目骂詈，不识亲疏，喜怒无常，歌哭无度，秽洁不知。

用法：用水 1 碗，煎取大米 1 碗，以药汤中加珍珠末和匀，作 1 次服下。或用水 1000 毫升煎至 500 毫升，1 日分 3 次服。

处方 5：蛇泡草 60 克。

主治：突然狂笑不止。

用法：洗净熬水，和甜酒适量内服。服后 1 月即愈。

处方 6：胆南星 9 克，公鸡心 1 个。

主治：精神失常，善哭不休。

用法：把公鸡杀死，取心切开，把胆南星放入，用白线扎好，入笼蒸半小时。连汤带心 1 次温服。

处方 7：炒远志、炒枣仁、茯神各 120 克，飞朱砂 12 克。

主治：精神恍惚，如痴如呆，语无伦次，举动失常。

用法：共研末。每日早晚各服 1 次，每次 6~9 克，用温水冲冰糖送服。服后 1 月即愈。

处方 8：青礞石、海浮石、盐黄柏、黄芩、代赭石、菊花、二丑各 12 克，竹茹、生栀子、天花粉、麦冬、知母各 9 克，大黄（后下）、芒硝（冲服）各 15 克。

主治：狂症。痰火实盛型。

用法：水煎服，日服 1 剂。

处方 9：栀子、龙胆草、元参、柴胡、郁金、白芍、地龙、菊花、麦冬、知母、女贞子、二丑、大黄（后下）、芒硝（冲服）各 12 克，生地、代赭石各 15 克。

主治：狂症。火盛阳亢型，发病急剧，运动兴奋，言语错乱，情感高涨，不食不眠，骂詈不避亲疏，夸大妄想，面红目赤，神志迷惘，大便干结。舌质红，苔黄燥，脉洪数或弦数。

用法：水煎服，日服 1 剂。

处方 10：柴胡、木香、赤芍、红花各 9 克，茯神、郁金、当归、生地、川芎、桃仁、丹皮、合欢皮、远志、柏子仁、女贞子各 12 克，龙齿 15 克。

主治：狂症。气滞血瘀型，症见狂乱无知撕衣毁物，精神恍惚。

用法：水煎服，日服 1 剂。

处方 11：巴豆 12~14 个，川大黄 15 克，白面 15 克。

主治：精神分裂症。

用法：巴豆去皮，放锅内微焙，以巴豆发热为度，白面炒黄，然后 3 药合一处共为细面。早上空腹时以冷开水 1 次冲服。

注：①上 3 药服后均出现吐泻现象，一般无需处理。若个别病例出现脱水现象，可用二花 12 克、麦冬 9 克、甘草 6 克煎水服下。②孕妇、体弱患者禁用，服药后忌食绿豆、小米、荞麦面、大蒜及油腻不易消化食物。③适用于狂躁型精神病患者，癔病禁用。

处方 12：陈皮、鳖甲、元胡、桃仁、枳实各 9 克，红花、木香、甘草各 3 克，三棱、莪术各 6 克，二丑 12 克，上大黄 24 克。

主治：中年疯狂歌唱，蹬高漫骂不避亲疏。

用法：童便黄酒为引，以泻为度，如便出白色稠黏条者佳。水煎服，日服 1 剂。服后 1 年即愈。

处方 13：生黑白丑 30 克，熟黑白丑 70 克，香附 50 克，臭芜荑 2 克。

主治：各型精神病伴有内脏疾患如心脏病、肺结核、胃肠道病和一般身体虚弱者。

用法：隔日 1 次，每次 15~25 克，早晨空腹时服。

注：服后 2 小时出现一般腹泻症状，不要急于用止泻药。

3~5 剂即愈。

处方 14：滑石 70 克，巴豆 30 克。

主治：各种原因所致的精神病。

用法：巴豆除去外皮和内脂膜后，炒至黄色，放入石臼内捣烂。隔日 1 次，每次 0.5~1 克，早晨温开水冲服或混入食物中服下。

注：孕妇、体弱、肺结核内出血的精神患者忌用。禁用凉开水服。服 2~3 剂即愈。

处方 15：姜黄、郁金、蝉蜕、明雄黄、槟榔各 30 克，巴豆、大风子各 60 克。

主治：狂躁型精神病、抑制型精神病、小儿惊风、抽搐等。

用法：分 6 次配制，先放石臼内捣至红色，加入适量面、醋制成硬糊。制成梧子大小的丸剂，晒干备用。隔日 1 次，每次 3~8 丸，早晨温开水空腹送服。

8. 健忘

处方：龟板、龙骨各 60 克，远志、石菖蒲各 30 克。

主治：健忘。

用法：共研细末，水泛为丸，如小绿豆大，白开水送下，1 次服 3 克，1 日服 3 次。

注：久服益智，健脑。

9. 体弱惊悸

处方 1：鹿角胶 500 克，鹿角霜、熟地黄各 250 克，川牛膝、白茯苓、菟丝子、人参各 50 克，当归身 120 克，白术、杜仲各 60 克，炙龟板 30 克。

主治：气血虚弱，两足痿软，不能行动，久卧床褥之症，显效。

用法：上为细末，另将鹿角胶用灰酒三盏烊化，为丸如梧桐子大，每服 100 丸，空腹，姜盐汤送下。服后 1 个月即愈。

处方 2：川归、生地黄、远志、茯神各 15 克，九节石菖蒲、黄连各 7.5 克，牛黄 3 克，辰砂 6 克，金箔 15 片。

主治：忧愁思虑伤心，令人惕然心跳动、惊悸不安之症。

用法：上药前 6 味研细，入牛黄、辰砂二味末，猪心血为丸如黍米大，金箔为衣。每服 50 丸，煎灯芯汤送下。

处方 3：朱茯神、枣仁、远志、柏子仁、炙黄芪、益智仁、生龙骨各 9 克，枳壳 4.5 克，当归 6 克，山药 12 克，石菖蒲 4.5 克，生牡蛎 9 克。

主治：体弱惊悸。

用法：水煎服。

10. 失眠

处方 1：白芍 60 克，鸡肝 1 具。

主治：失眠。

用法：先煎白芍去渣后，把鸡肝捣烂，煎汤服。服 2~3 剂即愈。

处方 2：黑芝麻 30 克，明天麻、焦黄柏各 12 克，破故纸 15 克，焦枣仁、大枸杞各 24 克，白茸片 1.5 克。

主治：头痛失眠。

用法：共研细末，炼蜜为丸，早晚各服 4.5 克，开水送下。如头痛甚者加羌活、藁本，失眠甚者加重焦枣仁，记忆力减退者，加重茸参。服后 2 天即愈。

处方 3：猪脊髓 1 具，黄酒 500 毫升。

主治：虚劳头昏脑痛。

用法：将猪脊髓切碎，同黄酒放砂锅内煮烂，分二三次食。

11. 气厥

处方：建菖蒲、天竺黄、丝瓜络、郁金各 6 克，胆草、黄芩、丹皮、瓜蒌壳各 9 克，香附 15 克，川连 3 克。

主治：大怒气厥抽风，牙关紧闭，握拳，不省人事。

用法：清水煎服。分 2 次，每隔 6 小时 1 次温服。

注：忌食酸涩食品。

八、运动系统

1. 腰背胸足关节痛

处方 1：青砖烧红，浇醋于砖上，以草鞋放上面，再将患脚放在草鞋上。

主治：行走远路致足肿痛。

用法：每日 2 次。用 2~3 日即愈。

处方 2：生川乌、白芷、甘草各 15 克，细辛 9 克。

主治：脚后跟疼属受寒引起。

用法：共为细面，水调成糊，涂脚心。

处方 3：熟地黄 24 克，山药、山萸肉各 12 克，牡丹皮、茯苓、泽泻、桂枝、制附子各 9 克。

主治：肾虚足跟痛。

用法：水煎服。

处方 4：青砖 1 个，醋 500 克。

主治：脚后跟痛。

用法：将砖烧热，把醋倒在砖上，足穿布鞋急速踏于砖上，利用醋气蒸熏，每日 3 次。

注：本方对足后跟生骨刺疼亦有效。

处方 5：牛膝、甘草、苍术、麻黄、乳香、没药、全蝎、僵蚕各 39 克，马钱子 30 克，为 1 料。

主治：腰及四肢疼，全身麻木。对羊角风、吊线风、紧口风、产后风亦有效。

用法：上药共炒。马钱子煮放绿豆 1 把，绿豆煮得开花为好，然后剥去黑皮，切成薄片，经 2~3 日晒干后，再用炒锅掺砂土炒至黑色。以上药共碾为细面备用。一般成人 1 次 2.4~2.7 克，6~15 岁 1 次 0.6~1.2 克，每日 1 次，黄酒 90 毫升或白开水送下。睡前空腹服后，坐半小时再睡。

注：用药期间及用药后 3~4 日内，忌腥荤、茶叶、生冷、绿豆等。

处方 6：当归、丹参、乳香、没药各 15 克，柴胡、郁金各 6 克，瓜蒌皮 12 克，薤白 9 克。

主治：肋间神经痛。

用法：水煎服。一般 3~10 剂痊愈。

处方 7：香附、柴苏梗、生姜各 9 克，葱白 5 寸。

主治：胁痛。

用法：水煎服。

处方 8：当归、青皮各 15 克，白芍 30 克，苦楝子 12 克，枳壳 9 克，甘草 6 克。

主治：胁痛。

用法：水煎服。

处方 9：茺蔚子、何首乌各 15 克，薏仁 24 克。

主治：手臂膀背风痛。

用法：上 3 味煎水，用水煮鸡蛋吃。一般 2~3 剂即愈。

处方 10：黄芪 12 克，当归、葛根各 9 克，麻黄 3 克，杭白芍、炙甘草、桂枝各 6 克，生姜 1 片，大枣 1 枚。

主治：肩背痛。

用法：水煎服。服后 1 个月即愈。

处方 11：生黄芪 7 克，全当归、生白芍、川芎、桂枝节各 9 克，甘草节 3 克，桑枝叶、松枝节、苏梗节、竹枝节各 3 个。

主治：手关节痛。

用法：水煎服，1 日 2 次。服后 2 天愈。

处方 12：凤仙花根 12 克。

主治：各种筋骨痛。

用法：用白酒 12 毫升，入凤仙花根将酒燃着，待热涂痛处，连涂数次。用 3~5 次即愈。

处方 13：红砒 3 克，艾叶、透骨草各 9 克。

主治：寒腿沉疴。

用法：共为细末。用纸包成一个长包，外用纱布重包，用线缝好，装入袜子内，垫在脚心下。白天穿，夜晚可以脱下，10 天换 1 次，轻者 1 料，重者 2 料愈。

注：有毒，禁入口。

2. 鹤膝风

处方 1：吹风停 15 克，紫荆皮 30 克，金雀根 45 克。用母鸡汤煎服，患病日久，上下腿细如鹤腿状，可用如下药服之。桂枝 15 克，牛膝 9 克，川羌 9 克，黄芪 30 克，防风 7.5 克，独活 9 克。

主治：鹤膝风痛不可忍。

用法：用母鸡煎服。

注：吹风停即凌霄花也。

处方 2：老鼠扒出洞口的细土同粗糠面子用炒锅炒热喷大曲酒，用布包着暖患处，1 日暖 1 次，10 天即有特效。内服和解凝物：熟地、川牛膝各 15 克，鹿角胶、川木瓜各 9 克，全归 24 克，桂南 3 克。

主治：鹤膝风。

用法：水煎服。如有发冷或疼痛加川芎 6 克。服 3~5 剂即愈。

处方 3：砒霜、轻粉各 0.6 克，冰片 1.2 克，独头老蒜 1 个，千夫土 1 小撮。

主治：鹤膝风。

用法：上药为 1 次量。将 4 味粉末捣碎，与独头蒜汁调和，做成 2 个铜板样的圆饼，敷在肿起的内外膝眼上。用 3~5

剂即愈。

注：该药剧毒，勿入口。

3. 风湿痹痛

处方 1：黄槿、金银花叶、金针各 30 克，冰糖 9 克。

主治：风湿热痹或痹痛（急性膝关节肿痛）。

用法：每日 1 剂，水煎 2 次，饭前服。

注：如有腹泻应停药。

处方 2：猪腰子 7 个，补骨脂 30 克。

主治：腰痛。

用法：将猪腰子破开，补骨脂装入腰子内，用线捆紧，微火烧焦为面。每服 9 克，黄酒 1 盅送下。

处方 3：鳝鱼 500 克，黑豆 500 克，红糖 250 克，胡椒 3 克。

主治：腰痛。

用法：先将黑豆蒸熟，胡椒捣成面，加入鱼、红糖共捣如泥，做丸如桐子大。每次 30 克，早晚各服 1 次，开水送下。

处方 4：马钱子 30 克，血竭花 120 克。

主治：风寒湿痹，腰腿疼痛，四肢麻疼。

用法：马钱子用香油炸焦黄色，捞出同血竭共研为细面，分 60 次，每日早晚各 1 次，白水送下。服半料或 1 料即愈。

注：服后如有头晕感觉，即须减量服。

处方 5：当归、防风、川芎、桂枝尖、秦艽、炙甘草各 15 克，台参、寄生、白芍、木瓜、茯苓、钩藤、元肉、红枣各 30 克，焦白术、牛膝、苍术各 18 克，熟地 60 克。

主治：风湿骨痛，半身不遂。

用法：上药用三花酒泡 1 月。早晚每服 30～60 克。有特效。

处方 6：川乌、防风、白芷、穿山甲各 9 克，细辛 6 克，麝香 0.9 克，陈艾绒 30 克。

主治：风湿，筋骨疼痛，麻木。

用法：共研极细末。用纸卷成条，点燃，隔布灸痛麻木处。用2~3剂即愈。

处方7：棉花籽、九头松、石菖蒲、樟树姜、七星剑、槐树皮、万年霜、艾叶、枫树皮各30克。

主治：风湿。

用法：合酒捣烂炒热包敷患处，疗效显著。

处方8：鲜透骨草叶，捣如泥状。

主治：风湿性关节炎。

用法：涂患处1~2小时。

注：局部皮肤反应，红肿起泡，烧灼疼痛。严密消毒，刺破水泡，纱布包裹7~10天即愈。

处方9：白花子、川乌、草乌、江子霜、蟾酥、透骨草、杜仲炭各等份为细末。

主治：风湿性关节炎。

用法：以人乳调和成膏，摊布上，敷患处，约20小时内，患处奇痒，或出现水泡时即去药。俟泡消失后，再敷之，五六次即可痊愈。

处方10：肉桂、干姜各120克，白胡椒、细辛各60克，公丁香、生川乌、生草乌、甘松各30克，蜂蜜500克。

主治：风湿性关节炎。

用法：除蜂蜜外，诸药共为细末，再把蜜炼成膏将药末纳入蜜膏内，拌匀即成。将药摊在白布上，贴患处，再以绷带包住，不可中途解开。

注：患处有湿热感和奇痒，这是正常现象。经过这个阶段，病情即将好转。

处方11：甜瓜子250克，螃蟹500克，红糖200克。

主治：周身痛。

用法：上药焙黄研面，与红糖拌匀，饭后开水冲服。每次6克，日服2次。

处方 12：角蒿 500 克，当归 12 克，威灵仙、川牛膝、制川乌、制草乌各 9 克，白酒 500 克。

主治：筋骨痛。

用法：上药加水 7 碗，取浓汁 2 碗，过滤，同白酒混合装瓶内。每服 1 盅，日服 3 次。

处方 13：桑枝（鲜）15 克，丝瓜络、豨莶草、桂枝各 9 克，黄芪、党参各 15 克，甘草 3 克。

主治：手指疼痛不能握。

用法：水煎服。

处方 14：丝瓜子 210 个、当归、金银花、草决明各 30 克，蜈蚣 1 条，天花粉 60 克。

主治：筋骨痛。

用法：共为细面。每服 3~9 克，开水冲服，服后喝白酒 1 盅，以助药力，每日 2 次。

处方 15：当归、川黄连、核桃仁各 9 克，生姜少许，白凤仙花子 30 克。

主治：风湿流注关节疼痛。

用法：以上药共为细面。人乳调和为糊状。涂于痛处皮肤上，约半小时见功效，然后把药擦掉，不愈者。可再涂 1 次。

注：涂药后 10 分钟左右即感觉热疼起泡。此药有毒，不可入口。

处方 16：①汤剂：蜈蚣 2 条，炙乌梢蛇、僵蚕、露蜂房各 9 克，全蝎、细辛各 3 克，地龙、老鹳草、牛膝、当归各 10 克、蜣螂虫、炙豹骨、制乳香、没药、甘草各 6 克、制川乌 2 克。②胶囊："万节通痹方"汤剂原方再加麝香 0.3 克，羊肝 15 克，海狗肾 3 克，生黄芪 15 克。③膏剂：蜈蚣 5 克，炙乌梢蛇 10 克，全蝎 5 克，僵蚕、地龙、蜣螂虫、炙豹骨、露蜂房、细辛、牛膝、乳香、没药、马钱子各 10 克，麝香 0.5 克，蟾酥 2 克，冰片 3 克，白及 20 克，三七 5 克，大黄 10 克。

主治：类风湿性关节炎。

用法：①汤剂：水煎服，1日1剂，文火久煎，共3次，过滤为450毫升，分3次饭后微温服，服药后口内可含肥生姜片，消腥气。每次由1克逐渐递增为6克，每日服4次，第四次宜在睡前服，其余饭后服，以减轻夜间关节痛及次日晨僵。②膏剂：上药共为细末，兑匀装瓶封固备用。一般早期急性炎症活动期用上药粉加陈醋适量，调为糊状外涂于患关节处，1日1次。若慢性稳定期用生姜30克，鲜葱白带须30克，共捣为泥，混合上药粉，加适量黄酒调匀为膏状。外敷于关节患处加绷带固定，3日换药1次。

注：本方3种剂型，早期、急性活动期汤与膏配合应用；稳定期、晚期宜三种剂型结合应用。

处方17：当归、白芍、大白、东山楂、草果、地风、千年健、荆芥、防风各24克，白术、云苓各21克，杜仲、川牛膝、川乌、草乌、川断、透骨草、伸筋草、木瓜、马钱子各30克，鹿茸10克，麝香1克，驼茸6克，粮食酒1500毫升。另一方有川芎15克，苍术15克。（驼茸无也可。）

主治：瘫痪，高血压偏瘫后遗症，小儿麻痹症，坐骨神经痛等。

用法：上药共研粗末，放入酒内，密封7天即可。令患者每服5毫升左右，日服2次。

九、其他疾病

1. 脑炎

处方1：巴豆霜15克，真西黄2克，西月石5克，明雄黄7克，全蝎30克，胆南星20克，川贝母10克，天竺黄10克，麝香1克。

主治：脑炎。适用于重型乙脑，脑水肿形成高热神昏，动风痉厥，厥深热深，喉间痰鸣如嘶，气道壅阻有窒息之虞者，无论热痰湿痰皆相适应。

用法：共研细末。密封干燥贮存。每次 0.3~0.6 克，温开水调鼻饲，以大便通利为度，每一泻而痰消神苏，履险如夷。服后 1 个月即愈。

处方 2：川牛膝、车前草、连翘、大青叶各 30 克，生赭石 45 克，杏仁 15 克。

主治：乙脑极期，神昏痉厥，舌伸脸浮，脑水肿形成。

用法：每日 1 剂，煎成 200 毫升鼻饲。重症可日服 2 剂。服 3~5 剂即愈。

处方 3：金银花、连翘、菊花各 12 克，全蝎、防风各 6 克、荆芥、薄荷、桑叶各 9 克，石膏 30 克。

主治：乙型脑炎初期，发热，恶寒。

用法：水煎服。

处方 4：藿香、龙胆草各 12 克，佩兰、知母、黄芩各 15 克，草果、黄连、甘草各 9 克。

主治：乙型脑炎偏湿型。体温不高，舌质淡苔滑。

用法：水煎服。

处方 5：生石膏 500 克，知母、粳米、甘草各 30 克。（神昏者加金银花、白茅根、青连翘各 30 克。）

主治：乙型脑炎燥热型，口渴，心烦，出大汗。

用法：水煎。徐徐服下，可在一天内服完。

处方 6：龙胆草、钩藤各 15 克，生石膏 120 克，黄连、丹皮、全蝎、僵蚕各 9 克，蜈蚣 3 条。

主治：乙型脑炎痉挛抽风。

用法：水煎，徐徐服下。

处方 7：牛黄、羚羊角、朱砂、雄黄、黄连、黄芩、栀子、竺黄、僵蚕、郁金各 6 克，麝香 1.8 克，珍珠 3 克，冰片 0.9 克，薄荷 0.3 克。

主治：脑炎。

用法：研为细末。成人每次服 0.9 克，5~10 岁减半，5

岁以下者可酌服0.3克。

处方8：知母15克，连翘、贯众、金银花各30克。

主治：流脑初期高热。

用法：水煎服，1日2次。

处方9：蚯蚓4条，鲜白茅根、石决明各60克，鲜荷叶1个，寒水石15克。

主治：流脑引起高热，神昏谵语。

用法：水煎服。日服2~3次。

处方10：黄连、天麻、全蝎各9克，黄芩、钩藤各15克，龙胆草30克，蜈蚣5条。

主治：流脑引起痉挛抽风。

用法：水煎服。

处方11：羚羊角、正犀角各3克，青蒿、龙胆草各6克，生石膏、生地、杭白菊各9克。

主治：热型脑膜炎。

用法：先煎羚羊角、正犀角，后下诸药取汁温服。

注：勿食热物。服3~5天即愈。

处方12：柴胡、黄芩、独活、天麻、羌活各3克，川芎、胡连各4.5克，蝉蜕、甘草各1.5克，葛根、钩藤各6克。

主治：结核性脑膜炎。

用法：水煎服，日服1剂。

2. 疟疾

处方1：木鳖子30克，雄黄、朱砂、粉甘草各3克。

主治：疟疾。1日1发，间日1发，3日1发，甚至间隔时间更长的疟疾和连续不断的疟疾。脉见弦、滑，症见头痛、头晕、眼黄而花、恶心、烦渴、小便赤、大便溏、先冷后热，或先热后冷等均可治之。

用法：木鳖子去壳及仁上薄皮。炒为黄红色，和其他3味共研末，成人每次服0.9克，小孩酌量按体质强弱、年龄大小，服大人量的八分之一或四分之一。发作前 2 小时服，盖被取微汗。一般 2~3 剂即愈。

注：忌用猪肉及生冷不洁物，饮食不要过饱。

处方 2：辣椒、大茴香等份研末。

主治：疟疾。

用法：于未发作前 2 小时用膏药贴大椎穴。

处方 3：木通、秦艽、常山、穿山甲各 3 克，辰砂 1.5 克，乌梅 7 个，大枣 7 枚，或用常山、草果、知母、槟榔各 3 克，或可用常山 4.5 克，槟榔 3 克，丁香 1.5 克，乌梅 1 枚。

主治：疟疾。

用法：上细切，作 1 次服，用好酒 1 盏浸 1 宿，临发日清晨饮之。一服便止，永不发。

处方 4：鸦胆子 21 粒打破去壳，其仁分装 7 个大号胶囊内或用 7 个桂圆肉包裹，用椿根白皮煎水送下。

主治：疟疾。

用法：用水煎，囫囵吞服。服 3~5 次愈。

注：用时将药分为 2 包，未发作前先服 1 包，停 1 小时再服 1 包。

处方 5：常山 15 克，槟榔 9 克，乌梅 12 克，草果 9 克，山楂 30 克，制半夏 9 克。

主治：疟疾。

用法：水煎。在发作前 3 小时内服。

处方 6：甘遂、甘草、白胡椒、肉桂、雄黄各 3 克，高良姜、细辛各 4.5 克，公丁香 1.5 克。

主治：疟疾。

用法：共研细面，用水调药如白扁豆大，在发作前 1 小时敷肚脐内，外用胶布贴之，过时去掉。

3. 腹内痞块

处方 1：大黄、三棱、莪术各 9 克，巴豆 3 粒，斑蝥 5 个。

主治：腹内痞块。

用法：以上药共研细末，用草纸折叠 7 层，将药末摊于纸上，铺箅上，置锅蒸 3 沸取出，调细面粉少许，炼蜜为丸如绿豆大。成人每次服 5 丸，1 日服 2 次，白开水送下。

处方 2：鱼鳔头（土炒）、鸡内金（炒）、使君子仁各 9 克，全蝎 3 克，蜈蚣 1 条，槟榔 6 克，穿山甲（土炒）1.5 克，小麦面 250 克，白糖 120 克。

主治：腹内痞块，面容黄瘦。

用法：将各药研为细末，掺入白糖、小麦面，用水调为面剂，烙成焦饼 20 张。成人每日早晚各吃半张。吃到痞块消失为止。

处方 3：用鳖鱼 1 个，香油 500 毫升，合熬。熬至鳖鱼变黑色时再加微微芽子粒 15 克，再熬鳖骨即化完后再加广丹，如熬膏药一样的方法熬成后摊在布上，贴患处。贴时可加阿魏少许，为有效秘方。

主治：男子痞块，女子血瘕症。

用法：贴在患处。

处方 4：大蜈蚣 1 条，全虫 7 个，斑蝥 7 个，巴豆、大栀子、红枣各 7 个，葱白 7 根，江米 120 克，炮甲 7 片。

主治：痞块外敷方。

用法：以上药入杵臼捣如泥，用净白布 1 尺，将上药物摊贴于腹肋之硬处，1 周时即揭去。约 1 个月即愈。

注：忌生冷荤腥辣物。

4. 各种中毒

处方 1：牙皂角、佛手片、正广皮、焦六曲、云苓、生半夏、当归尾、降香各 60 克。

主治：误食水莽，毒菰。

用法：以上药晒干，共研细末。每服 9 克，入硼砂 4.5 克，用开水冲服。重者日服 3 次。一般服 3~5 剂即愈。

处方 2：山乌龟。

主治：误食毒菌、毒物、身黄身赤、命在旦夕。

用法：磨清水服 2~3 碗。

注：服后即呕吐，不泻。服 2 剂即愈。

处方 3：绿豆 30 克连壳研成细粉，放入新汲井水内搅匀，澄清液灌入病人口中，能解毒复苏，起死回生。

主治：误食野菌中毒而发生昏迷或丧失知觉现象。服后立即见效。

用法：研成细粉，放入清水后搅拌，澄清水灌病人。

处方 4：甘草、绿豆各 500 克。

主治：木薯中毒，头晕眼花，四肢酸软无力，严重者昏迷不醒，如酒醉样，面红流口水。

用法：上药以清水 1.5 碗煎至 1 碗，分 2 次服。每隔 4 小时服 1 次。服本方能痊愈。

处方 5：黄皮叶 120 克。

主治：食狗肉后，误食绿豆，而致胸腹饱满，胀痛苦闷，呼吸困难，坐卧不安，大便不通。

用法：以水 2 碗煎至 0.5 碗，1 次服。

处方 6：樟子木 120 克。

主治：误食蜈蚣尿中毒昏迷，口唇周围起蓝色圈，牙关紧闭者。

用法：用水半碗煎至 1 茶杯，用筷条将患者口撬开后，将药水慢慢灌入。如无樟子木者可用皂角 9 克煎服亦可。

处方 7：用馒头半个，狗涎 1 小碗。

主治：误食蚂蟥。

用法：将馒头和狗涎匀食之。3~5 次即愈。

处方 8：猪油、白糖各适量。

主治：碱水中毒。

用法：搅匀服之。服后即愈。

处方 9：生螃蟹 1~2 个。

主治：食鳝鱼中毒。

用法：将生螃蟹食之即解。

处方10：杀羊取热血2小碗。

主治：硫黄中毒。

用法：乘热饮。饮后即愈。

处方11：干柿饼。

主治：服桐油中毒。

用法：嚼烂吞服。

注：忌生冷物。

处方12：连翘60克。

主治：磺胺过敏性反应而引起的一切症状。

用法：研为细末，每次服4.5~6克。3~6次愈。

处方13：荸荠250克，核桃仁120克。

主治：误吞铜。

用法：上2味嚼食之。

处方14：生石膏、滑石各24克，甘草、鸡血藤、茜草、绿豆各30克。

主治：砒霜中毒。

用法：水煎服，或共为面。每次服9~15克，日2次，开水冲服。

处方15：防风120克。

主治：砒霜中毒

用法：水煎服。

处方16：柏树籽外壳30克炒黄，伏龙肝7.5克，梁上土6克，鸡子清8个。

主治：砒中毒。

用法：将上药共为细末，用鸡子清调匀服下即愈。

处方17：赤石脂180克，百草霜1撮。

主治：砒毒。

用法：共为细末，凉水冲服。

处方 18：杏树皮 30~60 克。

主治：杏仁中毒。

用法：水煎服。

处方 19：黄连 9 克，甘草、生石膏各 30 克，绿豆 60 克。

主治：汞中毒。

用法：水煎服，或为面。每次服 15~30 克，1 日 2 次，冷水冲服。

处方 20：生石膏 60 克，滑石、甘草各 30 克，黄连 9 克，绿豆 120 克。

主治：洋金花中毒。

用法：水煎服，或共为细面，每服 15~30 克，1 日 2~3 次，凉开水冲服。

5. 内科杂病

处方 1：山栀 30 克，淡豆豉 24 克，蝉蜕 6 克。

主治：呓语。

用法：水煎睡前服。连服 3 剂即愈。

处方 2：酸枣仁、浮小麦各 30 克，桂圆肉、甘草、大枣各 12 克，生地 15 克，郁金、远志、草河车、柏子仁、川贝母各 9 克。

主治：梦游。

用法：水煎服。1 日 1 剂，一二煎混匀，早晚 2 次分服。

注：肝郁有痰者加柴胡、胆南星、枳实、天竺黄，心神不宁者加朱砂、磁石、党参、龙齿、麦冬。一般 10 剂可愈。

处方 3：麻油、芝麻、冰糖、蜂蜜、核桃、鲜牛奶各 120 克，大茴、小茴各 12 克。

主治：癔病。

用法：先将芝麻、核桃、大茴、小茴研细末，然后加入麻油、冰糖、蜂蜜、鲜奶置于文火上，炖约 2 小时左右使之成膏，冷后收藏备用。每服核桃大 1 团，每日 3 次。

处方 4：黑木耳、石决明、乳酸钙、丁维葡萄糖各 500克，单糖浆适量。共研末为丸，每丸 9 克。

主治：手足搐搦症。

用法：每日服 4 丸，每 4 小时服 1 丸，用白开水送服。用 1~3 剂痊愈。

处方 5：川归身、粉甘草、生地黄各 45 克，川芎、人参各 30 克，远志 75 克，酸枣仁、柏子仁各 90 克，辰砂、胆南星、半夏各 15 克，金箔末 10 克，麝香 0.25 克，琥珀 9 克，茯神 21 克，石菖蒲 18 克。

主治：心虚手振。

用法：上药为极细末，蒸饼为丸，如绿豆大，辰砂为衣。每服七八十丸，津唾咽下，或姜汤送下。一般 1~2 月即愈。

处方 6：苍术、黄柏各 120 克、牛膝、当归尾各 60 克，虎胫骨、龟板、防己各 30 克。

主治：两足痿弱软痛，或如火焙，从足踝下上冲腿膝等症，因湿热所成者。

用法：共为细末，面糊为丸，如梧桐子大，每服 70~100丸。空腹姜汤下。

处方 7：香泽兰，不拘多少。

主治：钩端螺旋体病。

用法：把药切碎撒于稻田内，1 天后即可下田劳动。或用桐油 500 毫升、雄黄 30 克，调匀后擦双脚。

处方 8：制马钱子、麻黄、没药、乳香各 6 克，陈小米 60 克。

用法：共为细面，净水调匀，搅拌成膏。敷于积液部位，注意固定，不可随便揭掀。

另方用当归、白芍、川芎、桔梗、黄芪、枳壳、乌药、陈皮、半夏、茯苓、防风、狗脊各 6 克，大毛榔片、枳实、木香、甘草各 3 克，姜 6 片，枣 4 枚。下部加牛膝、血瘀加红花。

主治：关节囊积液。

用法：水煎服。服后 10~20 日即愈。

处方 9：淫羊藿、核桃仁各 15 克，黄芪、制附子各 9 克，山药 18 克，甘草 6 克。

主治：嗜睡。

用法：水煎服。每日 1 剂，连服 15 剂为 1 个疗程，一般需 1~2 疗程即愈。

处方 10：凤眼 1 枚。

主治：旅居他乡，水土不服。

用法：将凤眼加水适量，用武火煎 100 毫升，加入适量红白糖，每日 1 剂，连服 3 天。服 3~5 天即能痊愈。

处方 11：熟地 90 克，山茱萸、甘菊花、茯苓各 15 克，北五味、丹皮、牛膝、泽泻各 9 克，麦冬、元参、沙参、赤钗石斛各 30 克，藓花 6 克。

主治：自脚板热如火，不可落地。

用法：水煎服。忌房事 3 个月，否则必发不可救。10 剂消，20 剂痊愈。

处方 12：蝉蜕、荆芥、甲珠、白芷、秦艽、川芎、苍耳子、生姜各 9 克，防风、薄荷各 12 克，归身 15 克，羌活 6 克。

主治：头面无故痒肿。

用法：水煎服，服后将药渣再煎洗头。数剂即愈。

处方 13：皂角末 30 克，葱头 30 克。

主治：溺水垂死，呼吸停止，而面色尚未变黑，四肢还软，身体尚暖。

用法：上二味药同捣烂制成饼。将溺水者解开衣服，伏在一个凳上，然后将药饼敷在肛门处，水即从口流出。后以生姜煲水灌之即醒。

处方 14：茅莓、荔枝草、甜菜仔、卤地菊各 30 克，泽兰、公英、白背叶、赤地利各 15 克，丹参、香附各 9 克，炙甘草 5 克。

主治：女童性早熟，月经过早来潮，白带多。

用法：每日 1 剂，水煎 2 次服，连服 60 剂左右即愈。

注：失眠加双钩藤 15 克，脚抽筋加生地 15 克。

处方 15：冰片少许点上即收。再用黄连、人参、白芍各 9 克，菖蒲、柴胡各 3 克。

主治：舌吐出不收症。

用法：水煎服。2 剂即愈。

处方 16：乳香、硼砂各 30 克。

主治：鼻毛忽长粗硬，痛不可忍。

用法：共研为末，泛丸如梧桐子大，空腹临睡时服。每次服 10 丸，温开水送下。服后两天即愈。

处方 17：蜂房 18 克，蛇蜕 6 克，血余炭 3 克，象皮 3 克。

主治：脓毒性败血症，恶疽。

用法：先将象皮放锅中炒至黄色研末，再将蜂房、蛇蜕炒研，然后再加血余炭。量患者平日饮酒量炖热后冲入药末，再炖片刻，搅匀服之。每次服 3.6 克，日服 1 次，若为初起二三日则可隔日服 1 次。

注：第一次服药后，患处可能反而见肿大坚硬且痛，再经服之，则症状逐渐消失而愈。如发生恶寒、衄血、痈疽溃疡仍可服用。孕妇不忌用。一般 3~5 剂即愈。

处方 18：金银花、蒲公英各 30 克，天花粉、白芥子各 15 克，柴胡 6 克，白芍、通草、茯苓各 9 克，木通、炒栀子、制附子各 3 克。

主治：男子乳房肿大如妇人，扪痛欲死。

用法：水煎服。2~3 剂即愈。

处方 19：五倍子 9 克。

主治：盗汗。

用法：研末，加水少许搅成糊状。睡前置患者肚脐中心，外用纱布固定。1 次即愈。

处方 20：人参、黄芪、茯苓、当归、炒枣仁、白芍、熟地、生牡蛎、乌梅、浮小麦各 9 克，大枣 3 枚。

主治：自汗。

用法：水煎服。1 剂即止汗，3 剂痊愈。

处方 21：厚朴 4.5 克，扁豆、香薷、黄连各 6 克，山栀 3 克。

主治：中暑吐泻。

用法：水煎服，早晚空腹服。1~2 剂即愈。

处方 22：大蒜四五个，路上热土 1 撮。

主治：中暑忽然倒地，气欲绝者。

用法：共捣烂，用新汲井水和匀，去渣灌之可愈。

处方 23：僵蚕、全蝎、天麻各 15 克，朱砂、甘草各 30 克，川连 60 克，梅片 6 克，牛黄 3 克，蛇胆陈皮末 9 克。

主治：热证抽搐，高热不退，面赤心烦，舌苔黄燥，烦渴引饮，痰涎壅盛，呼吸迫促，猝然抽搐，牙关紧闭，角弓反张，双目直视，昏不识人，脉象洪数者。

用法：成人每次服 3 克，小儿酌减，开水冲服，3 小时服 1 次。

注：忌吃辛热食物。

处方 24：蚯蚓 1 条，白糖 60 克。

主治：发高烧，乱语。

用法：先将蚯蚓置瓷缸内，加入白糖，放在热炕上，经半小时即化为水。饮后即愈。

处方 25：蟾酥、丁香各 3 克，明雄、乳香、没药、二砂、北细辛各 9 克，蝉蜕、天麻各 15 克，茅术 30 克。

主治：四季风寒发热，抽搐、惊悸。

用法：共为细末。小孩每服 0.15 克。成人 0.3 克。如患者昏迷不醒，可另以药吹入鼻中，使打喷嚏而愈。

处方 26：丹皮、木通、黄连、甘草各 3 克，栀子、赤芍各 6 克，生地、元参各 9 克，黄芩、大黄、黄柏各 4.5 克。

主治：全身紫斑。

用法：水煎服，1 日 1 剂。一般 3 剂后症状显著减轻，继服可愈。

处方 27：大蒜、雄黄各 30 克。

主治：布氏杆菌病。即山羊热，是由羊、牛或猪传播的一种疾病。症见长期反复发热，大量出汗，肌肉酸痛和肝脾肿大。有羊牛猪接触史者。

用法：雄黄先研细粉，共捣如泥，做成 60 丸，每次服 2 丸，每日服 3 次。

处方 28：生黑豆 1000 克，黄鳝鱼 1 条。

主治：布氏杆菌病，症见长期反复发热、大量出汗、肌肉酸痛、肝脾肿大等。

用法：共捣为糊，晒干为面。每服 9 克，每日服 3 次。

眼　　科

1. 麦粒肿

处方 1：黄柏、大黄、生地各 2 份，红花、白芷各 1.5 份，薄荷叶 0.8 份，冰片 0.2 份。

主治：麦粒肿，急慢性眼结膜炎。

用法：先将生地切片晒干研粉，再将红花、大黄、黄柏、白芷、薄荷叶研极细末，后加冰片混合研匀，用时取药末适量，以冷开水调成糊状，平摊于二层消毒纱布中央，患者平卧位平摊患处，上盖纱布，胶布固定，每次敷贴 2~3 小时，一般 2~3 次即愈。

处方 2：麻线 1 根（长约一尺）。

主治：麦粒肿。

用法：用麻线将患者手中指（左眼扎左手，右眼扎右手）第二节中部扎紧，但必须使血液流畅以防手指变紫为准，经 6~8 小时即可解线。一般第二天即愈。

处方 3：黄芪 18 克，甲珠 12 克，川芎、当归、天冬、赤芍、白芷、银花、玄参各 9 克，生地、柴胡、桔梗各 12 克，夏枯草、桑皮各 15 克，甘草、枳实、大黄（酒制）各 6 克。

主治：适用于针眼赤肿脓已成，以及黄液上冲等症。

用法：水煎服。

注：抱轮红赤加桃仁 6 克，丹皮 9 克；云翳加葛根 15 克，蒺藜、木贼、蝉蜕各 9 克。

处方 4：玄参、葛根各 15 克，桔梗、栀子、黄芩、当归、赤芍、白芷、二花、连翘、羌活、荆芥各 9 克，甘草 6 克。

主治：针眼及眼睑赤肿溃烂等症。

用法：水煎服。

处方 5：甲珠、二花、皂角刺各 12 克，僵蚕、白芷、丹皮各 9 克，酒洗全蝎、细辛、甘草各 6 克。

主治：因风热郁结眼睑酿发之针眼及眼睑赤肿。

用法：水煎服。

注：风热重加连翘 12 克，牛蒡子 9 克；口渴加花粉 15 克，葛根 12 克；大便干结加大黄 6 克，枳实 6 克；小便赤痛加栀子、木通各 9 克。

处方 6：黄芩、黄连、黄柏、栀子、大黄各 15 克，炉甘石 60 克，冰片 4.8 克。

主治：风火烂眼。

用法：先将前 5 味水煎，取药汁，次将炉甘石煅红，随即投入药汁内淬之。约 5 分钟取出，然后研面水飞，干燥后，加冰片共研面，装瓶密闭备用。用时取药少许，以香油调，涂眼皮溃烂处，1 日 2 次。

2. 结膜炎

处方 1：夏枯草 30 克，冬桑叶 15 克，野菊花 24 克。

主治：天行赤眼（红眼睛）。

用法：每日 1 剂，水煎 2 次服，连服 3~4 天。第一次服药时用注射消毒针头挑破耳后静脉管，挤出少量血液，可增强疗效。

注：忌酒、酸、辣食物。服药 3~4 天内获愈。

处方 2：水井旁青苔。

主治：天行赤眼（传染性结膜炎）。

用法：青苔洗净，取少许敷眼上，药热即换，连续数次。

处方 3：三颗针 200 克，忍冬藤 250 克，猪苦胆 5 个，冰片少许。

主治：急性结膜炎。

用法：前二味洗净、加水 1500 毫升，煎至 1000 毫升，用

7 层纱布过滤，再入后二味，装瓶备用。每日滴眼三五次。一般 10~15 次愈。

3. 角膜炎

处方 1：元明粉、枳壳（炒）各 4.5 克，蓖麻子、榔片各 9 克，元参 18 克，生地 24 克，地骨皮 12 克，熟大黄 6 克。

主治：角膜溃疡，外眼睑红肿。

用法：水煎服。

注：蓖麻子有毒，注意用量。

处方 2：桑叶、枯芩各 5 克，薄荷、粉草各 3 克，蝉衣 7 只，刺蒺藜 9 克，青葙子 6 克，谷精草 9 克。

用法：水煎服，1 日 1 剂，早晚各 1 次。一般 2~3 剂症状即减轻。

处方 3：青盐 180 克，广丹、炉甘石、乳香、没药、硼砂、硇砂各 30 克，海螵蛸、冰片各 60 克，玛瑙 3 克，麝香 12 克，蜂蜜 1000 克。

主治：角膜溃疡。

用法：先将青盐溶化过滤，诸药（除麝香、冰片）共为细面。水飞，加入青盐水、净蜂蜜及适量的水，熬 10 小时后入冰片、麝香。再以文火熬至挑成丝为度，用此膏点眼，1 日 3 次。

注：①此方麝香、玛瑙没有也可使用。②配制使用时，可按上列药物比例，酌情减量。

4. 睑缘炎

处方 1：苦参、五倍子、荆芥穗、防风、黄连各 9 克，铜缘 1.5 克。

主治：睑缘炎。

用法：共为细末，薄荷汤为丸，如弹子大，临用时以热水化开，洗眼。每日洗 3 次。

注：忌辛酸食物。

处方 2：晚蚕砂 15 克，麻油 30 克。

主治：睑缘炎。

用法：将晚蚕砂入麻油浸透研烂，涂敷二三次即愈。

注：忌食酸燥热物。

处方 3：眼中灵粉适量，黄连适量，人乳适量。

主治：急慢性睑弦赤烂症。

用法：用清洁土碟 1 只，以开水煮沸消毒。将人乳汁挤入碟内，用黄连在碟内磨转，待乳汁呈黄即可，再加适量眼中灵药粉拌匀即成。（眼中灵：甘石粉 120 克，月石粉 3 克，朱砂水飞 9 克，麝香 0.3 克，上片 6 克。共研极细备用）。用时先用洁净水洗净眼睑拭干，再将兑好药粉搽患处。

注：每次用后应以碗杯盖住以免渗入其他物质。此药兑好不宜过久，必须 1~2 天用完，否则易变质失效。

5. 泪囊炎

处方 1：炉甘石（煅飞细）3 克，海螵蛸 1.5 克，冰片少许。

主治：流泪眼。

用法：共研极细，点泪窍处。3 次即愈。

注：忌辛酸食物。

处方 2：生地、熟地、花椒（需去子，闭口者不用）各等份。

主治：泪囊炎。

用法：焙干研细面，炼蜜为丸，如桐子大。每日服 30~50 丸，分 3 次服，连服 2 个月。

注：忌辛辣刺激食物。

6. 电光性眼炎

处方：新鲜人乳或牛乳。

主治：电光性眼炎。

用法：滴眼。轻者 1 次，重者 4 次即愈。

注：为防继发感染，乳汁治疗后亦可配以 1∶2000 青霉素溶液滴眼。

7. 视神经萎缩

处方 1：羊肝 240 克，兔脑 2 具，生熟地各 30 克，枣皮、生石决明、枸杞、怀山药、磁石、天麻、刺蒺藜、青葙子、首乌、文党、嫩芪各 60 克，杭菊、甘草各 30 克，朱砂 15 克。

主治：视神经萎缩。

用法：将上药水煎去渣，加适量蜂糖进去，收贮备用。每次服 1 匙，日服 3 次，服半年方有效。此方曾在临床上获得显著效果。

处方 2：①菠菜 250 克，猪肝 120 克，当菜吃。②夜明砂 9 克，石决明 3 克，蝉蜕（去头足）3 克，猪肝油 60 克，火烧热吃 2 周。每天早晚 2 次。若未痊愈，服下方：当归、石决明、草决明各 9 克，生地、天蝉蜕、蒺藜、芫蔚子、菟丝子、黄芪各 6 克，川芎 3 克，夜明砂 15 克。红枣为引，小儿酌减。

主治：鸡宿眼。

用法：水煎服。

8. 豆心眼

处方 1：当归、赤芍各 15 克，川芎、谷精草、柴胡、龙胆草、石决明、甘草各 6 克，细辛、薄荷各 4.5 克。

主治：豆心眼。

服法：煎服二三剂，白点自除而疼止。

注：忌食酸辣食物如大蒜、酒、醋等。

处方 2：珍珠 0.3 克，胆矾、母丁香、梅片各 0.9 克，琥珀 1.5 克。共研极细末备用。

主治：豆心眼。

用法：先用灯草点入新鲜人乳汁（初生头胎妇人为佳），然后再点上药入眼内，如此每日用上方药，数次即可除点膜。

处方3：大黄、苍术、柴胡、龙胆草、藁本、细辛、赤芍、菊花、红花、黄柏、黄芩、连翘、栀子、荆芥、防风、木贼、黄连、蒺藜、薄荷、羌活、独活、麻黄、川芎、白芷、天麻、元参、苦参、归尾、木通、生地、枳壳、皮硝、蔓荆子、车前子、甘草各等份。

主治：翳膜攀眼，烂弦赤障胬肉，血贯瞳仁，迎风流泪，怕日羞明，视物昏花，疼痛不止。

用法：上锉10大贴，用童便五碗煎熟，用炉甘石1斤净入炭火烧红淬入药中10次，研烂去粗渣将药水入铜盆内，汤煮干，成饼晒干，研千余下，每30克入焰硝24克、黄丹1.5克，又研千余下，收入瓷罐内，点眼。如胬肉云翳，昏蒙烂弦风眼入冰片少许，点眼。3日见效，10日痊愈。

处方4：人参、川归、硼砂（生研）各4.5克，青盐、乳香（另研）、没药（另研）、芦荟各3克，珍珠1.5克，麝香1.5克（后加）；黄丹（水飞，炒）30克，赤炉甘石（淬数次）250克，海螵蛸（炒）15克，黄连（炒）12克，黄柏18克，白沙蜜250克，白蔹4.5克，蕤仁（去壳）15克。

主治：翳膜。

用法：上药研细末，先将白蜜煎沸去浮沫再煎。滴水中沉碗底不散可用，然后入诸药末，略沸搅匀，瓷罐收贮。1日3~5次点之有效。

处方5：天门冬（去皮心，浸酒1宿，另杵如泥）、麦门冬（去心焙干）、生地（酒浸焙勿犯铁）、熟地（酒洗净，再用笼蒸，勿犯铁）各120克，人参、白茯苓、干山药、枸杞子各45克，川牛膝（酒洗）、石斛（去杂酒洗）、草决明（微炒）、杏仁（去尖皮另研）、甘菊花、菟丝子（酒浸三宿，焙干另研）、枳壳（麸炒黄）、羚羊角（细锉取净末）以上各30克，乌犀角（锉细生用）24克，五味子（焙干）、炙甘草、白蒺藜（杵去刺）、黄连（去须）、川芎各 21 克，防风（去芦）、青葙子（微炒）各 24 克，枳壳（麸炒）30 克。

主治：久年一切目疾，内外翳膜遮睛，风弦烂眼及老弱人目眵多糊，迎风流泪，视物昏花等症。

用法：上药为细末，炼蜜丸如桐子大。每服 50~70 丸，盐汤送下。

9. 云翳

处方 1：细辛 0.9 克，木鳖子（不是番木鳖）2 粒，麝香少许（凡新翳每料不超过 0.15 克，老翳每料不超过 0.3 克）。

主治：眼生云翳。

用法：共研细末，瓷瓶装不令泄气。用新棉花包药末如豆大，塞于鼻孔中，左眼有翳膜塞右鼻孔，右眼有翳膜塞左鼻孔，隔 2 日 2 夜换 1 次。

处方 2：望月砂 30 克，防风、木贼、蝉衣、车前子各 2.1 克，黄芩 1.5 克。

主治：痘后生云。

用法：上药研末。用荆芥 45 克煎汤，汤水泛丸，每服 9 克。

处方 3：当归、黄芩、杭菊、青皮各 9 克，怀生地 12 克，栀子、蝉蜕、川羌、防风、柴胡、胆草、谷精草各 6 克。

主治：目中云翳。

用法：水煎服。

注：口渴加麦冬 9 克，花粉 12 克，眼珠憋胀加石决明 9 克、杭菊 9 克、粉丹皮 6 克。

处方 4：洁白皮硝 30 克，正梅花冰片、正广丹各 5 克（广丹可用可不用）。

主治：新旧一切目疾，云翳消炎。

用法：先装皮硝入铜锅内炒枯，隔日加冰片和广丹同入擂钵内，擂成极细粉末，置瓶贮存，勿令泄气。夏令时放避光之处，以免熔化。用时将点眼器或银头上用少许清洁水弄湿，再蘸药粉少许，点入眼角内。

注：点时有轻微刺激，过后立即清凉光亮。忌用手指和食辛辣、鱼腥、葱、蒜、韭、薤、酒、醋等品。

处方5：柴胡12克，白芍、赤芍、川芎、羌活、防风、黄芩、黄柏、知母、枳壳、荆芥各9克，生地15克，甘草6克。

主治：内有虚火复受风邪所致之气轮血筋历久不散症。

用法：水煎服。

注：大便秘结加酒军6克；溲赤加栀子、木通各9克；胀痛加香附子、夏枯草各12克，玄参15克。

处方6：桑白皮15克，骨皮、桔梗、葛根各12克，木贼草、杏仁、栀子、川芎、荆芥、僵蚕、车前草各9克，花粉15克，甘草6克。

主治：肺热而发之目赤肿痛、热泪肿痛、热泪畏光、风轮云翳渐浸等症。

用法：水煎服。

注：眼肿痛加玄参15克，香附9克，夏枯草12克；云翳渐生加谷精草12克，木贼草15克，秦皮、枳壳各9克；大便干燥加酒军、枳实各6克；热泪频流加蔓荆子15克，柴胡12克，酒军6克。

处方7：北辛、麻黄、蝉蜕各6克，草决明、白芍、羌活、防风、荆芥、枳壳、川芎、当归、生姜、苍术各9克。

主治：风寒之邪郁滞而渐生的星点云翳症。

用法：水煎服。

注：翳膜增生可选用蒺藜、木贼、白芍、蒙花各12克。

处方8：羌活、白芷、白蔻壳各12克，川芎、苦参、柴胡、防风、荆芥、五倍子、当归、香附各9克，升麻、薄荷各6克。

主治：气滞郁结复受风邪所致之云翳渐浸症。

用法：水煎服。

注：若偏于热加菊花、谷精草、秦皮各 12 克；偏于寒者加北辛 6 克，苍术 12 克，生姜皮 9 克。

处方 9：苍术、柴胡、莱菔子、菊花、建曲、煅石决明、鸡内金、党参各 9 克，陈皮、厚朴、炒栀子、炒枳壳、甘草各 6 克。

主治：云翳。

用法：水煎服。

注：腹胀如鼓加芜荑 6 克、使君肉 12 克。

处方 10：按比例用白丁香（即麻雀屎）0.3 克，眼中灵粉 0.6 克。

主治：进行期云翳、胬肉症。

用法：将白丁香晒干，加眼中灵粉共研极细末组成。用法同眼中灵，药装入密封瓶中备用。

处方 11：夏枯草、云苓各 20 克，昆布、海藻各 150 克，丹皮、陈皮、菊花、半夏、木贼、香附、女贞子各 10 克。

主治：清肝解郁，化痰散结。适用于肝郁痰结而致的多种眼疾。

用法：水煎服。

处方 12：制炉甘石粉 120 克，制月石粉 3 克，朱砂（水飞）9 克，麝香 0.3 克，上冰片 6 克。

主治：进行期云翳遮睛，并对眼缘赤烂、血筋胬肉有一定疗效。

用法：以干净的玻璃棒或灯草、药棉蘸上药粉点患处，宜睡前点用，刚点入时稍有不适且得片刻即可消失。

处方 13：凡士林 90 克，冰片 18 克，朱砂（水飞）2.1 克，川连（切片去净灰土）6 克，月石（研末）6 克，蜂蜜 24 克，薄荷霜 1 克。

主治：风火烂眼、沙眼、云翳、干眼痛等。

用法：先将川连放在瓷缸内用水浸湿，火煎片刻，遂将蜂蜜、月石依次加入缸内。熬 10 分钟后，将朱砂、冰片二药放入缸内，再将上边所熬之药趁热用稀布把药汁滤入乳缸内。研一分钟后，将凡士林烤化浸入乳缸内，加薄荷霜，同研细末，研光滑为度。入小盒内储用。每取少许点眼角内，日点二次。

处方 14：夜明砂、望月砂、木贼草、蝉蜕各 18 克。共研细末。

主治：眼睛云翳不退。

用法：用猪肝 90 克。将猪肝切开，把上药面 6 克放在猪肝上，用笋叶包着放火内烧熟，连药和猪肝 1 次吃完，1 天 1 次。

处方 15：白蒺藜 1.2 克，石决明 9 克，夜明砂 15 克，川郁金、木贼草、菊花各 9 克，猪肝 120 克。

主治：男女眼生白块云翳。

用法：水煎服。

处方 16：谷精珠、菊花、猪蹄壳各 9 克，绿豆衣 12 克，虫蜕 6 克。

主治：小儿痘翳症。

用法：水煎服。亦可研成散，加猪肝或鸡肝蒸服。

处方 17：茯苓、柴胡、绿豆衣各 9 克，白芍、当归、白术、藿香、夜明砂、竹茹、甘草、地丁、虫蜕、栀子、丹皮、大白、二花、蒙花各 6 克。

主治：小儿痘翳症。

用法：水煎服。

10. 沙眼（椒疮、粟疮）

处方 1：月石 12 克，红原麝 0.6 克，大梅花冰片 1.5 克，朱砂 6 克，蕤仁霜 4.5 克，白蜂蜜 60 克。

主治：椒疮、粟疮所致之目赤刺痛症。

用法：月石炒用，朱砂研细，加入冰片、红原麝合并研细，又将蕤仁霜合并研匀即可使用。用时用干净玻璃棒将药膏涂于患处，点时不宜太多。每天 2~3 次。

处方2：黄连膏、西瓜霜各 7 克，月石 0.3 克，蒸馏水 100 毫升。

主治：椒疮、粟疮、赤眼、垂帘翳障。

用法：各药精制，先将黄连膏溶于内，然后加入诸药过滤消毒备用。西瓜霜制法：立秋后，取西瓜若干只，挖去瓤放入足够量皮硝，仍用盖盖严以绳缚住，放在通风处，数天后，在西瓜皮上出现白色霜样物即是，乃逐日刷下收贮。外用，滴眼，每天 3 次。

处方3：西瓜霜 30 克，霜桑叶 15 克，元明粉 15 克。

主治：椒疮、粟疮。

用法：用两碗清水煎，水过滤澄明即成。将制成药汁放入面盆内，然后将头俯面盆上趁热先熏 5~10 分钟，趁温再洗 3 分钟。

处方4：月石粉 60 克，大梅片 9 克，麝香 0.9 克，犀牛角 1.2 克。

主治：清热解毒，椒疮、粟疮等外用障眼疾。

用法：将冰片、麝香、犀牛角及月石粉 15 克先研 2 小时，然后再放入余下的月石粉 45 克共研，极细为度。用干净玻璃棒或药棉将药粉点入睑内，每日 2 次。

处方5：①夏枯草 30 克，生地、全当归、川酒军各 9 克，红花 6 克，杭白芍、草决明各 15 克。②全当归、生地、条芩、沙蒺藜、杭白芍、红花各 6 克，正川芎 4.5 克，泗水风、川羌活各 9 克。③全当归、杭白芍、生地黄、石决明各 9 克，西川芎、川酒军、望月砂、红花各 6 克，草决明、夏枯草各 15 克。

主治：①沙眼初期，昏涩局部充血（眼内皮），②沙眼二期，内眼板形成沙粒，滤泡增生。③沙眼极期，角膜充血，昏朦流泪痒痛。

用法：上药水煎服，日服 1 剂，早晚各 1 次，连服数剂。

处方6：白矾、皮硝、甘石各 6 克，胆草 9 克，杏仁 7 个，乌梅5个，枯矾3克，菊花60克。

　　主治：一切新老沙眼痒甚。

　　用法：水煎去渣，每日洗五六次。

　　处方7：夜明砂、草决明、虫蜕各9克，凤凰壳6只（即孵出鸡仔的蛋壳）。

　　主治：一切老新沙眼痒甚。

　　用法：以米醋将药煎洗眼。每天2次，7天愈。

11. 玻璃体混浊　眼底出血

　　处方1：①荆芥、防风、侧柏叶各5克，藕片、生地、怀山药各15克，茯苓、泽泻各9克。②侧柏叶、藕节、茅根各15克，黑栀、石膏各9克，川军6克，归尾5克。

　　主治：肝肾亏损，肾水不足，水不涵木所致。黑花内障多选①方；因颅脑震伤，血瘀入睛多选②方（玻璃体混浊、脑外伤、高血压眼底出血）。

　　用法：水煎2次服，每日1剂，可连服数剂。

　　处方2：白芍、当归、女贞子、旱莲草、藕节、血余炭、生地榆、仙鹤草各10克，干地黄、白茅根各20克，炒川芎、百草霜、栀子各6克，茜草根12克，连翘15克，甘草3克，三七（研末冲服）3克。

　　主治：青年性眼底出血。

　　用法：水煎服。每日1剂。

　　注：忌食烈性酒与辛辣食物，青年性眼底出血，在血被吸收，视力恢复后，宜服六味地黄丸以防复发。

12. 眼外伤

　　处方1：大生地切成大块浸三花酒。

　　主治：眼外伤。

　　用法：每次用浸酒生地一块贴患处。

　　处方2：生黄连、生黄柏、生大黄、生石膏、朴硝、归尾、赤芍、细辛、泽兰、芙蓉叶、薄荷叶各等份。

主治：眼泡打伤、跌伤，红肿疼痛。

用法：共研细粉，用生地黄汁、鸡蛋白、蜜共调匀。贴眼泡或太阳穴数次。

处方 3：龙骨、血竭、神砂、人中白、三七、沉香、红花、山羊血（或土鳖亦可）各 3 克，自然铜 6 克。

主治：重伤晕倒，目中出血。

用法：共研末酒化服，每次 3 克。

处方 4：牛膝、红糖各 9 克，鹅不食草 30 克。

主治：竹木入眼涩而疼痛，流泪。

用法：将上 3 味共捣烂敷患处。

13. 前房出血

处方：当归、生地、栀子、麦冬各 15 克，红花、甘草、赤芍、大黄各 8 克，黄芩、木贼、蝉衣、木通各 12 克。

主治：前房出血。

用法：水煎服。

注：忌辛辣食物。

14. 倒睫。

处方 1：木鳖子（有毒，不可内服）酌量。

主治：倒睫。

用法：上药捣为末，以纸卷成如鼻孔大小，左睫毛倒长塞左鼻孔，右睫毛倒长塞右鼻孔，愈后睫毛永不倒入眼内。

处方 2：生鸡冠。

主治：倒睫。

用法：用生鸡冠，刺出其血，蘸阳起石粉，擦眼泡，其毛即起。

15. 眼痛

处方1：熊胆9克，青盐、硼砂、珍珠各15克，大梅片30克，太和珠、炉甘石各90克，羊脑1副。

主治：眼痛。

用法：先将炉甘石用炭火煅透，童便浸49天，取出阴干，朱砂水飞，共为细末。另加入蜂糖240克，拌匀即成，每日点眼内3次，点时用点眼棒蘸药如米粒大。

注：忌鱼、虾、辛热等。

处方2：夏枯草15克，炒香附9克，三七参3克，没药6克。

主治：外眼无症状，唯眼球疼痛者。

用法：共为细面。3次服完，白开水送下，小儿减半。

处方3：白矾、胆矾各3克，冰片15克、黄连6克。

主治：眼目红肿高大，胬肉暴出，疼痛不止，昼夜不眠。

用法：共为细末，用酒燃烧之，热吹灭，时时洗目，两日即愈。

处方4：苍术15克，白术12克，蔓荆子、菊花、荆芥、牛蒡子、川芎、黄芩、栀子、夏枯草、生地各9克，蝉蜕6克。

主治：风湿所致之目赤肿痛症。

用法：水煎服。

处方5：生地15克，柴胡、玄参各12克，黄芩、羌活、防风、归尾、赤芍、菊花、荆芥各9克，蝉蜕、甘草各6克。

主治：风热为患之眼疾，如暴发客热所致之目赤肿痛，泪热畏光等。

用法：水煎服。

注：如阴虚体质宜选用玄参、生地；眵目多干结加葛根15克；眵多如脓加苍术15克，栀仁9克；气轮充血纵横加桑白皮15克；风轮云翳增生加石决明15克，草决明、木贼草、

秦皮、绿豆衣各 12 克；眼珠疼痛加香附子、夏枯草各 9 克。血瘀加桃仁、枳壳各 6 克。

处方 6：昆布、海藻各 18 克，木贼、龙胆草、夏枯草、泽泻各 15 克，虫蜕、菊花、银花、黄芩、赤芍、木通各 12 克，白芷 10 克。

主治：蟹睛症—即风轮上凸起黑泡，如珠如豆，周围有白膜缠绕，且兼抱轮红赤，酸痛流泪，羞明难开的严重眼病。

用法：水煎服。

16．迎风流泪

处方 1：荆芥、防风、蔓荆子各 1.5 克，当归、菊花各 3 克，丹皮、蕤仁、决明子、车前子、白芍各 2.4 克，甘草 1.2 克。

主治：迎风流泪。
用法：清水煎开后 5 分钟服，饭前服。
注：忌酒辛辣。

处方 2：柴胡 12 克，黄芩、甘草、北细辛各 6 克，栀子、白芍、木贼、当归、蔓荆子、菊花、薄荷、五味子各 9 克。

主治：肝实肺虚所致之迎风流泪。
用法：水煎服。

处方 3：白丁香（麻雀屎）、海螵蛸（去壳）各等份。
主治：迎风流泪。
用法：研面、取少许点入两大眼角内。

17．胬肉

处方 1：红花 1.2 克，生地 6 克，木通 3 克，赤芍 3 克，蝉蜕、防风、荆芥各 2.4 克，甘草 1.5 克，归尾 3 克，生姜 1 片。

主治：胬肉。
用法：清水煎开后饭前服。

处方2：冰片3克，田螺肉2个。

主治：胬肉攀眼。治痔核胬肉显效。

用法：将田螺肉去杂洗净，加冰片捣成泥状，睡前敷眼处，次晨洗净（防止流入眼内）。

注：忌食辛辣食物。一般2~3次痊愈。

处方3：大黄、苍术、柴胡、龙胆草、藁本、细辛、赤芍、菊花、红花、黄柏、黄芩、连翘、栀子、荆芥、防风、木贼、黄连、蒺藜、薄荷、羌活、独活、麻黄、川芎、白芷、天麻、元参、苦参、归尾、木通、生地、枳壳、皮硝、蔓荆子、桑白皮、甘草各5克。

主治：翳膜攀睛，烂弦赤障胬肉，血贯瞳仁，迎风流泪，怕日羞明，视物昏花，疼痛不止。

用法：上锉10大帖，用童便5碗煎熟，用炉甘石500克净入炭火烧红淬入药中10次，研烂去粗渣，将药入水铜盆内重汤煮干，成饼晒，研千余下，每30克入焰硝24克、黄丹1.5克，又研千余下，收入瓷罐内，点眼。

处方4：乳香、没药、珍珠、轻粉、朱砂各4.5克，月石3克，麝香0.3克，铜青1.5克、火硝0.45克，上片0.6克，血竭1.5克，胆矾0.5克，明矾0.5克，白丁香0.6克，蕤仁6克，琥珀2.4克，海螵蛸0.6克。

主治：久年血筋胬肉云翳。

用法：将乳香、没药在瓦上煅去油质；珍珠先以人乳泡后与豆腐同蒸，晒干后研面，白丁香以冷开水飞过；月石煅后同蕤仁装入新竹筒内，去光竹筒两头，用纸封固，文武火煨，取出去皮研细。上列药品经各法炮制后，共混合研细，以无声为度，瓶贮待用。用时以灯草及药棉将眼药粉点入眼内，每天2~3次。药粉宜密封瓶贮置于阴凉干燥处。

处方5：①胚料：蜗牛鲜肉500克，退沙虫30克，蝉衣、蚕皮各60克，新针或生铁30克，鸦翎炭15克，胎鼠儿1条，化为糊状，过滤后备用。②配料：月石、炉甘石、石燕、石斛、珊瑚、玛瑙、珍珠各 1.5 克,用火煅醋淬,研细水飞。兑进胚膏,并将胆矾 6 克、紫石硅 30 克,研细兑入胚膏,后将银珠 90 克兑入胚膏,加冰片少许,与胚膏搅匀密封过一昼夜即可使用。用时取药少许点眼内,日点二三次。

主治:去腐浊,去翳生新,拨云退翳,促进愈合。

用法:取药少许点眼,1 日 2~3 次。

18. 青盲

处方 1:石决明(生研粉、先煎)30 克,茯苓、香附、钩藤、大黄(蜜炙、后下)各 12 克,知母 9 克,黄芩 10 克,细辛 3 克,夏枯草 30 克,胆南星 6 克,甘草 9 克。

主治:青盲内障。

用法:水煎服。

注:孕妇忌服。

处方 2:芦荟、丁香、黑丑各 50 克,磁石 100 克。

主治:青光眼。症见头痛眼胀疼,恶心呕吐,口苦便秘,瞳孔散大而绿,视物如迷雾。

用法:将上药共研细末,混匀,装入胶囊内。依病情每日早晚各服 3~5 粒(约重 2~4 克),饭后 1 小时服用。

处方 3:大狼毒适量捣溶。

主治:青光眼,肺受风邪,上攻于目,骤然头痛、头重,视物朦胧,瞳孔变浅绿。

用法:将药敷于前额及印堂处,敷至出血,每隔 5 小时换药 1 次,连敷 3 天。

处方 4:珍珠 3 克,淡苁蓉、白菊花、密蒙花、紫河车、丹皮各 9 克,海狗肾、焦冬术、别直参、菟丝子各 18 克,楮实 6 克,枸杞子 30 克。

主治:急性视神经炎。

用法:上药研细末,成人量一般每次 3 克,1 日 3 次。

处方 5:鸡胆 1 个(即鸡苦胆)。

主治：暴发火眼。

用法：用鸡胆 1 个，装蜜少许，扎紧胆口再装入猪胆内。经过 21 天后取出鸡胆，用鸡胆汁点眼有效。

19. 瞳孔散大

处方 1：当归 3 克，熟地 15 克，黑芝麻 15 克，黑荆芥穗 9 克，黑附子 4.5 克，海沉香 6 克，小黑豆 30 粒，云母片 3 片。

主治：瞳孔散大。

用法：头煎与 3 煎混合分作 2 次服。2 煎 1 次服。这 3 次药分作早晚和次日早服。

处方 2：熟地、白芍、当归、杞果、天冬、菟丝子、山萸肉、盐知母、盐黄柏、寸冬、粉丹皮、泽泻、菊花、草决明各 9 克，川芎 4.5 克，五味子 6 克，青葙子 12 克，薄荷 3 克。

主治：瞳孔散大。

用法：清水煎服，每日早晚各服 1 煎。此方为成人量。早期病人有特效。

注：忌鸡、鱼、羊肉及辛辣之物。

处方 3：生附子 1 枚，胡椒 12 克，火葱 1 把，老姜 60 克。

主治：风灌目导致的头痛如劈，以额角为甚，眼胀剧痛，瞳子散大，视物不明等症。

用法：将附子、胡椒研成散，再加入火葱老姜捣绒备用。以上已成散剂用酒炒热，取布一块，将药散包裹熨双太阳穴，冷后再炒再包，直至痛止。

处方 4：熟地、磁石各 15 克，巴戟天、枣皮、益智仁、覆盆子、菟丝子、朱砂、建曲、枸杞子各 12 克。

主治：瞳仁散大，视物昏渺。

用法：水煎服。

加减：如兼头痛加羌活、防风各 9 克，眉棱骨痛加蔓荆子、白芷各 9 克；视物昏暗不明加北细辛 6 克、五味子 9 克。

处方 5：熟地、龙眼肉、建曲各 18 克，枣皮、磁石各 15 克，北细辛 6 克，五味子、枳壳各 9 克，朱砂 12 克。

主治：瞳孔散大，神光耗散，视物不明。

用法：水煎服。

20. 眼睑下垂

处方：黄芪、白术、当归、川芎、茯苓各 3 克，升麻、柴胡各 0.9 克，陈皮 2.4 克，枸杞 9 克，炙甘草 1.5 克。

主治：眼睑下垂

用法：清水煎开后 5 分钟，饭前服。

注：忌辛辣煎炒。

21. 夜盲

处方 1：百草霜适量。

主治：夜盲。

用法：百草霜涂于猪肝上服后而愈。

处方 2：夜明砂、猪肝各 120 克，谷精草 60 克。

主治：夜盲。

用法：将夜明砂、谷精草煮水去渣，炖服猪肝食数次即愈。

注：忌食燥热物，忌房事。

处方 3：谷精草 15 克，石决明 12 克，双钩藤 15 克，小茴香 12 克，姜黄（末）12 克。

主治：夜盲。

用法：白羊肝（猪肝亦可）120 克（不溶水），上系成人剂量，儿童减半或三分之一，文武火煎。早晚服 1 次，日服 1 剂吃肝饮汤。

处方 4：密蒙花、草决明、抱木通、夜明砂、九里明各 9 克，石决明 15 克，猪肝 30 克。

主治：肝虚血少，肾虚水亏，目失所养而成夜盲。

用法：每日1剂，水炖后去渣再入猪肝煮服。

处方5：夜明砂（炒焦）6克，石决明6克，柄猫草3克。

主治：夜盲。

用法：共研粉蒸猪肝，食一两次即愈。

处方6：夜明砂15克，虫蜕12克，菟丝子9克。

主治：夜盲症。

用法：上药微火炒焦共研细末，分4份。每次用猪肝60克，将药置于猪肝中用线缝固，外用面包烧之，待3小时后取出，将面壳取掉其余尽吃之方可愈。

处方7：鸡肝3具。

主治：夜盲。

用法：将鸡肝蒸熟晒干或焙干研面，小儿1岁每次服6克，每增1岁加1.5克，1日3次，开水冲服；成人每次服30克，1日3次。

22. 近视眼

处方1：石菖蒲、云苓、车前子、菟丝子、远志、盐知母、盐黄柏、茺蔚子、五味子各9克，党参、生地、杞子、石决明各12克。

主治：先天性遗传性近视眼。

用法：以水600毫升，煎成200毫升，分2次服。一般服药7天，视力恢复正常。

处方2：生地120克，天冬、菊花各60克，枳壳90克（麸炒）。

主治：近视眼。

用法：共研细面，炼蜜为丸，如梧桐子大。每日服百丸，清茶或黄酒送下。常服之。

处方3：石菖蒲、远志、盐知母、盐黄柏各6克，党参4.5克、云苓12克，生熟地各15克，枸杞子、菟丝子、茺蔚子、五味子、车前子各9克。

主治：近视眼。

用法：水煎服。

注：①伴多梦者，加磁朱丸 9~18 克。②伴有复视症状者加羌活、防风各 6 克，细辛 0.9~1.5 克。③伴有失眠者，加柏子仁、薏仁、枣仁。④伴有肺病者，加天冬、麦冬。⑤伴有头晕头痛眼前发花者，加石决明 15~30 克，杭菊 9 克。

23. 远视眼

处方：人参、茯苓各 60 克，菖蒲、远志各 30 克。

主治：远视眼。

用法：以上共为细面，炼蜜为丸，如梧桐子大，朱砂为衣。每日服 50~70 丸，米汤送下。

24. 暴盲

处方 1：当归、白芍、茯苓、焦术各 6 克，银柴胡 4.5 克，黑栀子、丹皮各 4.2 克，甘草、五味子各 3 克，升麻 1.8 克。

主治：暴盲症。

用法：水煎服

处方 2：杭菊花、茺蔚子、夜明砂各 21 克，熟地 30 克，杞果、菟丝子各 18 克，当归身 24 克，山萸肉 12 克，甘草 1.8 克，红花 4.5 克。

主治：暴盲症。

用法：水煎服。

25. 眼科杂病

处方 1：硼砂 4.5 克，鸡蛋 1 个。

主治：青光眼。

用法：将硼砂研面，把鸡蛋开一口装入药面，然后用泥糊住，烧熟吃。1 日 1 个，常吃。

处方 2：川椒 3 克，雄黄 1.5 克，冰片 3 克。

主治：青光眼前期偏头痛。

用法：共为细面，奶汁调，以棉花蘸少许，塞痛侧鼻孔。

处方3：大枣1个（去核），蜘蛛1个。

主治：眼漏。

用法：将蜘蛛入枣面焙干研面，每日取少许上患处。

处方4：生地黄24克，黄连6克，黄芩、薄荷、大黄、甘草各9克。

主治：暴发赤眼。

用法：水煎服。

处方5：硼砂、炉甘石各9克，冰片1.5克。

主治：暴发赤眼。

用法：先将炉甘石火煅水飞，然后与硼砂、冰片共研极细面，装瓶内密闭，用时取少许点之。

处方6：五灵脂12克，香附子15克（醋炒为散，兑甜酒二匙）。

主治：突然视物不明，其人毛发立竖，不语如醉之暴盲症。

用法：水煎服。早晚（下午4点）各1煎。

处方7：熟地、麦冬、党参各15克，当归、川芎各9克，女贞子、枸杞、杜仲、山药各12克。

主治：因肝肾阴亏，脾胃气虚所致之视物昏糊、瞳仁散大以及暴盲症。

用法：水煎服。日服1剂。

处方8：牛胆1个。

主治：老人眼蒙。

用法：牛胆1个，用黑豆纳入胆内，以满为度，阴干。每晨服黑豆2~3粒。

处方9：白花蛇1条，生绿豆1合。

主治：眼翻花突出。

用法：白花蛇1条酒消毒，剪碎用麻油炒黄（须存性）

为末。用生绿豆一合炒香为末，用白糖 120 克水调和匀，放在碗内甑上蒸熟服之。

处方 10：当归、白芍、京子（打）、丹皮、云苓、夏枯草各 9 克，川芎、菊花、栀子、薄荷、蝉蜕各 6 克，柴胡、甘草各 3 克。

主治：妇女气郁不舒致目疾。

用法：水煎服。

处方 11：鹅不食草。

主治：目起星翳。

用法：左眼塞右鼻，右眼塞左鼻。

处方 12：柴胡、草决明、秦皮各 12 克，黄芩、知母、黄柏、枳壳、荆芥、羌活、防风各 9 克，蝉蜕、甘草各 6 克。

主治：肝经热郁，复受风邪所致之风轮星翳。

用法：水煎服。

处方 13：白脖蚯蚓血。

主治：小麦芒入眼内。

用法：用白脖蚯蚓血点眼内即愈。取血方法：用针刺白脖子蚯蚓。

处方 14：大生地、黄豆、芙蓉叶各 30 克。

主治：外伤瘀滞（如眼睑赤肿，白睛瘀血）以及血灌瞳仁。

用法：将上药共捣绒呈润湿状备用。将药拌成饼置于消毒敷料上，贴于患眼局部，包扎时不宜过紧。病重时每包敷 1 次。每天 3~4 小时，痛止即可停止。

处方 15：山羊胆汁、蜂蜜各等份，加冰片少许共调匀。

主治：眼病 72 疾。

用法：点眼少许，日点 2~4 次。

注：点上药后，有点刺痛，片刻即止。羊吃百样草，蜂采百花，故名二百味草花膏。

处方 16：胆矾、明矾、乌梅、五味子各 6 克，小针 7 个。

主治：老年性白内障。

用法：加冷水 1 碗，在铜盆内泡 7 天，白天放屋内，夜里放院潮露而成。每天点 1 次。

处方 17：①内服方：赤石脂 54 克，牡蛎 54 克，淡海螵蛸 54 克，飞滑石 54 克，上好黄丹 36 克，正朱砂 12 克。②外用方：神仙眼镜草 9 条。

主治：一切内外障眼病。

用法：外用方：每日用神仙眼镜草 9 条，洗净，用第二次淘米水 10 毫升浸杯内，隔水蒸馏出药液，取药汁放入眼瓶内滴患眼，滴时仰卧，每小时滴 1 次，每次 3~4 滴。

内服方：上六味，共研末，水飞，澄清去水晒干为末，每次用 0.9 克鸡肝或猪肝送服，1 日服 1 次。

注：滴眼时，患眼充血变红，多眵流泪，勿怪。续滴，自然而愈，若滴药无此反应者，为无效。

处方 18：熟地 12 克，白芍、川芎、当归、五味子、楮实子、菟丝子、枸杞子、车前子、川椒各 9 克。

主治：视物模糊。

用法：水煎服。

注：肾阳虚加附子、肉桂各 9 克。

处方 19：党参 24 克，枸杞子、熟地各 15 克，怀山药、枣皮各 12 克，丹皮、泽泻、使君肉各 9 克，茯苓 12 克。

主治：视物不明、视物昏渺等内障眼疾。

用法：水煎服。

注：若能近怯远加远志、女贞子各 9 克；视物昏暗无光加北细辛 6 克，肉桂 9 克，白术 12 克；视物黑花飞飘加建曲 12 克，赤芍 9 克；双眼干涩加麦冬 12 克，菊花 9 克，五味子 9 克。

处方 20：熟地 15 克，茯苓、泽泻、枣皮、丹皮、山药、白芍、枸杞、石菖蒲各 9 克，沙菀蒺藜、石决明各 12 克，黑芝麻 18 克。

主治：视物昏渺及青盲。

用法：水煎服

处方 21：党参 15 克，白术 12 克，川芎、当归、半夏、陈皮各 9 克，北细辛、生姜、甘草各 6 克。

主治：视物不明，目赤多眵症。

用法：水煎服。

加减：精亏营虚视物不明加龙眼肉、石菖蒲、远志、黑芝麻；食少神疲加砂仁、白蔻、神曲；目赤多眵兼气轮充血加沙参、地骨皮、桑白皮。

处方 22：青盐、菊花、虫蜕、石决明、木贼草、夜明砂各 15 克，猪肝 250 克。

主治：内障眼疾。

用法：煎服，2 次吃完。

处方 23：天冬（去心）、人参、生地、熟地、茯苓各 30 克，山药、草决明各 22.5 克，菟丝子 22.5 克，白蒺藜、石斛、苁蓉、羚羊角各 15 克，五味子、杏仁、枸杞、牛膝、白菊各 22.5 克。

主治：内障、目光衰弱、云翳等症。

用法：共为细末，炼蜜为丸，日服 2 丸。开水送下，每次服 6 克。

处方 24：草决明、桑白皮、柴胡、茯苓各 12 克，蔓荆子、生地、玄参、荆芥、桔梗、黄芩、半夏、羌活、苍术、川芎、菊花、白芷、防风、青皮各 9 克，甘草 6 克。

主治：视物昏渺，如眼内障。

用法：水煎服。

处方 25：熟地、远志各 18 克，巴戟天、益智仁各 15 克，枣皮 12 克，石菖蒲 9 克。

主治：因肝肾亏损，精气不足，瞳仁光锐减，视物不清及视物昏渺等内障眼疾。

用法：水煎服。

加减：气虚加党参 18 克、白术 15 克；血虚加当归、白芍各 9 克；视物昏雾加枸杞子 18 克、菊花 9 克；视物黑暗、视物重叠加磁石、朱砂各 12 克（吞服）、建曲 15 克；瞳仁散大加五味子 9 克、枣皮 15 克。

处方 26：熟地 15 克，麦冬、天冬、枣皮、党参各 12 克，泽泻、茯苓、丹皮、怀山药各 9 克。

主治：内障视物不明症。

用法：水煎服。

处方 27：熟地、枣皮、肉苁蓉、牛膝、楮实子、巴戟天、枸杞子、茯苓、杜仲各 12 克，石菖蒲、远志、小茴香、五味子、枣子各 9 克。

主治：视物昏渺、青盲等内障眼疾。

用法：水煎服。

处方 28：虫蜕 1.5~3 克。

主治：外障眼方。

用法：虫蜕为末装入鸡蛋内，面包住烧熟，1 天吃 1~3 个。

处方 29：柴胡、生地、桑白皮各 12 克，桔梗、防风、黄芩、白芷、菊花、川芎、前胡、独活、荆芥、谷精草、枳壳、当归各 9 克，薄荷、甘草各 6 克。

主治：外障目疾。

用法：水煎服。

处方 30：生地 15 克，柴胡、白芍、菊花各 12 克，升麻、黄芩、桔梗、川芎、当归、青皮、荆芥、防风、知母各 9 克。

主治：睑弦赤烂，气轮红赤，风轮云翳等。

用法：水煎服。

注：睑弦赤烂，时发时愈，绵绵历久不愈加葛根 18 克，苍术 15 克；气轮充血较甚者，加桑白皮 15 克，丹皮、骨皮各 9 克；云翳渐浸加蒺藜 12 克，木贼草 9 克，秦皮、蒙花各 12 克。

处方 31：党参、白术、茯苓、龙眼肉各 15 克，黄芪 18 克，当归、广皮、升麻、柴胡、远志（去心）、石菖蒲各 9 克，大枣 12 克。

主治：外障恢复期阵发性视物不明，目光晦暗，视物模糊，久治无效者。

用法：水煎服。

加减：视若萤星倍加茯神、朱砂；视若烟雾倍加石菖蒲、枳壳、神曲；瞳仁散大加枣皮、五味子；视物不明倍加远志、石菖蒲；气虚加党参、黄芪；血虚加白芍、倍加龙眼肉、黄芪。

处方 32：生姜、荆芥、薄荷、苏叶、藁本、菊花、羌活、艾叶、桑皮、青皮、木贼、千里光各 30 克，防风、苏芍、白芷、当归各 45 克，蝉蜕、苍术各 15 克，花椒 18 克，月石、枯矾、冰片各 12 克，麝香 0.12 克，炉甘石 120 克。

主治：急慢性迎风流泪，羞明畏光，气轮红赤，肿痛涩痒雾等外障眼疾。

用法：以上除炉甘石、月石、枯矾、麝香、冰片外，其他药用蒸馏水浸透 1 夜（以不流水为限）。第二天装入蒸馏器内（先在锅底内装入升麻 15 克），用缓火蒸馏取液 1200 毫升，备用。继又蒸馏水 700 毫升为浸液用。炉甘石用火煅，煅后用童便泡过滤，将炉甘石混浆晒干即成，月石煅成棉花状，研细备用，枯矾瓦上煅制，然后将以上 3 药和麝香、冰片研细装入消毒瓶内，再将蒸馏的 700 毫升药液倾入浸泡。4 天后过滤与 1200 毫升配兑而成，每天滴眼 3~4 次，症状重可作局部湿敷。

处方 33：白色眼药水蒸馏液 300 克，大黄、郁金、三七、血竭、冰片各 6 克，黄连 9 克，炉甘石 60 克，枯矾 45 克，月石煅 4.5 克，麝香 0.6 克。

主治：外障眼疾。

用法：将郁金、大黄、三七、黄连四味药捣碎放入蒸馏器内蒸馏，取其蒸馏水 60 克，然后和白色眼药水 300 克混合。

血竭瓦上煅枯油质，研细后同炉甘石、冰片、麝香放入消毒瓶中，再用以上两种混合药水浸泡 4 天，过滤 2 次即可用。

处方 34：瓜蒌根、枳实、炙甘草、蔓荆子、薄荷各 15 克，川芎、密蒙花、荆芥穗、地骨皮、甘菊花、白蒺藜、羌活各 30 克，蛇蜕、蝉蜕、黄连各 9 克，川椒（去目炒）22.5 克，酒当归 45 克，草决明（炒）15 克，木贼（童便浸 1 宿，去节，焙干）10 克。

主治：一切内外障。

用法：上为细末，炼蜜为丸。每 30 克做 10 丸，每服 1 丸，食后临卧服，日进 3 服。翳障米饮下。

加减：①睛暗：当归汤下；②内障：木香汤下；退云丸（犀角 15 克，干地黄 30 克，无蔓荆子、甘草、川椒）；妇人当归汤下；有气，木香汤下。

处方 35：珍珠 3 克，淡苁蓉、白菊花、密蒙花、紫河车、丹皮各 9 克，海狗肾、焦冬术、别直参、菟丝子各 18 克，楮实子 6 克，枸杞子 30 克。

主治：急性视神经炎。

用法：上药研细末，成人量一般每次 3 克，1 日 3 次。治疗一般 9 天即愈。

处方 36：白毛水芹菜。不拘量。

主治：眼睛黑珠生白点，痛如刀刺。

用法：将菜洗净甩干水，捣汁用盅盛之，用时将汁点白疔上，每日点数次。

注：忌辛辣等刺激食物。

处方 37：夜明砂、望月砂、龙胆草各 90 克，石决明、熟地黄各 60 克。

主治：双目朦胧，不红不肿。

用法：共为细末，用菊花、蒺藜煎汤送服，每日 6 克，晚服最好。

注：忌生冷及房事。

处方38：制甘石、制三石各30克，镜面长砂3克，海螵蛸20克，珍珠粉、西黄粉各1克，百寿头梅（最好的冰片）3克（后下）。

主治：重症沙眼所致角膜混浊（老年白内障老白翳），沙眼性血管翳（古稀垂帘障）。

用法：以上诸药，共研至极匀细，紧塞收贮，高压蒸气消毒。需用时加精制蜂蜜适量调和，如厚糨糊状，固封备用，不可令其泄气。每次点眼少许，日点二三次。

处方39：赤小豆、蕤仁霜、白蔻仁粉各1克，上腰黄适量（研和后药色呈淡黄色为度）。

主治：重症沙眼所致角膜混浊，沙眼性血管翳。

用法：以上共研极细，约如微米，紧塞消毒备用。

注：即青龙丹。

处方40：制甘石10克，风化霜4克，飞西月石1克，珍珠粉1克，上东丹2克，百寿头梅1克（后下）。

主治：重症沙眼所致角膜混浊，沙眼性血管翳。

用法：以上诸药，共和研极细，紧塞收贮，高压蒸气消毒。需用时加精制蜂蜜适量调和，如厚糊状，固封备用，不可令其泄气。点目，日2次。

处方41：羊脑玉4克，青龙4.5克，虎液2克，当门子0.1克，珍珠粉1克。

主治：重症沙眼所致角膜混浊，沙眼性血管翳。

用法：以上药共研至极细，紧塞收贮，高压蒸气消毒。需用时用蜂蜜适量调和，如厚糨糊状，固封备用，不可令其泄气。点眼。

注：即重号退障丹。

处方42：青龙9克，虎液4克，羊脑玉8克，千里光1克，百寿头梅2克（后入）。

主治：重症沙眼所致角膜混浊，沙眼性血管翳。

用法：以上药共和研末，紧塞收贮，高压蒸气消毒。需要时用精制蜂蜜适量调和，如厚糨糊状，固封备用，不可令其泄气。

注：即金津膏。

处方 43：当归、蝉衣、苍术、防风各 4.5 克，川芎、甘草、炒蛇蜕、羌活各 3 克，白茯苓、白蒺藜各 9 克，赤芍、密蒙花各 6 克，石决明 18 克。

主治：重症沙眼所致角膜混浊，沙眼性血管翳。

用法：水煎服，1 日 1 剂，用水煎 3 次，每次服 100 毫升，日服 3 次，食前或食后服。

注：此方即蝉花无比散。

处方 44：当归、蝉衣、防风、荆芥、黄芩尾、明天麻、蔓荆子各 4.5 克，熟地 15 克，川芎、羌活、甘草、焦枳壳、香白芷各 3 克，木贼草、白菊花、密蒙花、白蒺藜各 6 克，麦冬、草决明各 9 克。

主治：重症沙眼所致角膜混浊，沙眼性血管翳。

用法：日服 1 剂，水煎 3 次，每次约服 100 毫升，日服 3 次，食后服用。

注：方名天麻退翳散。

处方 45：冬桑叶、白菊花、光杏仁、连翘各 3 克，生甘草 1.5 克，桔梗、薄荷各 0.9 克，鲜芦根 1 尺。本方是洗眼方，桑菊饮。

主治：重症沙眼所致角膜混浊，沙眼性血管翳。

用法：眼内外一般常规消毒，以无菌为原则，病人仰卧手术床上。先滴 10%地卡因二三次，每次滴 2 滴。等候 10 分钟麻醉后，令病人眼球下视（看脚），术者用左手拇指撑开上下睑，以右手所持药匙内的青龙丹随即顷入角膜上，均匀撒布，约 3~4 毫米厚，然后轻启上下睑，放下闭合，加上敷料，以绷带包扎保护。以后每日复诊，加青龙丹 1 次。如上法，共计 4 次。第四日起床，用桑菊饮微温溶液洗眼，每日 3 次，时间共计三五日，并内服天麻退翳散 4~6 剂，（适于沙眼性血管翳）或蝉花无比散 4~6 剂（适用于沙眼性血管翳少而灰白色角膜混浊厚而多者）和重明膏点眼，每日 4 次，共计 10 日，次点重号磨障丹，每日 4 次，共计 20 天；最后长期点金津膏，每日 3 次，至痊愈为止。

注意：角膜薄翳、斑翳、白斑、疱疹性角膜混浊、角膜基质炎等后遗症无效。角膜浸润及各型角膜溃疡时期禁用。忌食猪头、鹅肉、羊肉、葱韭、洋葱、大蒜、辣椒、酒类等刺激性食品。

处方 46：洁白皮硝 30 克，冰片 1.5 克。

主治：风热不制之混睛障。

用法：先将硝入铜锅以文火炒枯，放阴湿处，一星期后研末，然后加冰片再缓缓研，至无声为止。每日点眼 5 次。

注：本方系二宝散。

处方 47：麝香 0.5 克，冰片 4.5 克，制白皮硝 30 克，荠丹 15 克。

主治：虚火上炎之星翳，阳明燥热上熏之凝脂翳。

用法：各药依法精制，逐个研末，混合后再研至无声为止。每日点眼 4 次。

注：本方系四宝散。

处方 48：川水莲、黄柏、黄芩、白菊花、焦山栀、荆芥、枳壳、川芎、甘草各 6 克，月石 12 克。

主治：风火炽盛之聚星障。

用法：上药用水 1000 毫升，文火入煎，1 小时后过滤，再加水 500 毫升，煮沸半小时再过滤 2 次，药液和匀后，加热浓缩至 300 毫升。1 周后，除去沉淀，再反复过滤数次，隔水加热消毒后备用。每日点 4 滴。

注：本方系复方三黄药水。

处方 49：犀角、麝香、月石各 0.6 克、蕤仁霜、廉珠各 3 克，琥珀、熊胆、辰砂、海螵蛸各 4.5 克，冰片 9 克，九制甘石 30 克，荠丹 15 克。

主治：阳明燥热上熏之凝脂翳。

用法：各药依法精制，逐味研成细末混合后，再研至无声为止。每日点眼 3~4 次。

注：方名：神效云见消。

处方 50：川水莲、秦皮、桑白皮、川芎、红花各 9 克，冰片 2 克，月石 6 克。

主治：肝胆火炽风热壅盛之花翳白陷。

用法：上药用水 1000 毫升，文火煎至 1 小时后，取出药液过滤后再加 400 毫升水，煎至半小时。如上法过滤，药液合并后再过滤数次，净得 200 毫升，然后隔水加热消毒后备用。每日滴眼 4 次。

注：方名退赤眼药水。

耳鼻喉科

1. 耳聋

处方1：鳅鱼、鸡蛋。

主治：耳聋。

用法：将蛋打碎和水放鳅鱼 100 克，盛于碗内，置锅蒸之。以上二味放锅蒸熟，饭后食之。

注：须食二三斤鳅鱼效果特著。忌食酒及辛辣热物。

处方2：柴胡、甘草各 9 克，黄芩、龙胆草、菖蒲各 15 克，生地 30 克，栀子 9 克，元参 24 克。

主治：耳聋、耳鸣属肾水不足，肝火上冲。

用法：水煎服。

处方3：熟地、肉苁蓉、石菖蒲各 30 克，磁石 9 克，猪脊髓、黑豆各 60 克。

主治：老年肾虚耳聋。

用法：先将菖蒲、磁石、黑豆研为面，然后共捣一处为丸，每丸 9 克，1 次 1 丸，1 日 2~3 次。

处方4：郁金、菖蒲各 3 克，全虫 5 个，麝香少许。

主治：耳聋、耳鸣。

用法：以上四味共为细末，用生葱白捣汁为丸。用丝罗底包住药丸塞入耳中，1 天换 2 次。

处方5：龟尿。

主治：两耳聋闭、听声不聪。

用法：用镜子照龟，则尿自出。将龟尿滴入耳内。

注：忌食收敛涩酸物。

处方6：去核大枣 15 枚，去皮蓖麻子 300 粒。

主治：耳聋、鼻塞、不能听声、闻香臭。

用法：将药 2 味捣烂如泥，用药棉包裹，先塞耳，后塞鼻。连用 30 天显效。

处方 7：乌头烧灰、石菖蒲各等份。

主治：耳鸣、或耳骤然闭塞不能听话。

用法：共为细末，用纱布包药塞在耳内，1 日 2 次。

处方 8：苍耳子 15 克，猪脑子 1 个。

主治：耳鸣。

用法：2 味同煎，喝大半碗汤连同脑子一同吃了。一般服后就见效。

2. 中耳炎

处方 1：黄连（上品）30 克，冰片 0.3 克，硼酸 4 克，蒸馏水 100 毫升。

主治：化脓性中耳炎。

用法：将黄连捣碎，放入药锅内加蒸馏水浸泡 24 小时，小火煮沸 5~10 分钟过滤，将硼酸研细放入滤液中，再次过滤，将冰片研细放入滤液中，加水至 100 毫升即成。患耳先用 3%过氧化氢液或生理盐水擦拭干净，将药液滴入患耳 4~5 滴。每天 1~2 次。一般 4~5 天即愈。

处方 2：鳝鱼 1 条。

主治：耳常出脓。

用法：取血滴耳内。

处方 3：猪苦胆 1 个，明矾 15 克，梅片少许。

主治：慢性化脓性中耳炎（脓耳）。

用法：明矾研末入苦胆内，将苦胆挂在通风处阴干。取出明矾再研末，加梅片重研细装瓶勿泄气。用空心麦秆剪成箭形如舌状，铲药末少许，对准患耳一头，医者吹气，药末撒入耳中，每天可 2~3 次，直至愈为止。

注：此散叫"胆矾散"。

处方 4：苦参 15 克，冰片、枯矾各 3 克，香油 60 克。

主治：中耳炎。

用法：先将枯矾、冰片研面，再用香油炸苦参，待焦去渣，滤净，将面倒入，温化，搅匀，装瓶密闭，用时滴 2～3 滴、1 日 3～4 次。

处方 5：紫草 60 克，蛇蜕 1 条，香油 120 克，冰片 3 克。

主治：中耳炎。

用法：前二味油炸去渣，加入冰片，瓶装备用。用时以消毒棉花将脓擦净，滴入耳内，1 日 2 次。

处方 6：白花草、双酒各 12 克。

主治：耳内发热，痛痒流脓腥臭、不论初发或经久不愈者，均可用之。

用法：以上二味共置于杯中擂溶成片时取汁待用。先将耳内脓垢用浓茶洗净拭干，将上药滴于患耳内。

注：在滴药期间忌食鱼腥、蛋、酒、辣椒。

处方 7：健康人手指甲 27 克，冰片 9 克，黄柏、苍术各 6 克。

主治：慢性中耳炎，耳孔流脓或黄水。

用法：将指甲用生皂角浸液（生皂角适量捣碎水浸一昼夜过滤后用）洗净晾干，放铜勺内火焙黄。再把指甲、冰片、黄柏、苍术各研极细末，合匀放入瓷瓶密贮，备用。先用生理盐水或双氧水冲洗耳道，拭干后用吹药器将药粉少许吹入耳道中，每日 2 次。

处方 8：枯矾、赤石脂各 10 克，冰片 3 克，芦荟、老珠各 4 克，麝香 0.3 克。

主治：中耳炎。

用法：以上六味共合一处，研为细末备用，勿泄气。耳内先用双氧水洗净后吹上此药，2 日 1 次，2～3 次即愈。

3. 耳根后部的黄水疮

处方 1：猪蹄甲 1 对，明矾适量。

主治：旋耳疮。

用法：将明矾研末，装入猪蹄甲内，令满为度。以草木火烧存性，待凉，研细末收贮。用温开水将患处洗净，取香油适量，将药末调成糊状，涂患处，1 日 2 次。

处方 2：轻粉、穿山甲、铅粉、黄丹各 10 克。

主治：旋耳疮。

用法：将轻粉研细隔纸微炒，山甲用砂炙透，黄丹水飞晒干，然后与铅粉共研极细末，瓶贮备用。先将温开水洗净患处，取净香油适量将药末调成糊状。每日 2 次，涂搽患处。

4. 虫入耳

处方 1：葱汁、香油、人乳。

主治：虫入耳。

用法：虫入耳内，用 3 味混合滴耳，少顷虫即出。以上 3 味也可单独用，效果不减。

处方 2：穿山甲适量（炒）。

主治：蚂蚁入耳。

用法：上药研面，水调滴入耳内。

5. 美尼尔氏综合征

处方：优质白果仁 30 克（有恶心呕吐症状者加入干姜 6 克）。

主治：美尼尔氏综合征。

用法：共研细末，分 4 等份，每日 1 份，温开水送下，早晚饭后各服 1 次。

注：白果芯有毒应除去。一般服用 4~8 次即可痊愈。无禁忌。

6. 耳内出血

处方 1：煅龙骨 6 克。

主治：耳内出血。

用法：研极细末吹入耳内立止。

注：忌食热燥食物。

处方 2：麦冬 30 克，菖蒲 3 克，熟地 60 克。

主治：耳内出血。

用法：净水煎 2 次，每次煎滚后约 10 分钟温服之。忌食辛燥之物。

7. 耳鸣

处方：磁朱丸 9 克（布包），远志 9 克，菖蒲 3 克，龙胆草 1.5 克，杭芍 9 克。

主治：心肝火旺型耳鸣。

用法：每日 1 剂，水煎 2 次服，连服 3~7 天。

8. 耳心痛

处方 1：石燕 15 克。

主治：耳心痛。

用法：磨水，将水滴入耳内，1 日 3 次。

处方 2：蛇蜕皮。

主治：耳中忽然大痛。

用法：将蛇蜕皮烧存性，细研。用鹅毛翎管将药末吹入耳内。

9. 耳疔

处方 1：三黄散 6 克，搜山虎 1.5 克，蟾酥丸 0.3 克，石膏 1.5 克，梅片 0.3 克，硼砂 0.6 克。

主治：耳后毒。

用法：研末调酒敷。每次 3~5 克，日 1 次。

注：忌食鱼腥。

处方 2：川蜈蚣 1 条。

主治：耳内生疗。

用法：焙干研末用好酒拌涂耳内。

10. 耳烂

处方 1：铜绿、儿茶各 5 克，枯矾 3 克，冰片 2.3 克。

主治：耳烂。

用法：研末擦患处有效。

处方 2：川连、蛇皮、枯矾各 6 克，鸡内金 3 克。

主治：耳烂。

用法：上 4 味共为散，用茶调涂患处。

11. 鼻出血（鼻衄）

处方 1：白及 30~60 克。

主治：鼻衄、吐血。

用法：研细粉，用糯米泔煎汤调匀。每次饭后服 6~9 克，日服 2 次。

注：忌食煎炒及发物。

处方 2：焦生地 30 克，血余炭（头发灰）15 克。

主治：鼻衄。

用法：水煎服。

处方 3：桑椹 30 克，大、小蓟各 9 克，桑白皮 9 克，白茅根 30 克。

主治：鼻衄。

用法：水煎服。

注：本方主要用于肝肾两虚有热鼻衄。

处方 4：乌梅 60 克，大黄（炒）15 克。

主治：鼻衄。

用法：水煎服。

处方 5：用青线束中指（其他线亦可）。

主治：鼻大量出血。

用法：左孔出血束右指，右孔出血束左指。

注：忌食热物，治疗当中须静养。

处方 6：独头蒜 1~2 枚，黄丹 3~6 克。

主治：衄血。

用法：将蒜与黄丹共捣为泥，贴于足心，右鼻腔出血贴左足心，左鼻腔出血贴于右足心，贴后 10~20 分钟衄血即止。止后将药擦去。

注：贴药处有时发生水泡。

处方 7：大蒜 1 枚。

主治：鼻血不止，服药不应。

用法：大蒜去皮研如泥，作铜钱大，有如豆厚的饼子。左鼻出血贴左足心，右鼻出血贴右足心，两鼻俱出血俱贴之。

12. 鼻炎　鼻窦炎

处方 1：青苔（鲜者）。

主治：慢性鼻炎、鼻窦炎。

用法：用法刀从潮湿处刮下青苔装干净瓶内，后用消毒纱布卷成小条，放入鼻孔内，交替塞，每 3~4 小时更换 1 次，一般 5 天即愈。

注：初时鼻塞加重，嗅觉丧失 1 天左右，第三天可闻到清凉味，随即打喷嚏、流涕、鼻塞减轻。第四天至第五天鼻塞消失，鼻翼无压痛而痊愈。鼻窦炎需 10~15 天痊愈。

处方 2：甘草、甘遂各等份。

主治：鼻子流黄水，头痛，前额痛，鼻塞不通。

用法：共研为细粉，炼蜜为丸如黄豆大，用药棉少许将药丸轻包，留出一头不包，将用药棉包的药丸塞入鼻孔内，两孔交替塞用。每孔半天，晚上塞，天明换，约 2~3 天。

注：禁忌受凉。

处方 3：苍耳子 10 克，辛夷花 6 克，白芷 3 克，丝瓜根 15 克。

主治：鼻炎、鼻窦炎。

用法：水煎服，每日 1 剂，连用 7 日。

处方 4：斑蝥 1 只。

主治：急性鼻炎。

用法：将斑蝥研为细末，备用。将斑蝥粉少许，置于两眉中间（印堂穴）外用胶布贴紧固定。晚贴早揭。揭后起小水泡，泡破作局部消炎处理。

注：①药粉不可进入眼内；②药粉要现配使用。③起泡过程一般 2~4 小时，有痛感但可耐受，万一痛甚可揭去。

13. 副鼻窦炎

处方 1：生石膏、苍耳子、辛夷各 30 克，丹参、黄柏、侧柏叶各 15 克。

主治：急性鼻旁窦炎。

用法：水煎，分 3~5 次服。

处方 2：连翘、金银花、当归、赤芍、苍耳子各 90 克，蜂蜜 120 克。

主治：急性鼻旁窦炎。

用法：先将各药水煎取汁，次将蜂蜜炼熟，后将药汁与蜜混合，分 6 次服，自第二次服应加温，每 6 小时服 1 次。

处方 3：元参、川乌、草乌、白芷、二花、柴胡、薄荷、钩藤各 15 克。

主治：副鼻窦炎。

用法：将以上各药放砂锅中，加水 1000 毫升煎至 200 毫升，倒脸入盆中，先熏（患者用鼻吸入热气，从口中呼出，反复多次），待煎液不烫时洗头部。每日早晚各 1 次，每剂可熏洗 2 天，2 剂为 1 疗程。

处方 4：苍耳子、荆芥、薄荷、白芷、桔梗、川贝各 6 克，辛夷、川军、生甘草、葱白各 5 克，生地 12 克。

主治：副鼻窦炎。

用法：水煎服。

处方 5：鹅不食草 3 克。

主治：副鼻窦炎。

用法：将上药研末，纱布包成圆柱形，白酒浸透。塞入患者鼻孔，2 小时后取出，每日 1 次以愈为度。

处方 6：芙蓉叶、香白芷、辛夷花各 15 克，细辛 3 克，冰片 1 克。

主治：副鼻窦炎。

用法：共研粗末，装入瓶中，勿泄气备用。先将鼻腔清理干净，后用器具吹此散，每次吹 3 下，每日 2~3 次，用 15~20 天痊愈。

处方 7：藿香叶 120 克，猪苦胆 4 个。

主治：慢性鼻旁窦炎。

用法：先将藿香叶研面，拌胆汁，阴干后再研面，制成丸，如绿豆大。每服 6 克，1 日 3 次，开水送下。

处方 8：辛夷 30 克，荆芥穗 9 克。

主治：慢性鼻旁窦炎。

用法：水煎，分 2 次服。

处方 9：用丝瓜藤近根 3~5 寸。

主治：鼻中时时流臭黄水，脑亦时痛。

用法：烧存性，为细末。酒调药末服之即愈。

处方 10：白芷 120 克，全虫 30 克，细辛 20 克，苍耳子 30 克。

主治：经常流稠鼻涕。

用法：共为细末，每次 6 克，每日 2 次，开水送服。

14. 鼻塞

处方 1：辛夷心、藁本、白芷、木通、防风各 6 克，细辛、升麻、川芎、苍耳子、甘草各 5 克。

主治：鼻塞出涕不止。

用法：水煎服。

处方 2：菖蒲、辛夷各 15 克，杏仁、桔梗、生甘草各 9 克，苏叶 6 克。

主治：嗅觉障碍。

用法：水煎服。

15. 鼻息肉

处方 1：雄黄、硇砂、鹅不食草各 15 克，冰片 6 克。

主治：鼻息肉。

用法：研粉，用棉球蘸湿拧干，再蘸药粉塞入鼻孔内，左右交替塞，塞后 5 分钟流涕、喷嚏。配合内服桑叶、甘菊各 9 克，龙芽草 15 克。水煎服。

处方 2：连须藕节若干。

主治：鼻息肉。

用法：瓦上焙枯研末吹鼻内息肉上，每天五六次，鼻息肉自落。

处方 3：硇砂 1.5 克，海螵蛸、枯矾各 1.5 克，冰片少许。

主治：鼻息肉。

用法：共为细面，点入鼻内息肉处。

处方 4：藿香、佩兰叶各 30 克，鸡冠花 2 朵，胆南星、郁金、桔梗各 3 克，甜瓜蒂 10 个，冰片 1.5 克，麝香 0.3 克。

主治：鼻息肉。

用法：共研面，香油调搽患处。

处方 5：黄芩、知母、郁金、薄荷、郁李仁、枇杷叶、通草、枳壳、牛蒡子各 9 克，桑叶、石膏、金银花各 15 克，桔梗 12 克。

主治：鼻息肉。

用法：水煎服。

16. 鼻准红

处方 1：水银 12 克，白矾 120 克，冰片 60 克，管粉 90 克，冰糖 90 克。

主治：鼻准红。

用法：诸药研面，用凡士林调匀成膏。1 天 2 次抹患处即可。

处方 2：核桃仁、大风子（去皮）、防风、樟脑各 9 克，活水银 6 克，冰片 2 克。

主治：赤红鼻。

用法：共捣为泥，以纱布包之，洗脸后擦涂患处。一般 3 ~5 剂见效。

17. 酒糟鼻

处方 1：陈猪油、水银、硫黄、大黄各等份。

主治：酒糟鼻。

用法：先将硫黄、大黄共研为细末，将陈猪油微火化开把上 2 味细末放入。待陈猪油温凉不结时再把水银用唾液放器皿内研呈细小微粒注入里面，调匀成膏备用。冬天用温水香皂洗净患部，每日早晚 2 次抹涂，夏天用温水肥皂洗净患部，每日早晚 2 次抹涂。

注：忌辛辣、酒色。

处方 2：净水银、大风子仁、核桃仁各 50 克。

主治：酒糟鼻。

用法：将后 2 味捣碎放入水银，研至不见星即成药膏，置于瓷器或玻璃杯内。用时取药膏一小块包在纱布内拧出油，轻擦患处。1 日数次，不要洗脸，连擦七八日即可痊愈。

注：此药不可入口。个别人用药后面部有轻度浮肿，可暂停。待浮肿消失再用，就不肿了。一般用此药没有痛苦，愈后无伤疤无副作用。

处方3：生石膏、生石炭各等份。

主治：酒糟鼻。

用法：研成细末，将鼻洗干净，取药末用烧酒调和成膏，外敷患处。1日1次。一般连用2~3天后痊愈。

注：局部有溃疡者禁用。

处方4：杏仁7个，大风子5个，胡核仁2个，水银1.5克，冰片1.5克。

主治：酒糟鼻。

用法：以上药捣烂，再入猪油30克，捣成糊状，用纱布包好擦鼻。

18. 鼻内生疮

处方1：五倍子15克。

主治：鼻疳。

用法：上药以好酸醋煲，乘热气熏鼻。每日熏3~4次，连熏3~4日。

处方2：鹿角烧炭存性3克，枯矾2克，血余炭2克。

主治：鼻孔烂穿，鼻疳。

用法：研末，先用花椒煎水洗，后用上药掺之。如再不收口即用松香烧存性研末掺之。

处方3：青黛、杏仁、槐花各等份。

主治：鼻内生疮。

用法：共磨水化开搽。

处方4：五倍子、黄蜡、猪油各9克。

主治：鼻内溃疡。

用法：先将五倍子焙黄研面，次将黄蜡、猪油在勺内熔化，然后离火，将药面加入勺内搅匀，装瓶备用。用时以少许抹鼻内，1 日 2 次。

19. 喉痛　喉蛾（扁桃体炎）

处方 1：雄黄 9 克，月石 27 克，苦瓜霜 4.5 克，正二梅片 2 克，薄荷脑 1.5 克。

主治：喉痛，喉蛾（扁桃体炎）。

用法：共研极细。以喉枪将药粉吹入，每日 3~6 次。一般药到病除。

处方 2：麝香 0.1~0.2 克，朱砂 24 克，冰片 3 克，枯矾 15 克。

主治：急性扁桃体炎。

用法：共研细面，将药面装入喷粉器内，保持干燥，每日 1~3 次喷入咽峡部。若已脓肿溃疡则必须配合抗菌素及手术治疗。

注：孕妇及心脏衰弱者禁用。

处方 3：千里光 60 克。

主治：急性扁桃体炎。

用法：每天 1 剂，煎 2 次，每次煎 30 分钟，分 2 次服。

注：忌辛辣食物。一般 2~3 天治愈。

处方 4：薄荷、人中白各 15 克，朱砂 7.5 克，硼砂 15 克，雄黄 8 克，冰片 3 克，白矾 4.5 克。

主治：暴发性咽喉肿痛破烂，不能饮食及小儿一切口疮、牙疳、白口糊等。

用法：研细末，吹敷患处。

处方 5：石胡荽（又名鹅不食草）不拘量。

主治：咽喉红肿，疼痛，声音嘶哑，吞咽困难，并治鼻炎。

用法：取新鲜洗净，将水甩干后将叶捻成团，榨取其汁以盅盛之。冷服其汁，连服二三次，每次 1 小盅。

注：忌辛辣等刺激食物。

处方6：草河车（又名蚤休）、元参各9克，桔梗、牛蒡子各6克，甘草5克，薄荷3克。

主治：急性咽喉炎。

用法：上药用水3杯煎取1.5杯，渣再用水2杯煎取1杯，混合后徐徐服下。服用1~5天即愈。

处方7：虎杖根60克，土大黄30克，薄荷90克，天花粉60克。

主治：急性咽喉炎，风火牙痛。

用法：共为面，水为丸，每服3~9克，1日3次，开水冲服。

处方8：雄黄、牙皂、藜芦（去心）、白矾各等份。

主治：急性咽喉炎，痰涎堵塞，呼吸困难。

用法：共为面，令病人先含一口水，吹鼻中而后呕出痰涎。

处方9：石膏30克，生地24克，花粉18克，元参18克，槟榔15克，大黄21克，荆芥、防风各12克，甘草6克，薄荷6克。

主治：急性咽喉炎，发冷发热头痛。

用法：水煎服。服后发汗避风。

20. 失音

处方1：艾叶尖7个，棉油60克，鸡蛋2个。

主治：突然失音。

用法：先将棉油煎熬，炸艾叶至焦黑色，把艾叶捞出。再将鸡蛋打碎，搅均匀后，放在油内炸至黄焦色，趁热食之。

处方2：鸡蛋1个，陈醋半盏。

主治：失音。

用法：先将鸡蛋和醋共煮片刻，将蛋取出壳，再用醋煮一刻钟食之。病减再服2剂。

处方3：皂角3克，萝卜120克。

主治：失音。

用法：水煮，吃萝卜喝汤。

处方 4：生地、玉竹各 60 克，桂枝 6 克。

主治：失音。

用法：水煎服。

处方 5：青蒿 15 克，童便 2 茶杯。

主治：病后失音，感冒失音，咳嗽失音。

用法：以水 1 碗煎青蒿 10 余沸，冲童便服。小儿酌减。

处方 6：生南星粉 60 克，猪苦胆 10 个。

主治：大病后致口哑不能言语。

用法：取胆汁，把南星粉浸入胆汁 20 小时取出，晒干研末。青少年每服 1.2~1.5 克，成人服 2.4 克，每日服 3 次，6 小时服 1 次，用老姜 60 克煎水冲服。

注：本方对大热病后而哑，不超过半年者有效。

21. 喉中异物

处方 1：威灵仙 9 克，酒 30 毫升，糖 15 克。

主治：鸡骨卡喉。

用法：先将威灵仙放锅内加水 60 毫升，煎好去渣，加酒混合一处。一口吞下，骨即下。

处方 2：指甲 2 克，冰片 1 克，威灵仙 10 克。

主治：鸡、鸭、鹅、鱼、猪等骨卡喉。

用法：洗净指甲，炙炭加冰片，研末备用，先将威灵仙煎汤冷却，漱口数次，并徐徐咽下，然后用吹粉器吹粉适量于咽部，隔时酌情反复吹之。一般在 2~3 小时治愈。

处方 3：红糖 1 撮。

主治：喉咙打泡。

用法：初觉喉中有泡，用红糖 1 撮，含口中，不可吞下，向墙坐徐徐化完即愈。在午时需鼻呼吸，不能用口呼吸。

处方 4：取狗 1 条，抓紧两后腿，旋转数 10 圈，随后将狗倒挂在树上，狗头向下，伸出舌头很长，流出涎水，碗盛之。

主治：鸡骨、鱼刺卡咽喉。

用法：令患者频频慢慢饮之，1~2 次即可愈。

处方 5：威灵仙、草果、白糖各 6 克。

主治：骨卡喉。

用法：水煎服，1 次服完。

处方 6：地粘根、酸菜木根各 60 克，威灵仙 6 克，乌梅 6 克。

主治：饮食不慎，误吞鱼刺或鸡骨等物阻塞咽喉，吞不下吐不出，饮食困难。

用法：用水煎取 1 碗。为 1 次量慢慢咽下，骨即随下。

注：忌食辛辣热毒之品。

22. 喉痧

处方 1：朴硝 2 克，枯矾、硼砂、雄黄各 1 克，朱砂 0.5 克，乳香（去油）15 克，冰片 2 克。

主治：喉痧。

用法：共研末，用小竹筒吹入喉内。

处方 2：巴豆 30 克。

主治：喉症牙关紧闭。

用法：巴豆去壳用纸包着，外用笔杆碾出油在纸上，用纸作燃烧条。将燃条点着，熏入鼻中，鼻涕流出，牙关即开。

23. 白喉

处方 1：葛根、连翘、麦冬、丹皮、赤芍、重楼各 9 克，薄荷、贝母各 6 克，二花 12 克，元参 15 克，木通、淡竹叶、甘草各 3 克。

主治：白喉初期，喉内初现白点，咽痛，发热头痛。

用法：水煎服，频频饮下，日服 1 剂。

处方 2：元参 30 克，麦冬、生地、二花各 15 克，贝母、丹皮、连翘、天花粉、重楼各9克，白芍12克，甘草、薄荷各3克。

主治：白喉平症，喉内肿白如棉，咽痛，口干。

用法：水煎服。

处方3：元参15克，麦冬、白芍、二花各12克，生地黄、丹皮、连翘各9克，甘草、薄荷各3克，贝母、生山楂各6克。

主治：白喉光白而不肿，光治白膜而白膜不退，非把喉部治肿而白膜才退。

用法：水煎服，日服1剂。

注：此方即养阴清肺汤加山楂6克，服1剂即消肿，第二天再用1剂（去山楂）而白膜退。白膜退之后仍用养阴清肺汤，服二三剂痊愈。

处方4：元参、二花、大黄各15克，麦冬、生地黄、丹皮、厚朴、连翘、枳壳、玄明粉各9克，白芍12克，贝母6克，薄荷3克。

主治：白喉险症，毒陷于内，大热不止，喘促烦躁，两目直视，角弓反张。

用法：水煎，冲玄明粉服。病情严重者二花可加至30至60克，大黄加至45克，玄明粉加至15克。

注：虚弱体质忌用此方。

处方5：元参、二花各15克，白芍12克，麦冬、生地黄、贝母、丹皮、连翘、生麦芽各9克，薄荷、甘草各3克。

主治：白喉痹。白块如豆皮大，板贴不开，非开而白不退。

用法：水煎1剂，白开。

注：白开后次日服用养阴承气汤1剂而白退（元参30克，生地24克，麦冬18克，贝母12克，丹皮12克，白芍12克，薄荷3克，甘草3克，二花24克，连翘12克，大黄9克）。若高烧者二花加至30~60克；大便干可加玄明粉9克，大黄

可加至 15~30 克。白退后仍用养阴清肺汤。

处方6：白芍15克，麦冬12克，炙鳖甲、天花粉、丹皮、地骨皮、贝母各9克，甘草3克。

主治：白喉假膜退后，发热不止。

用法：水煎服，日服1剂。

处方7：方名吹喉散。硼砂1.5克，朱砂、雄黄、青黛、煅文蛤、人中白各0.9克，煅珍珠5粒，龙骨、冰片、琥珀、乌贼骨各0.6克，薄荷脑0.3克，赤金10张。

主治：白喉，风火喉。

用法：共研细末吹喉部。

处方8：麝香0.3克，朱砂0.6克，细辛、桔梗各1.5克，巴豆7个，大枣（去核）60克，乌梅（去核）60克。

主治：白喉险症。

用法：先将乌梅水泡后用，大枣、巴豆共捣如泥，再将细辛、桔梗研末，拌入上药中，做2个宝塔形的栓剂（鼻孔中能塞下即可），用时在药栓的顶端蘸上麝香、朱砂末塞入患者鼻孔中。并将剩下的药做一大药丸，同样蘸上麝香、朱砂末，放在患者手心中，将两手在一起扣紧。然后盖上被子发汗，直到患者双足心有汗为止。如1次不愈，可将上药保留，第二天如法再用1次即愈。

口 腔 科

1. 牙痛

处方 1：大黄（酒蒸）、知母、石膏、升麻各等份。

主治：胃有实热齿痛或上牙痛尤甚者。

用法：把上药加水煮熬取汁，凉后频频含咽即愈。

处方 2：大黄、牡荆各 5~10 克。

主治：胃热齿痛，口臭秽不可近者。

用法：上药放火上烹，沥入姜汁六分之一。时时含咽，甚效。

处方 3：用黄蚕蜂窠 1 个，以川椒填满其窍，更以白盐 3 克封口，烧存性。乳香、白芷、羊胫骨灰各 3 克，同研为细末。

主治：擦牙止痛。

用法：先以清茶漱口净，然后此药擦之，又敷痛处，如虫蛀孔作痛，以少许塞于孔中立愈。

处方 4：荆芥、防风、生地、生石膏各 6 克，青皮、升麻、甘草、龙胆草、羌活各 3 克。

主治：牙痛。

用法：水煎服。（临床加减）

处方 5：白碱面 0.6 克，冰片 0.3 克。

主治：牙痛。

用法：二味研为面，用纱布卷好，塞疼侧鼻孔。双侧疼塞两鼻孔。

处方 6：灸列缺穴。

主治：牙痛。

用法：在手太阴肺经与阳明经相连，又手取穴中指尽处，又看其浮脉丫叉之间，灸 7 壮，其痛立止，永不再发。

处方 7：石榴皮。

主治：齿龈出血不止。

用法：石榴皮不拘多少，熬成水漱口，不能咽下。

处方 8：川乌、草乌、良姜、细辛、白芷各 3 克，白酒 60 克。

主治：一般牙痛。

用法：将药同酒共置酒壶内，稍浸片刻，煨热，用酒含漱，连用二三次即可。

处方 9：生石膏 15 克，荆芥、丹皮各 3 克，生地、青皮各 6 克，甘草 5 克。

主治：牙痛。

用法：水煎服。饭后温服，吃药前后忌食鱼腥。

加减：上边门牙痛加黄连 2.4 克、炒麦冬 6 克；下边牙痛加知母 3 克、炒黄柏 3 克；上两边牙痛加白芷 2.4 克、川芎 3.6 克，下两边牙痛加白术 2.4 克、白芍 3.6 克；下左边牙痛加柴胡 3 克、黑栀子 3 克；上左边牙痛加羌活 3 克、龙胆草 2.4 克；上右边牙痛加熟大黄 3 克、炒枳壳 3 克；下右边牙痛加黄芩（炒）3 克、桔梗 3 克。

处方 10：鲜青木香、酒。

主治：牙痛。

用法：鲜青木香去粗皮，酒浸含于患牙处立效。

处方 11：白降丹。

主治：牙痛

用法：用针把虫牙窝的秽物拨净，再用米饭 1 粒，贴白降丹，用针扎赤药头，对定虫窝咬紧抽针，牙龈麻痛半日即愈。

注：忌涎痰吞下，永不再复发。

处方 12：荆芥 6 克，防风、生地、丹皮各 10 克，升麻 3 克。

主治：牙痛。

用法：水煎服。

加减：上门牙痛属心火加寸冬 10 克，黄连 6 克；下门牙痛属肾火加知母、黄柏各 10 克；上左边牙痛属胆火加川羌 10 克、胆草 6 克；下左边牙痛属肝火加栀子 6 克，柴胡 6 克；上右边牙痛属大肠膀胱火加大黄、枳壳各 6 克；下右边牙痛属肺火加酒芩 6 克，枳壳 10 克；上两边牙齿痛属脾火加白芍 10 克，白术 10 克；下两边牙齿痛属胃火加川芎 6 克，白芷 10 克。

处方 13：春笋 1 条、生盐适量。

主治：一切牙痛。

用法：把春笋通心搞穿，将生盐纳入笋心内，纳满为度，放在通风阴暗的地方，日久春笋外面露出白硝。把白硝刮下，用玻璃瓶收藏。用时将白硝少许放入患牙处，牙痛即止。

注：忌食煎炒燥热之品。

处方 14：升麻、薄荷、元参各 9 克，大黄 15 克，石膏 30 克。

主治：牙痛。

用法：将上药煎好后冲白糖 90 克服下，第一煎以开锅 15 分钟为宜；第二煎 30 分钟为宜，可分服，也可 1 次服下，1 日 1 剂，凡不属虫蛀牙痛多 2 剂可愈。

处方 15：升麻、细辛、藁本、防风、黄芩各 9 克。

主治：风火牙疼。

用法：水煎服。日服 1 剂，一般 2 剂即愈。

2. 口腔炎　口腔溃疡

处方 1：炉甘石、月石、山慈菇、青黛、龙骨各 9 克，冰片、生石膏各 4.5 克，煅珍珠 0.8 克，麝香 0.8 克。

主治：口腔炎。

用法：将上药共研末，漱口或拭口后将上粉撒布口内患处，每日 3~5 次。

处方 2：红背沙草 60 克，青蒿 30 克（如缺可改用五倍子代之）黄糖 15 克，地稔 24 克。

主治：口腔糜烂，耳中红肿流脓水。

用法：用酸醋 1 斤与上药同煎 20 分钟后过滤去渣，用消毒棉花蘸液洗患处。

处方 3：生硼砂 30 克，朱砂 3 克，飞滑石 33 克，琥珀 6 克，冰片 4 克，甘草 20 克。

主治：口疮。

用法：各研细末，再将朱砂与硼砂和匀共研极细末（中医传统的说法称"套色"）后诸药和之，共研成飞末，装瓶内备用。用时将药粉涂在溃疡面上即可，每日 3 次，痛甚者饭前可加涂 1 次。

处方 4：白术、黄连、甘草各 9 克，厚朴（后下）、苍术、陈皮各 6 克。

主治：口疮。

用法：以水 2 碗煎成 1 碗服。

处方 5：西瓜硝 120 克，西月石 120 克，朱砂 3.3 克，龙脑冰片 0.3 克。

主治：口疮。

用法：西瓜硝制法：夏季收西瓜放置阴凉透风处，大寒季节取完好无损者 1500 克，连皮切块，另取含水分较多的白萝卜 1500 克，切法同上。先取西瓜加水 3000 克煎 1 小时后，加入萝卜同煮继续 1 小时，过滤去渣，加入朴硝 5000 克，搅拌溶尽，移置阴暗处，液面上用干净麦秆纵横覆盖，候溶液冷却，麦秆上即出现白色条块状结晶附着，取下来摊竹匾上，风干即成。先将西瓜硝、西月石共研极细末，过筛，加入朱砂同研极匀，最后再加龙脑冰片和匀，密封放阴凉处保存。取小量药末喷于患部，1 日 3~4 次，重症可每 2 小时 1 次。

处方 6：燕子窝泥 30 克，黄柏 3 克，槐米 3 克。

主治：口疮。

用法：后两味焙黄后加燕子泥，共研细面，用棉油调匀，涂患处。

处方 7：乳香、没药、黄连、地骨皮各 9 克，猪胆汁 60 克。

主治：前四味共研细面，用猪胆汁调匀，敷患处，每日换 1 次。

处方 8：煅炉甘石 2 克，人中白（煅）1 克，青黛 2 克，冰片 0.3 克，枯矾 0.5 克。

主治：口腔溃疡

用法：共研极细末，瓶贮勿泄气，勿受潮，将药末搽患处，1 日 1 次。

3. 牙疳（牙龈炎）

处方 1：大红枣 1 个，正片梅 0.6 克。

主治：牙疳。

用法：将红枣入火内烧存性，以不见烟为度，取起入盐内埋之冷却，取出后加入正片梅捣成细粉。先用薄荷叶煎水洗患处，然后用棉球蘸药搽患处，日搽数次。

注：忌辛辣、鱼腥等物。

处方 2：雄黄、枯矾各 30 克，白芷 9 克。

主治：牙疳。

用法：共研面，先用砂糖擦患处，后抹药面，早晚各 1 次，每次擦 10 余下。

处方 3：人中白（煅）6 克，儿茶（微炒）3 克，黄柏、硼砂、薄荷叶、青黛、黄连各 1.8 克，冰片 1.5 克。

主治：小儿牙疳，牙龈腐烂出血，臭黑，牙脱。

用法：除冰片外，余药均研面，入冰片再研，先用盐水漱口，次用药吹入患处，令病人张口流出毒水，切勿咽入。

处方 4：雄黄、秋石、硼砂、绿矾各 3 克，冰片 0.3 克，红枣肉数枚。

主治：小儿走马疳。

用法：先将雄黄放枣肉内，外面裹以冷饭，置火中煨至饭团焦黑为度。将雄黄取出，然后同秋石、硼砂、绿矾、冰片等共研细末。用时先以开水浸薄荷将患儿口腔洗净，用消毒纱布蘸药末敷牙龈痛烂处。

处方5：倒退虫10个（焙黄），蜈蚣半条（焙焦），红升丹0.9克，冰片少许。

主治：牙漏（牙槽风）。

用法：先将前2味研面，再加入丹、冰片，共为细面，上入露管内。

4. 舌肿大塞口

处方1：红枣去核，青矾适量。

主治：重舌。

用法：红枣破开纳入青矾，焙干研粉，撒敷重舌上。即时痊愈。

处方2：蒲黄3克。

主治：舌下肿胀，妨碍吞咽及语言。

用法：研为细末。先用三棱针或磁针将舌下处刺出血来，然后撒上药粉。

处方3：真蒲黄1节。

主治：舌肿大塞口，不能饮食者。

用法：用蒲黄频频刷在舌上，舌肿自消。若能咽药，以黄连1味煎浓汁细细呷之。因泻心经之火，则愈。

5. 牙本质过敏

处方：次级红茶30克。

主治：牙本质过敏。

用法：上药放入水中（约两大碗），煎沸几次，取下后稍温，先用其汁含漱，然后饮服。1 日 2 次或多次，直至痊愈。勿半途而废。

6. 齿龈出血

处方：水竹茹、炒栀子各 15 克。

主治：齿龈出血。

用法：水煎服，外用百草霜搽之。

7. 乳蛾

处方 1：①清咽散：薄荷 9 克，川贝母 12 克，荆芥穗、射干、皂角刺、炒穿山甲、生地、元参、知母各 6 克，犀角 1.5 克，大黄 15 克。②红狮散：硼砂、朱砂、西瓜霜各 6 克，牛黄 0.9 克，麝香 0.3 克，冰片 1.5 克，飞滑石 0.6 克。

主治：咽喉红肿单双乳蛾。

用法：清咽散水煎服，红狮散研为细面，饭后吹患处，每日 3 次，病轻只吹红狮散即可痊愈。病重时内服清咽散，同时吹红狮散。

注：服清咽散后，腹部有轻微的疼痛。

处方 2：牛黄 5 克，麝香 1 克，薄荷冰 20 克，硼砂 15 克。

主治：咽喉痛急症。

用法：上药共研细末，装瓶密封备用。将药面用吹药器喷入红肿痛处，患者即刻感觉局部发凉如含冰块，从咽部直到胃上口为度。

处方 3：射干、忍冬各 15 克，浙贝、连翘、石斛、甘草各 9 克，黄柏 3 克。

主治：咽喉急痛。

用法：水 2.5 碗，煎取 0.5 碗，1 日分 3 次服。

处方 4：蜘蛛（焙干称足）、人指甲（滑石炮）、麝香各 0.3 克，血余（烧存性）0.36 克，煅珍珠、冰片各 0.6 克。

主治：白喉、乳蛾、喉痛、口舌生疮。

用法：共研末，吹敷患处，2 小时 1 次。用 2 次后逐渐减轻。3~4 次痊愈。

处方 5：黄连、青黛、薄荷、僵蚕、白矾、芒硝各 15 克。

主治：咽喉肿痛，溃烂或覆盖白膜。

用法：上六味药研面，另取腊月猪胆 5 个，将胆剪口倾出胆汁少许，将药面分匀五六份，均匀装入胆内，用黑纸将胆裹严，在地上掘 2 尺深之坑，以横杆悬胆在内，用土埋好，至立春取出，将药胆悬风处，待风将黑纸吹去后，全胆研面，收贮。每症约 3~6 克药面，临用时再加入上冰片 1.2 克至 2.4 克，共研面，吹布咽喉，5 分钟吹 1 次，共吹 10~15 次左右，达至下述反应：

将药吹至咽喉后，患者即能吐出痰涎，减轻症状，自觉自喉下发凉，由喉至胸，由胸至腹而股而膝……直达足趾觉凉为止。如凉感不至足趾者续吹之，俟凉达中趾即愈。

处方 6：腊月雄猪胆 1 个，绿豆适量。

主治：一切咽喉症，一般口腔炎。

用法：用绳把猪胆扎紧（内装绿豆），吊在背阴处，从腊月吊至次年谷雨节，将绿豆取出，加麝香、冰片少许，共为细面，装入瓷瓶内封固备用，先用针刺肩一穴出血，再煮绿豆汤一大碗或两大碗，加红糖令患者喝了出汗。发汗后用风鼓（或苇筒）将药吹敷患处，使口涎流出，其病即愈。

8. 喉痹

处方 1：马兰菊、五爪龙草、车前草各 1 把。

主治：喉痹及喉中热痛等症。

用法：水煎服。徐徐饮之。

处方 2：梨。

主治：喉痹。

用法：用上好肖梨杵频频饮之，如患者能自嚼咽下亦可，多食为良。

处方 3：寒水石、人中白各 30 克，白矾、西月石各 15 克，川雅连、西牛黄、冰片各 5 克，蚰蜒数条。

主治：白喉，喉痛，鹅口疮。

用法：以上药共研末，乌蚰蜒和捣如泥，置以日下曝晒干透，研末再入瓶内备用。喉痛者吹于咽部。

处方 4：丹皮、山栀、射干、郁金、前胡、连翘、赤苓、淡豆豉、竹叶、生甘草、陈莱菔子各适量。

主治：喉痹。

用法：水煎服。

处方 5：花肚蜘蛛 7 个，生白矾 1 块如楝子大。

主治：急性喉风，喉部肿痛。

用法：花肚蜘蛛去足同乳汁研，生白矾同前汁研细，加白开水少许，服下即愈。再用针刺少商及第一胸椎两旁出血。

处方 6：珍珠、熊胆各 0.3 克，月石、明雄、白敛、粉龙骨各 0.9 克，煅甘石、寒水石、冰片各 0.6 克。共研末。

主治：喉溃烂。

用法：吹入喉中。

9. 梅核气

处方 1：白糖 500 克，红糖 500 克，大枣 32 个，斑蝥（不去头翅）32 个。

主治：梅核气、慢性咽炎等。

用法：将枣核去掉，每个枣内放斑蝥 1 个，用丝线捆着放豆秆火内烧之，将枣烧至轻而有响声为度，研为细末同红白糖一处化之，共做 32 丸。每日晚间用 1 丸，贴上腭仰卧含化，咽下 1 料即愈。

处方 2：炙草乌、炙川乌、川芎、粉甘草各 60 克，银花、车前子各 90 克，好酒 5 斤，白粉 250 克，童便 500 毫升。

主治：梅核气。

用法：将以上药入瓦瓶内煮 1 小时，埋土内 3 天取出，每天服 2 次，每次 1 酒盅。服 1 月后愈，即停。如不愈，停 1 星期继续服。每次服半酒盅。

注：忌辛辣等物及凉物。

处方 3：生川乌、生草乌各 90 克（人尿泡透），车前子（炒）、银花、川芎、甘草各 90 克。

主治：梅核气。

用法：用量视病情的轻重而定，自觉口唇无麻木感为度。好酒 2.5 斤，把上药同酒入瓶内，埋至阴处 7 天，取出服之。

处方 4：青杏梅、盐、青铜钱。

主治：梅核气。

用法：将未成熟之杏梅与盐共入罐中腌（一层杏梅一层盐）待化水后将杏梅取出，晒干再腌，反复腌至水尽为止，将杏梅取出，每 3 个青铜钱夹住两个杏梅，用线捆紧，将捆好的杏梅置罐中放好，密封罐口埋地下，100 天后取出即可用，用时取杏梅 1 小块放口中含化，1 日 3 次。

皮 肤 科

1. 带状疱疹

处方 1：明雄黄、生龙骨各 4.5 克，炙蜈蚣 1 条。

主治：带状疱疹。

用法：上药共研细末，香油调抹患处，1 日 2 次。

处方 2：黄柏 10 克，丹皮 6 克，半枝莲 12 克，灯芯 6 克，蒲公英 15 克，代赭石 30 克，牡蛎 30 克，磁石 30 克，珍珠母 30 克。

主治：带状疱疹。

用法：水煎服，每日 1 剂，早晚各 1 次。局部皮疹处以地龙液浸消毒纱布湿敷。地龙液制法：取鲜蚯蚓 10 条洗净放于碗内，撒上白糖约 50 克，将碗盖好，约半日即化为水，净瓶收贮备用。

处方 3：王不留行适量。

用法：研为细面，将疱疹水泡刺破，把药面撒患处，再用消毒纱布盖上 5 日即愈。

处方 4：蜈蚣（适量）。

用法：将上药用文火焙干，研为细末，加适量香油调为糊状，外敷患处，每日 3~5 次。

处方 5：黄连 6 克，雄黄 3 克。

用法：共研面，以香油调涂患处。

2. 红斑狼疮

处方 1：野台参 30 克，北沙参 30 克，大生地 60 克，丹皮 9 克，赤芍 9 克，当归 6 克，桃仁 3 克，红花 1.5 克，血竭 3

克，广郁金 6 克，元参 30 克，生黄芪 15 克。

用法：水煎服，服 1~2 月痊愈。

处方 2：①水降丹：水银 30 克，纯硫酸 60 克，白矾 15 克。②七星丹：水银 15 克，硼砂、白矾、胆矾、芒硝各 15 克，雄黄、朱砂各 3 克。③蜗牛散：蜗牛 20 只研末。

用法：①水降丹，置硫酸于瓶内，徐徐放入水银，使其燃烧氧化（但要小心，以防爆炸），然后将白矾末加入即成。②七星丹：用升丹法制取。取等量七星丹、蜗牛散加入 95% 酒精调成糊状，即倾入于水降丹中，用玻璃棍搅匀，待澄清后取液备用。用铅丝蘸上液点患处，每星期点 1 次。用时勿点在健康皮肤及眼睛上。

3. 疣

处方 1：鸦胆子 40 克。

用法：将上药连壳打碎装烧瓶加水 80 毫升置酒精灯上煮沸。5~10 分钟后去渣取汁约 40 毫升，即成 100% 鸦胆子煎液。以棉签蘸药液点涂软疣，1 日 2 次。涂药后红晕加重，但无痛感。3 日后软疣萎缩，逐个脱落，不留疤痕。暂有色素沉着，后渐消失。曾治 11 例，均愈。

处方 2：鱼子黄（即硫黄用豆腐煮 1 小时）

用法：每次服 0.9 克，放绿壳鸭蛋内蒸服。

处方 3：鲜茄子（适量），雄黄（适量）。

用法：茄子切片，雄黄研末，先将患处用温热水浸泡洗净，用消毒刀片将疣蓬松面修平以不出血为度。用茄子片蘸雄黄末外擦 2~3 分钟，每天 1 次。15 天左右可全部脱落。

处方 4：鲜芝麻花（多少不限）。

用法：将芝麻花在手心内揉成液体，涂擦患部。

4. 脓疱疮

处方 1：地肤子 30 克，黄柏 30 克，芒硝 50 克。

用法：共研细末，过筛装瓶备用。先用地肤子 20 克煎水，洗净患处，然后撒上药粉。每日 2 次，一般敷药 2~3 天后分泌物逐渐减少，5 天后结痂痊愈。

处方 2：蚕豆荚（外壳）或蚕豆皮、冰片少许。

用法：将蚕豆荚放入铁锅内炒炭（存性）与冰片共研细末，瓶贮备用。用时先将鲜野菊花或鲜蒲公英（不拘量）煎水洗患部，清除脓痂。干后扑药或用麻油适量调搽。

处方 3：干面粉 500 克，生姜片 500 克，铜绿 120 克。

主治：一切皮肤溃烂或起小泡发痒疼痛。

用法：上 3 味放入碾糟内研之如泥，放在锅内炒，将姜炒黑（存性）后放擂碗内研之如细末收瓶备用。先用金银花藤煎水将疮面洗净，已溃烂者用干面上之，未溃者用棉油调搽。

处方 4：青黛 150 克，黄柏 120 克，薄荷 150 克，冰片 6 克，人中白 90 克，黄连 45 克，硼砂 60 克。

用法：将上药研为细末，瓶贮备用。用时将药粉用香油或菜油抹成糊状。患处用 75% 酒精消毒，然后涂敷药膏，覆盖消毒纱布。隔日换药 1 次，一般 2~4 次可愈。

处方 5：樟脑 30 克，雄黄 15 克，炉甘石 15 克，冰片 6 克。

用法：共为细末，蜡烛油适量，药粉调蜡烛油搽患处。

如果年年复发并流水的，加白椒粉 0.9 克拌入药内，禁食刺激性食物。

5. 黄水疮

处方 1：雄黄、明矾、松香、桃丹（大己丹）各 15 克。

用法：以上 4 味先加明矾、雄黄，次加松香，最后加桃丹，共研极细末，瓷瓶收贮备用。用时以麻油或黄凡士林将药末调成药膏，用指头揉搽患处，以滋润皮肤发热为度。

本方延用 3 代，历经百年，治疗头面黄水疮、旋耳疮、羊胡疮、脓疮及周身皮肤有黄水渗出溃烂者，屡用屡效。

处方2：黄柏60克，川椒60克，五倍子60克，白芷60克，枯矾60克，生白矾30克，广丹90克，松香90克，硫黄90克，明雄60克。

用法：共为细末或腊猪油、棉油、香油皆可调搽。

处方3：北苍术、黄柏、大黄、地骨皮、白鲜皮各等份。

用法：共为细末，用香油熬黑色即成。一般抹患处3次，多则5次即愈。

处方4：苍术9克，硫黄12克，吴萸6克，象皮9克，龙骨9克，轻粉4.5克，白矾9克，乳香9克，没药9克，川花椒9克，黄柏9克。

主治：毒疮、黄水疮、疥疮、癣疮、裆内癣及腿上疮数年不愈者极效。

用法：上药共为一处，焙烧至黑色再研极细末，令患者用五果树枝煎水洗净患部，再敷此药。患处有水可干敷，无水者可用香油调敷。

处方5：炙乳香9克，炙没药9克，净轻粉0.9克，青黛1.8克，冰片0.6克。

用法：共为细末，香油调搽，1日2次。

处方6：轻粉3克，杏仁1.5克，煅石膏3克，铜绿1.5克，青黛1.5克，龙骨3克，乳香（炒）3克，没药（炒）3克。

用法：共为细末，流水者干敷，结痂者用香油调搽，1日2次，3日即愈。

处方7：黄连6克，大白9克，苍术9克，黄柏9克。

用法：共研细末加梅片，再研细末，用瓶装好不要泄气，有干痂者用香油调敷，有流水者可干敷，3~4次即愈。

处方8：家槐树枝7根（长7寸，粗如细筷），黄松香60克，小麻油60克。

用法：将松香捣碎、均匀地撒在1尺见方的纸上，再放入树枝一起卷紧成圆筒状，然后把下端用纸扎紧，将香油徐徐注入，最后将口扎紧，用镊子夹住上端，使药条贴平，以火点燃下端。下放一碗，药条燃烧，药油随即滴入碗内，药条燃尽，再将碗内炭灰研成糊状，装入瓶内备用。用时将药涂搽患处，1~2 次即愈。

处方 9：吴茱萸、硫黄各等份。

用法：研为细末、干面上患部。

处方 10：黄柏、苍术、五倍子各 30 克，荆芥炭、白芷各 15 克。

用法：共研面，流水者撒患处，不流水者，用香油调，涂患处。

处方 11：蛇蜕、香油、青竹竿、干麻秆各适量。

用法：蛇蜕放在香油内浸透，用青竹竿破头夹着蛇蜕，麻秆火烧蛇蜕，用碗接流下的油和蛇蜕炭及竹竿灰、麻秆灰，共同落在碗内，研成油灰膏，涂患处。

处方 12：黄连、黄柏、大黄、枯矾各等份。

用法：研面，用香油调，涂患处。

处方 13：吴茱萸 30 克，凡士林 120 克。

用法：研面，用凡士林调涂患处。

处方 14：五倍子、黄柏、地榆、槟榔各 30 克，蛤蜊粉 60 克，轻粉 9 克，苍术 30 克，黄丹、头发灰 15 克。

用法：共研末，撒患处。

处方 15：炒槐树皮 15 克，苦参 9 克，枯矾 15 克，白芷、硫黄、雄黄、银朱各 9 克。

用法：共研细面，如流黄水者干撒患部，无黄水者，香油调敷患处。

6. 癣

处方 1：生马钱子 30 克，香油 120 克，头发 9 克。

用法：将马钱子、头发在香油中炸黄、去渣，用油涂患部。

处方 2：大生地 24 克，生大黄 18 克，大风子肉、百部、茯苓、海桐皮各 15 克，木鳖子（切片）、老紫草、白杏仁、丹皮、当归各 12 克，花椒、生甘草各 6 克。

用法：将以上药物浸入 1 公斤香油内 2 昼夜，然后用炭火煎至药色微黄为止。用细筛滤渣，再用蜂蜡（切片）450 克放在杯内，将滤下的麻油趁热倒入杯内搅匀成膏。每日睡前用温水将患处洗净，擦干后将药膏涂于患处，涂匀，局部用纱布覆盖即可。

处方 3：鸽子屎 1000 克，花椒 500 克，白矾 250 克。

用法：上 3 味各用锅炒狠一点，共研细末。芝麻油调成药膏，先用沉香煎水洗净患部，去掉旧皮涂上药膏。统治各种癣症，有效率达 96% 以上。

处方 4：蓖麻子（去壳）150 克，松香 300 克，血竭花 9 克，银珠 9 克，净轻粉 9 克，梅片 9 克，山茶 9 克，铝粉 9 克，樟脑 9 克，黄丹 9 克。

用法：蓖麻子先研细，把松香捣烂投入蓖麻仁再研，取出放入锅内加水使其稍微熬化，将前诸药一起加入，趁松香搅动时搅匀，用好布摊贴于患处。

处方 5：斑蝥 7 个，红娘 7 个，丁香 5 克，广木香 3 克，醋适量。

用法：前 4 味药共为粗末，浸泡醋内 7 日，每日涂搽患处 1~2 次。

处方 6：杉木锯屑若干。

用法：用一个饭碗，上面盖糊一层纸，使离碗底约三四分，在碗外边上用糯糊把纸边粘固，然后把木屑（干燥的）堆在碗的纸上，用一小块烧红的炭，从上烧到下面，将要烧到碗纸时将木屑去掉，把纸撕开，碗底就已有杉树油了。用时先把癣疮洗净，用消毒刀刮一刮，然后把杉树油涂在癣疮上，涂二三次即愈。

处方 7：鲜松针（松毛）2000 克。

主治：手癣。

用法：先取一斤松针放在炉上烧着，俟烟起，把患掌置于烟上，约距离 10 公分（遇热难忍可提高些）。松针烧透后再陆续增加烧着熏疗。每日早晚各熏 1 次，每次约 2 小时，连续熏 1 周。

处方 8：斑蝥 3 只，枯矾、硫黄、密陀僧各 3 克，三仙丹 2.7 克，冰片 1 克，白砒 1.7 克，硼砂 2 克，麝香 0.15 克，甘油 32 克。

主治：顽癣。

用法：先将白砒煅至无烟后，与其他各药共研细末。上药末调甘油用棉签蘸涂患处，每日早晚各 1 次。

处方 9：花椒 30 克，黑矾 30 克，块石灰 60 克。

主治：癣。

用法：用开水 1 斤将 3 味放入泡之，待凉后将入瓶内。3 天后用棉花蘸水搽患处。每天 2~3 次，7 日痊愈。

处方 10：柚皮（或未成熟的小柚）、硫黄。

主治：花斑癣。

用法：将柚皮切开，取其切开面蘸硫黄涂搽患处。

处方 11：斑蝥 3 个，硫黄、密佗僧、海螵蛸各 9 克。

用法：共研细末，用米醋少许调成糊状，或用凡士林调成膏状，涂搽患处，每日 1~2 次。

7. 鹅掌风

处方 1：黄丹、枯矾、明矾各 12 克，五倍子、百部各 15 克，雄黄、白芷、白鲜皮、硫黄各 6 克，朱砂、轻粉各 3 克，白附子、白凤仙花各 9 克，陈米醋 1500 毫升。

主治：鹅掌风，灰指甲。

用法：①枯矾、明矾、雄黄、硫黄、朱砂、轻粉六味药品入乳钵中研细末备用。②五倍子、百部、蛇床子、白附子、白芷、白鲜皮、白凤仙花等 7 味药物生晒干后研末，不必过筛备用。③先将陈米醋放入铁锅中煎沸后，加入黄丹，用筷子搅匀，再下五倍子等细末搅匀，然后徐下枯矾等6味药末，搅匀后，离火即得。用时先将杉木末，或用杉木叶、松木片、松针的任何一种置火上烧烟，烤熏手掌，然后取药液10~20毫升搽手或泡手。（泡后的药液留下再用）泡后不要用水洗，1日3次。

处方2：轻粉、冰片、硫黄、龙骨、炉甘石按1:2:3:4:5。

主治：鹅掌风。

用法：先将冰片、轻粉、龙骨研极细末，过筛再与硫黄、炉甘石混匀，用凡士林（或醋）调膏备用。用时先将患处常规消毒，然后外涂上药膏，每日3次。

处方3：轻粉6克，青黛12克，冰片0.6克。

用法：上药研细面，用香油调，涂患处，1日2次，7天为1疗程。

处方4：黄芪15克，当归12克，桂枝6克，甘草6克。

用法：水煎服。

处方5：青黛6克，硫黄、文蛤、轻粉、大风子仁、海螵蛸、银朱各3克，冰片6克，麝香少许。

用法：共为细面，香油调敷患处。

处方6：党参、五味子、麦冬各15克。

主治：手掌脱皮。

用法：水煎服。

处方7：桐树叶、芝麻叶、韭菜叶各120克（干者可用30克）。

主治：脚癣。

用法：水煎，洗患处，1日3次。

处方8：苍耳子30克，白矾、苦参、蛇床子、黄柏各15克。

用法：水煎，趁热洗患处。

8. 汗斑

处方1：密佗僧、硫黄各 9 克，花椒 5 克，海螵蛸 3 克，水银 5 克。

用法：前 4 味共研细末，再加水银研。生姜切片，蘸药擦患处，每日 3 次。

处方2：狗骨（适量烧灰）。

用法：研末，调茶油搽患处。如无狗骨，以硼砂用布包蘸酒精搽患处亦效。

9. 疥疮

处方1：雄黄、硫黄、白芷、轻粉各 3 克。

用法：共研细末，过细箩，分成 2 包，用时先洗澡，洗后用 120 克香油兑 6 克药面调匀，放手心内，在患处来回搓之，将皮肉微微搓出血来，连洗 2 次搓 2 次。

处方2：巴豆 9 克，水银 5 滴，共研成泥。

用法：用净布将药泥包紧。蘸麻油少许在患者的两手腕部、肘弯内、腋下、两足弯等处（这些部位先用生姜擦一遍）轻轻揩擦，每日洗澡 1 次，3 次即愈。

处方3：川椒壳（微炒）30 克，硫黄 30 克，全斑蝥（微炒）5 个。

用法：上 3 味共为细面过箩，另用黑白矾各 15 克，以水少许溶化开。和药面调糊成块，用棉纸包数层埋阴处，到时扒开使用，用时先用热水洗澡，后用香油调搽，不论干湿均可，重者 3 次，轻者 1~2 次。

处方4：大风子（去壳）30 克，木鳖子（去壳）30 克，水银 30 克，明矾 30 克，雄黄 30 克，硫黄 45 克，川椒 15 克，蛇床子 30 克。

用法：共研细末，菜油调涂患处，1 日 3 次，数日愈。

处方5：蛇床子、苦参、芜黄各 30 克，枯矾 36 克，硫黄

9克，轻粉、樟脑各6克，大风子肉、川椒、雄黄各15克。

主治：疥疮及妇人阴疮、漆疮、天火丹毒等。

用法：共为细末，生猪油调搽。

10. 湿疹

处方1：煅石膏60克，白及面30克，密佗僧21克，上轻粉15克，枯白矾9克。

主治：湿疹。

用法：上五味共为细末。临用时以香油或凡士林调或50%软膏涂疮上，如有脓水淋漓者可用药粉干撒疮面。每天涂搽3~5次。每日佐以内服清热利湿祛风之药：薏苡仁、白鲜皮、乌梢蛇、生甘草、白术，其效亦显著。

处方2：绿矾、硫黄、雄黄、明矾、枯矾、砒霜、珍珠粉各3克，铜绿、升丹、皮底灰（旧牛皮鞋底烧成灰）各15克，红毛油脚（即风毛油油脚）适量。

主治：皮蛀（慢性湿疹的一种，非常顽固）。

用法：上药研末混用，用红毛油脚调成糊状，用时厚厚地涂于患处，干掉后有水样分泌物流出，继续再涂。

处方3：芙蓉花，血余灰。

主治：阴囊湿疹痒难忍者。

用法：芙蓉花研末，血余烧灰和匀备用。用时调桐油，用鹅毛蘸药涂患部。

处方4：煅龙骨、透骨草、黄柏、花椒、苍术、地骨皮、羌活各9克。

主治：阴囊湿疹。

用法：水煎，先熏后洗。

处方5：广丹、官粉、松香、枯矾各60克，银珠17克。

主治：黄水疮、湿脚气、湿疹、中耳炎、药物性皮炎。

用法：上药各研细面，再研匀混合即成，湿润糜烂者用干药粉搽患处，每日2~3次，结痂干燥者，用芝麻油或凡士林调膏涂患处。

处方 6：青黛 17 克（青色粉），轻粉 15 克，黄柏 18 克，苍术 12 克，煅牡蛎 30 克，煅石膏 30 克。

主治：浸淫疮、黄水疮、火赤疮、天疮、旋耳疮、肾囊风、四弯风、羊胡子疮、肛门圈癣、奶癣等症。

用法：研面混合即成。患部渗出有水者，干粉撒之。无渗出水者，香油调涂。

11. 荨麻疹

处方 1：糯米谷 60 克。

用法：文火炒米开花。取泡糯米炖汤服，每日 1 次，连服 3 日。

处方 2：椿菇菇 30 克，红糖 15 克。

用法：水煎，温服，微发汗。

处方 3：荆芥、防风各 15 克，艾叶、蒜苔尖、食盐、地肤子各 30 克。

用法：煎水，洗至出汗。

处方 4：苍术、苦参、地肤子、大腹皮各 30 克，蒺藜 15 克，桂枝、荆芥各 9 克。

用法：水煎服，微发汗。

处方 5：地肤子 12 克，白芷 9 克，防风 9 克，川椒 9 克，透骨草 9 克，赤芍 9 克，一枝蒿 9 克，独活 9 克，荆芥 9 克。

用法：用水 3 斤煎服，洗全身。洗时应避风。

处方 6：蝉蜕 150 克或 120 克。

用法：洗净风干，炒焦为末，炼蜜为丸，每粒 9 克。

处方 7：苍术 12 克，麻黄 6 克，白芷 6 克，荆芥 9 克，蝉蜕 6 克，独活 6 克，赤芍 6 克，藏红花 6 克（冲服或南红花 12 克代替），天麻 6 克，桃仁 6 克，当归尾 6 克，白僵蚕 9 克，丹参 15 克，丹皮 9 克，天花粉 9 克，粉甘草 6 克。

用法：水煎服，1 日 1 剂。临证加减。

12. 药疹

处方：木贼草（不可用干）30 克。

用法：将木贼草洗净切碎，加水过药面，煎取半量药汤，泡红糖。傍晚次早各服 1 次。

13. 玫瑰糠疹

处方：青防风、白鲜皮、蝉衣、地肤子（研）、薄荷各 6 克，赤芍、粉丹皮、僵蚕、连翘、鲜生地各 9 克，荆芥、粉甘草各 3 克，锦纹大黄 15 克（另包，先煎汤另服）。

用法：水煎服。同时用樟木及蚕砂煎水洗患处。

14. 神经性皮炎

处方 1：珍珠粉 1.5 克，琥珀粉 15 克，石蛤粉 120 克，炉甘石粉 120 克，稀白醋 1200 克。

主治：癫皮癣（神经性皮炎）及阳性肿毒（未化脓时）。

用法：先用淡茶麸水洗净患处拭干，将上药和匀搽患处，每日三四次，在发阵痒时即可加涂。

处方 2：巴豆仁 30 克，雄黄 3 克。

主治：神经性皮炎。

用法：共磨成细末，用 3~4 层纱布包裹。每天擦患处 3~4 次，每次 1~2 分钟，直到痒感减退为止。

处方 3：百部、白鲜皮各 30 克，白酒 120 克。

用法：上药放入瓶内泡 7 天，擦患处，1 日 3 次。

处方 4：青核桃皮 250 克，75% 酒精 500 毫升。

用法：将青核桃皮浸泡于 75% 酒精内 15~30 天，用药夜擦患处。

15. 牛皮癣

处方 1：韭菜根 30 克。

主治：牛皮癣与头癣。

用法：上药晒干研成粉末。再用香油调成糊状，涂患处，隔日换 1 次。

处方 2：皂角刺、米醋 500 毫升。

主治：牛皮癣。

用法：将皂角刺捣烂，加水 1500 毫升，文火煮 3 小时，去渣，再加入米醋，熬成膏。用时可用消毒针刺破患处皮肤，涂药膏，1 天 1 次。

处方 3：生巴豆 4 个，石榴皮 12 克，梁上尘 12 克。

用法：共为细面，以醋调和敷患处。

处方 4：斑蝥、生半夏各 15 克。

用法：共为细末，香油调敷患处。

处方 5：黄豆 90 克，芝麻 90 克，棉籽仁 120 克，辣菜子 90 克，松树节（油丁子）若干个。

用法：先将黄豆、芝麻、棉籽、菜子装入瓦壶内后将松树节劈开塞入壶口，再用木板一块，在板面开一小口，将壶放在板面口内，板面用泥敷好，四面用糠火烧之即流出油来，收贮备用。用时取油敷患处。

处方 6：粳子梢根 120 克，白茅根 120 克。

主治：银屑病

用法：水浓煎 2 次，取汁 300 毫升顿服，每天 1 剂。

16. 皮肤瘙痒症

处方 1：全蝎、僵蚕、苦参各 6 克，薄荷、甘草各 3 克，生地 15 克，荆芥、防风、牛蒡、蝉衣各 5 克。

主治：皮肤瘙痒症

用法：水煎服。

处方 2：食盐 100 克，米泔（浸泡生米后的水）100 毫升。

用法：食盐放入米泔水置于铁锅内煮开 5~10 分钟，然后倒于面盆内，用消毒毛巾蘸药液搽洗患处。早晚各 1 次，每次搓洗 1~3 分钟。一般 1~2 次见效，多则 3 天即愈。

处方 3：白头翁 30 克，花椒、白矾各 15 克。

用法：水煎，洗患处。

处方 4：密佗僧（丹底）、醋各适量。

主治：顽固性皮肤瘙痒。

用法：密佗僧放炉火中烧红后立即投入醋中，俟冷后，药捞起，再行烧红，如法淬制，这样反复 7 次，然后研成细末备用。用时取末适量略加白茶油调匀，涂患处。

处方 5：柿子漆（柿子油）。

主治：过敏性皮炎。

用法：青柿子砸烂，每斤加水 1500 毫升，晒 7 天后去渣，再晒几天即成，用时涂患处。

处方 6：皂角刺 30 克，苍术 30 克。

主治：感受风毒，凝聚皮肤，皮肤失养以致掌部起泡，皮肤粗糙变厚，自觉瘙痒，入冬则皲裂疼痛难受。

用法：将上药置瓦片上，文火烤焙冒烟时，将患掌靠在烟中熏，连续二三日，每次约半小时。

处方 7：明镜草（满天星）30 克，花椒 12 克，菜油 100 克。

主治：皮肤瘙痒，体癣。

用法：上三味混合烧开后过滤去渣滓，取液备用，另用青果树皮焙干后研成细粉，与硫黄粉（1：1）调匀。同时将上述液体和药粉倒在手上混合后涂搓患处，每日 1~2 次，连用 2~3 天即可。

处方 8：白芷、黄柏、地肤子、大黄、乌梅、陈艾各 9 克，辽细辛 3 克，荆芥、槐花、蜀椒各 6 克，皮硝 3 克，人中白 12 克。

主治：男女前阴瘙痒

用法：水煎熏洗患处，1 日 2 次。

处方 9：花椒、白矾各等份，鸡蛋油适量。

主治：阴囊湿疹。

用法：上药共研面，用鸡蛋油调，涂患处。

17. 秃疮

处方 1：韭菜根 1 小把。

用法：将上味用水洗净揩干。用刀切细，和入细面粉，用冷水调稀成糊，放入锅内，用文火煎熬，使水分蒸发，摊成面饼，趁热取出放在患处（患处先用清水洗净，剥去疮痂，将残余的头发剃去），用纱布包好，隔 1 日换 1 次，连续换数次即愈。

处方 2：铜绿 9 克，雄黄 9 克，轻粉 6 克，枯矾 30 克，梅片 1.5 克，松香 15 克，樟脑 60 克，官粉 30 克，漳丹 60 克，黄蜡 60 克。

用法：将上药九味，共研细面，用香油半斤，熬开先下黄蜡，离火下药成膏。用时涂敷患处，敷后稍有刺痒。

处方 3：醋柴胡 6 克，半夏 9 克，黄芪 9 克，党参 15 克，白芷 10 克，陈皮 6 克，炙甘草 6 克，生姜 3 片。

主治：斑秃（鬼剃头）。

用法：水煎服，日服 1 剂，早晚分服。一般服药 2~3 个月即可逐渐长新发。

处方 4：藜芦 9 克，猪油 30 克。

主治：秃疮。

用法：先将藜芦研成细面，与猪油一起调匀。先用 1/1000 的灰锰氧水洗净患处，将药涂患处，三天后换掉。

处方 5：乌鸦（完整）1 只。

用法：将乌鸦放入罐内，用棉油浸没密封，放阴凉通风处，用半干人粪埋盖（厚度足以达到发酵为妥）经过一个夏季，扒开，乌鸦已化，搅成糊状，涂患处，脱发可以复生（对初期者有效）。

18. 脱发

处方1：生代赭石（研末）120 克。

用法：每次服 3 克，日服 2 次，早饭前 1 小时服 1 次，晚饭后 1 小时服 1 次，用温开水送服。

处方2：女贞子 30 克，桑椹子 15 克，菟丝子 9 克，旱莲草 12 克，生地 15 克，泽泻 12 克，粉丹 12 克，何首乌 30 克，党参 9 克，当归 12 克，枣皮 9 克，茯神 12 克，骨碎补 9 克，怀山药 12 克，甘草 12 克。

主治：落发。

用法：共为细末，炼蜜为丸。如桐子大，早晚各服 12 克。

处方3：首乌 30 克，熟地 24 克，枸杞 15 克，麦冬 15 克，当归 15 克，西党 15 克，白术 12 克，茯苓 12 克，广皮 9 克，五味子 9 克，胆草 12 克，黄柏 9 克，元肉 15 克，黑枣 30 克。

主治：青壮年血气衰弱，头发脱落不复生，继续脱落者。

用法：酒浸，早晚 2 次，每次服 15 克。

处方4：鸡蛋 10 个，麝香 0.3 克，冰片 1 克。

主治：脱发。

用法：鸡蛋煮熟，去白留黄，将蛋黄炸油去渣。麝香、冰片擂细入鸡蛋黄油内，用绒布蘸油，薄涂脱发处。1 日 3~4 次，再内服生发丸。

处方5：生熟地各 12 克，炒山药 12 克，山萸 12 克，茯苓 9 克，丹皮 9 克，泽泻 9 克，何首乌 15 克，盐黄柏 9 克，寸冬 9 克，当归 15 克，元参 9 克，柴胡 9 克。

主治：脱发、白发病。

用法：小黑豆百粒为引（盐水浸），水煎服，10 余剂即愈。

处方6：制何首乌、茯苓各 200 克，当归、枸杞、菟丝子、牛膝、补骨脂、黑芝麻各 50 克。

主治：须发早白症。

用法：上药加水适量，浸泡 30 分钟，再放铝锅内煮，每煮 20 分钟取煎液 1 次，加水再煮，共煎煮 3 次，取三次药液合一处武文火煎浓，待稠黏时再加入蜂蜜 1 倍，调匀，再煎沸收藏备用。每天开水调服 30~50 克，日服 2 次。

处方 7：熟地 24 克，山萸 12 克，山药 12 克，丹皮 9 克，泽泻 9 克，茯苓 9 克，五味子 30 克。

主治：妇女血虚脱发。

用法：共为细末炼蜜为丸，每丸 9 克，早晚各服 1 粒，开水送下。

处方 8：当归 30 克，川芎 24 克，杭菊 30 克，天麻 24 克，羌活 24 克，熟地 60 克，木瓜 18 克，菟丝子 60 克。

主治：受惊脱发（鬼剃头）。

用法：共为细末，炼蜜为丸，每丸重 9 克。饭后服。

处方 9：祁艾 9 克，菊花 9 克，薄荷 6 克，防风 9 克，藁本 9 克，藿香 6 克，甘松 9 克，蔓荆子 9 克，荆芥 9 克。

主治：虚热脱发，受惊脱发，妇女血虚脱发。

用法：水煎 1 剂洗 4 次，每日 1 次，多洗收效快。

处方 10：蛇床子 500 克，百部 250 克，黄柏 100 克，青矾 20 克，75% 酒精 34~44 毫升。

主治：鬼剃头。

用法：上药泡在酒精内 1~2 日，去渣，每 100 毫升加甘油 20 毫升，搽患处。

19. 脂溢性皮炎

处方：花椒（炒熟）60 克，轻粉（微炒）30 克，白矾（熬枯存性）30 克，硫黄（微煅）30 克，铜绿（为末炒）60 克。

用法：以上共为细末，香油调抹患处。

20. 狐臭

处方1：紫丁香2克，三仙丹1克，冰片1克，石膏2克，滑石粉1克，明矾1.5克。

用法：研细末混合拌匀即成。早晚用肥皂水洗患处，敷上药末，如汗液过多，可制一纱袋装药粉，系平夹腋下，每日2次，轻者半月，重者45日即愈。

处方2：大田螺（生者）1个，巴豆（去壳）、胆矾各30克，麝香少许。

用法：将田螺水养3日，去泥土，揭起螺唇，把矾、豆、麝放入其内，以线栓定于瓷器内，次日化为水备用。须在五更时，将药水抹在腋下，不停地抹药，候腹中觉响，脏腑欲行住手，拣空地内大便，黑渣极臭便是验也。如不尽，可照以上方法重复再做。

21. 黄褐斑

处方：白及、白附子、白芷各6克，白蔹、白丁香（即雀粪）各4.5克，外加密佗僧3克。

用法：上药共研细末。每次用少许药末放入鸡蛋清或白蜜内搅调成稀膏，睡前先用温水浴面，然后将此膏涂于斑处，晨起洗净。

22. 脚气

处方1：陀僧粉15克，上冰片6克，硼砂粉（月石）9克，西药水杨酸3克。

用法：共同配合，中药三样用有色瓶装，临用时再合西药水杨酸3克。

处方2：四轮草300克，樟脑3克，轻粉0.5克。

用法：先将四轮草茎叶榨水，后将樟脑、轻粉研末加入四轮草汁调匀搽患处。

处方 3：白蜡（夏季 6 克，冬季 3 克，春季 4.5 克），冰片 1.5 克，樟脑 6 克，麻油 60 克，枯矾 6 克。

用法：油煎开，放入蜡熔化后去火，再兑入冰片、樟脑、枯矾搅匀，冷却成膏，做成油纱条备用。若痒甚加枯矾末 6克。用时将患处用茶叶水洗净，外敷油纱条。夏秋 2 天，春天3~4 天，冬季 5~7 天换药 1 次。

处方 4：黑丑 30 克（取头末 15 克），白丑 30 克（取头末15 克），甘遂（连珠者）15 克。

主治：青年脚气、足胫肿如瓜瓠者。

用法：上 3 味同研极细，外用荞麦面 45 克，连药末和匀，水调捏成饼子，如折三钱大。放锅上蒸熟。每服 1 饼，空腹服，清茶送下，以利为度。未愈，再服 1 饼。

处方 5：杉木节 120 克，槟榔 7 个，大腹皮（酒洗）30克，青橘叶 49 片。

主治：脚气发作，恶寒发热，两足肿大，心烦体痛。

用法：上药细切，用顺流水 3 升煎至 1 升，分作 3 次服，1 日服尽。如大便通利黄水，其病根除，未愈，过数日再服 1剂，病根去为度，外用杉木、橘叶不拘多少煎汤洗之神效。

23. 脚汗症

处方：白矾（打碎或枯矾）、干葛（打碎）各 25 克。

主治：脚汗症。

用法：将上药水煎 2 次，药液混合，大约 2 次煎出药液共1500 毫升，放盆内备用（药液不得用铁器皿装盛）。1 剂可洗2 天，6 天为 1 疗程。用时把脚浸泡在药液内，每日 3 次，每次浸泡时间不得少于 30 分钟，晚间可适当延长时间。浸泡之前，温一下药液，不烫皮肤为度，其效果更佳。

24. 稻农皮炎

处方 1：石膏 2 份，硫黄 1 份，明矾 4 份，聋桐树叶 1 份。

用法：研细末，装瓶备用。每晚睡前洗净患处，撒上药末，轻轻揉擦，使之黏合。

处方2：凡士林500克，松香90克，雄黄粉90克，樟脑60克。

主治：预防稻农皮炎。

用法：将凡士林加热熔化，入松香粉末不断搅匀，待松香完全熔化后，离火降温至40℃～50℃再投入雄黄、樟脑充分搅拌，在冷凝中，温度越降，搅动越勤，至雄黄、樟脑不沉淀为止。下水田之前，涂手脚。上下午各1次。

25. 白癜风

处方1：硫黄9克，密佗僧9克。

用法：共研细末，以茄蒂蘸药末在患处反复搽之，直至皮肤发红为度，每日1次，连用7～10日即愈。

处方2：猪肝（煮熟）1具，炒沙苑蒺藜（研面）60克。

用法：熟猪肝切小片蘸药面吃，1日服完。轻者1～2料，重者2～4料。

处方3：沙苑子面9克，熟猪肝（适量）。

用法：将熟猪肝切成薄片，同沙苑子面拌食之，1日3次。

处方4：硼砂、轻粉、硫黄、官粉、密佗僧、樟脑各12克，麝香2.4克。

用法：共研细面，用时将药面放入冷水中，以药棉蘸药水在出汗时擦患处。

处方5：鲜黄瓜，硼砂（适量）。

用法：先将硼砂研细面，再将鲜黄瓜切断蘸硼砂，擦患处，1日3次。

26. 鸡眼

处方1：黄豆芽150克。

用法：每餐用黄豆芽半斤佐膳，不吃其他食物，一连吃 5 天不间断，鸡眼自然脱落。

处方 2：生姜适量，生石灰、碱面各等份。

用法：先用 2%的碘酒和 75%的酒精消毒，把患处洗净。然后用生姜捣烂取汁与其他 2 味共捣如泥的药膏，取适量涂在鸡眼上，再用胶布将其覆盖着。每日换 1 次药，一般 1~3 次鸡眼就随之脱落。

处方 3：生半夏。

用法：把患处洗净，消毒，以利刀削去表面角化组织，使其凹陷，用半夏细面撒患处，外用胶布贴上，约 6~7 天后，鸡眼脱落。

处方 4：生石灰、碱面各等份。

用法：加水调成糊状，每天滴在患处少许，待半小时许，患处厚皮软化后擦去，用绷带包好，约一周可愈。

27. 手足皲裂

处方 1：明矾 10 克，白及 15 克，马勃 6 克。

用法：水煎 3 次，每次 600 毫升煎取 300 毫升，3 次药液和匀于一小盆内，将药液加温，洗净患手或足，再浸入药液，早晚各泡 20 分钟。每剂药可浸 3 天，3 剂为 1 疗程，1~2 个疗程可愈，同时将同样比例药研末，用凡士林调成含 20%的软膏，浸擦患处效果更佳。

处方 2：糯米 900 克，明矾（研末）60 克，樟脑 15 克，青黛 30 克。

用法：先将糯米洗净滤干，入石礁冲成细粉，筛去粗粒杂质，置盛 1000~1500 毫升沸水锅内，像熬糯糊一样，文火熬成糊状，再入明矾末、樟脑、青黛，和匀即成，贮入药罐待用，将药膏涂于薄布条，贴皲裂处。

28. 痤疮

处方：防风 6 克，冰片 1.5 克，樟脑 6 克，水银 1.5 克，大风子 9 克，胡桃仁 9 克。

主治：无论男女，面上及鼻上出小红疙瘩，刺痒、长年不断者均有效。

用法：将上药捣烂，用布包上，随时擦用。

29. 皮肤表浅肿瘤

处方：轻粉、白砒、白胡椒、胡桃仁、银屑（作银子剩下的东西，如药店没有，可到手饰店买到）各等份。

主治：皮肤表浅肿瘤。

用法：共研为细末，以老醋调成糊状，涂于瘤子的顶部。勿涂到正常皮肤处。涂上药若干了，可随涂老醋湿之。如药掉了，可依上法再涂药。涂药 20 天左右，瘤子自行萎缩脱落，若患处未封合，可用白糖撒之，愈后无疤痕。

30. 臁疮

处方 1：官粉 30 克，铜绿 30 克，黄蜡 30 克，血余 1 团，香油 100 毫升。

用法：除黄蜡外，余品入香油，文火煎熬，时时以槐枝搅拌；待血余成炭时离火，入黄蜡熔化收膏备用。用时将膏涂于消毒纱布上，取生理盐水清洁疮面，尔后敷药，外加固定，24 小时后再换 1 贴，7 日后疮愈去药。

处方 2：生半夏、樟脑、麝香、血竭、冰片、珍珠各等份。

用法：共为细末，过 120 目的筛子，装入瓶内，经高压消毒备用。珍珠、麝香临用时现配。先用酒精棉球在伤口周围常规消毒，然后用生理盐水棉球揩干溃疡面分泌物，用镊子剔除伪膜，但勿来回摩擦创面。再将药物薄薄撒上，敷上油纱条，后用消毒纱布包扎。每周换药 2~3 次。

处方 3：桑根白皮 600 克，炒糯米 900 克。

用法：研细末，开水调服 30 克，1 日服 3 次。

处方 4：乳香、没药、血竭花、儿茶、龙骨、海螵蛸、轻粉、象皮各 9 克。

用法：上药共为细末。再取蜡油 120 克、白蜡 19 克、黄蜡 15 克、麻油 120 克、广丹 60 克、生姜 300 克、大葱 300 克共捣。用白布滤汁和上药粉搅匀熬之，滴水成珠为度，贮膏备用。患处用花椒 15 克熬水洗透，将药膏摊在布上贴于患处，七天取开即愈，永不再发。

处方 5：唐石灰 30 克，枯矾 3 克。

用法：共为细末，用香油调搽患处，待干时加棉纸，用带裹着。

处方 6：棉油 250 克，蜘蛛 7 个，黄丹 90 克，头发 1 团。

用法：将头发烧成灰，蜘蛛捣碎。棉油熬热后，将蜘蛛、黄丹、头发灰加入油内，用槐条边搅边熬制，至滴水成珠即成。摊在纸上或纱布上贴患处。

处方 7：黄连、轻粉各 9 克，黄柏、枯矾、白芷、黄丹各 15 克，樟脑 6 克，陈猪油 250 克。

用法：先将前 7 味共研细面，次将猪油化开，将药面倒入油内调匀成膏。取油纸或牛皮纸，按患部面积大小裁好，用针扎无数小孔，将膏摊于纸上，贴患处，外贴好纸，以胶布固定，3 日 1 换。

处方 8：乌梅肉 9 克，杏仁 6 克，铜绿 6 克，大白 6 克，乳香 6 克，广丹 4.5 克，没药 4.5 克，儿茶 4.5 克，轻粉 3 克，官粉 3 克，银珠 6 克，樟脑 6 克，龙骨 3 克，象皮 3 克，明雄 4.5 克，血竭花 4.5 克，梅片 4.5 克，麝香 4.5 克。

主治：下肢溃烂流水作痒，不收口，不生肌。

用法：以上药物合一处，用猪油 250 克捣膏摊在布上敷患处。看疮大小加减药量。

31. 蜂窝组织炎

处方1：稻根30克，冰片1.5克。

用法：将稻根烧灰研面入冰片，外撒患处。

处方2：大枣5枚，怀草1把（厨房近门处的为佳）。

用法：大枣烧灰存性，怀草烧灰共为细面，外撒或棉油调涂患处。

处方3：鳖甲45克，大曲酒150克，轻粉1克，官粉1克，冰片1.5克，黄蜡（豌豆大），白蜡（豌豆大）。

用法：鳖甲焙黄，蘸大曲酒再焙，反复熔至焦酥为度。冰片稍以火点燃，诸药共为细面备用。用时用地骨皮、艾叶煎水洗净患部，将药面撒于患处。

处方4：川缸瓦片适量。

用法：缸片研为细末，疮面用艾叶、地骨皮、国槐条各30克煎水洗净后，将药面撒在患处。

处方5：蜂房（有幼子者佳），没药6克，乳香6克，葱白3寸，血竭6克，血余炭3~6克，蜜糖适量，岩硇少许。

主治：项、背、小腹所产生的蜂窝疮，口渴发热，红肿疼痛难忍者。

用法：上药研成糊状，摊敷患处。

外　科

一、骨伤科疾病

1. 扭挫伤

处方1：杜仲10克，当归身9克，三棱、莪术各6克，小茴香3克，苏木、乌药、木通各4.5克。

主治：腰部扭伤。

用法：水煎服。加白酒适量，空腹服。

处方2：连梗12克，灵仙、骨碎补、狗脊、海桐皮各6克，白芍15克。

主治：腰内挫痛。

用法：水煎服。另用硼砂水飞净，用灯芯点眼角，头尾共4点，泪尽痛止。

处方3：硼砂（适量）。

主治：闪腰岔气。

用法：研为细面，用棉签蘸少许点两眼内眦（两大眼角内）。点后嘱患者做伸肢、弯腰、扭转等活动。

处方4：火硝9克，雄黄1.5克，麝香少许，冰片少许。

用法：共为细面，点内眼角，左痛点右，右痛点左。

处方5：鲜土牛膝适量。

主治：踝关节扭伤。

用法：捣烂加少许食盐和匀涂患处，外用绷带固定，每日1次。

处方6：党参60克，延胡索60克，木香60克，肉桂60

克，杜仲 60 克，丑牛 60 克，小茴 60 克。

主治：挫伤扭伤损筋不能屈伸。

用法：将上药焙干混合磨成细粉，密封贮存。每日 3 次，每次服 1 克，外搽 1 日 2 次，每次用上药 1 克和 75% 酒精 50 毫升，揉擦患处半小时，1 疗程为 20 天。

处方7：栀子 15 克，乌药 7.5 克，雄黄 3.5 克。

主治：跌、闪、扭伤、关节挫伤、脱位、骨折。

用法：将上药碾成细末，和匀，用时加入适量的面粉，再用白酒调湿。外敷患处，厚一公分，外以塑料纸包上，每日换药 1 次。

处方8：生栀仁 90 克，白芷 30 克，生南星、生半夏、生川乌、生草乌、细辛、土元、制乳没、红花、当归尾各 9 克。

主治：挫伤症。

用法：上药烘干后研为细末，用饴糖、酒或醋调匀后置瓷钵中备用。用时将药共摊在敷料或塑料纸上，外敷患处，绷带固定，每日换药 1 次，3 次为 1 疗程。

处方9：田七 6 克，降香 25 克，乳香、没药各 10 克，血竭 12 克，自然铜、泽兰各 10 克，苏木 18 克，红花、川芎各 9 克，骨碎补 15 克。

主治：跌、扑、闪、挫伤。

用法：共研细末，瓷瓶贮藏备用。每服 3~6 克，用正米酒加热调下，不饮酒者则以开水调下，症重者每日服 3 次，轻者日服 2 次。另用药 6 克和米酒 100 克炖热以生姜蘸药擦患处，每日早晚各擦 1 次。倘急时未有制备该药散，则以原方的药量减半服，用水 400 毫升，煎取 200 毫升分 2 次，加酒 50 克合服效好。

2. 尾骨（尻骨）坠伤

处方：陈皮、元胡、附片、小茴、乳香、没药、当归、白术、熟地、茯神、莪术各 3 克，升麻 1 克，血竭 6 克。

用法：加老酒，水煎服。

3. 跌打损伤

处方 1：韭菜 240 克（切去根），鲜童便半碗。

主治：因跌打损伤而致不省人事，以及吊颈解开绳索后不省人事，心窝尚温者此方可用。

用法：将韭菜捣烂取汁与童便混合，置患者仰卧，将上药徐徐淋洒于患者口鼻，患者即醒，如仍不醒，可继续用上药 1 剂即愈。

处方 2：麝香 12 克，牛黄 15 克，三七 300 克，熊胆 30 克，蛇胆 30 克，羊胆 60 克，红曲 12 克。

主治：①枪伤刀伤跌打伤外涂内服。②狂犬虎狼毒蛇咬伤外涂内服。③中暑胃病，五劳七伤或咯血等。④小儿天花，周身疮毒，高热惊搐。⑤咽喉痛，牙齿痛，痈疽疔疮。⑥治梅毒，无名肿毒。

用法：将三七研细末和上药合红曲，经发酵后制成丸剂或粉剂，每服 0.6 克，小儿减半，重者 1.2 克，日服 3 次。外涂：以温茶或开水搅匀涂患处四周，勿擦伤口处。

处方 3：炉甘石 60 克，官粉 30 克，轻粉 3 克，朱砂 3 克，麝香 2 克，梅片 6 克，石膏 30 克，赤金箔 20 张。

主治：外伤及手术后感染，口腔及阴部溃疡、脓疮、烧伤后期腐肉渐脱、愈合迟缓的一切慢性溃疡。

用法：将炉甘石烧红投入童便中煅淬，连煅七次后，同各药一起研为细末，装入径如拇指粗细的鲜大葱管叶内，放置火上煅干制枯，成焦黄色为度，不可烧黑，然后剥去葱叶，加入麝香、梅片、赤金箔等，置乳钵中研细过 120 目筛装瓶密贮备用。可用棉签蘸附撒敷布，或用喷粉器喷洒创面，外敷以油纱包扎即可。

处方 4：白狗肠皮 30 克，红狗肠皮 15 克，道水连 15 克，九龙子 9 克，松筋藤 30 克，跌登台 9 克，钻骨风 15 克，泼心胆 6 克，散血子 6 克，打不死 15 克，百鸟不落皮 12 克，透骨消 12 克，合血粉 30 克，红花 9 克，土鳖 9 克，自然铜 9 克，乳香 9 克，没药 9 克。

主治：跌打损伤。

用法：研末共合为丸，每服 6~9 克。

处方 5：当归 24 克，川芎 12 克，川牛膝、苏木各 15 克，红花、桃仁各 9 克，三棱、莪术、乳香、没药各 12 克。

用法：水煎，冲黄酒 120 克服。

处方 6：血竭 3 克，乳香（醋炙）0.3 克，没药（醋炙）0.3 克，儿茶 0.6 克，红花 0.3 克，朱砂 0.4 克，麝香 0.03，冰片 0.03 克。

主治：跌打损伤、瘀血红肿、刀枪出血等症。

用法：前 6 味共为细面，加入麝香、冰片，再研极细面，每服 0.21~0.9 克，温黄酒或开水冲服，1 日 3 次，外用时可用白酒调敷患处。

处方 7：麝香 0.6 克，梅片 1.5 克，朱砂 6 克，乳香 6 克，没药 6 克，三七 6 克，自然铜 6 克，大巴豆 6 克，土鳖 15 克，明雄 3 克，锦庄 6 克，广竹香 3 克，真沉香 6 克。

主治：跌打损伤压伤喉咙。

用法：共研细末瓶贮待用。

处方 8：连线草、酢浆草、积雪草、黄胆草各 30 克。

主治：跌打损伤。

用法：将 4 种药放入砂锅内，加水 1000 毫升煎成 250 毫升，加入黄酒 250 毫升，再煮沸取出分作两份。每日分两次服，如伤在胸背上部应饭后服，伤在腰腹下部饭前服。另将药渣加酒少许烧温，摩擦受伤的局部皮肤至有红晕时即可。

处方 9：葱白 30 克，白糖 3.5 克。

主治：外伤筋骨而不断者。

用法：共捣如泥，抹于伤处，以厚涂面广为佳。每日 1 换，二三次即愈。

处方 10：松木梢上之叶一把。

主治：新老打伤。

用法：用清水洗净，放石臼内捣烂，再用无灰酒蒸半小时，将蒸了的松树叶擦受伤处，擦到患处部分红欲破，痛不可忍为度，连续数次。

处方 11：生红薯 30 克，生紫苏叶 9 克。

主治：跌打损伤。

用法：捣烂外敷伤处，看损伤面大小加减份量，外敷，1 日 1 换，外裹绷带。

处方 12：马钱子、乳香、麻黄、没药各等份。

主治：跌打损伤瘀肿疼痛。

用法：共研细末，用三花酒调匀煮熟，用老姜蘸药擦伤处。

处方 13：川蜈蚣 2 条，川羌活 9 克。

主治：创伤红肿疼痛破皮流血水。

用法：研面用白酒 120 克、水半碗煎好冲药面 1 次服之。

处方 14：活土鳖 5 个，自然铜 10 克，麝香 0.9 克。

主治：重伤难起。

用法：先将自然铜醋淬 9 次后，与其他各药共研末，拌匀备用。将药敷于伤处，重伤欲绝者，用烧酒后吞服 3 克，有起死回生之妙。

处方 15：白附子、羌活、白芷、防风、南星、天麻 6 药。白附子 10 倍量于其他各药。

主治：跌打损伤，以致皮肉青紫、红肿、疼痛、关节扭伤、脱位、骨折，未伤及内脏者均可用本方，但关节脱位和骨折者，必须先行复位和整复，兼有外伤者，先清创面缝合好方可用本方。

用法：上药共研为细末，装瓶备用。将药末少许撒于草纸二三层上，再洒上白酒使纸药水湿，敷在患处，用绷带包扎，2~3 天换药 1 次。配合针灸疗效更佳。

处方 16：生草乌、淀粉、干姜各 15 克，厚朴 30 克，白胡椒，食盐各 5 克，冰片 3 克。

主治：跌打伤、扭挫伤。

用法：将上药混合研为细末，加入适量 75％酒精调成糊状，然后在炭火上加热。待不烫皮肤时，用纱布包裹，贴敷于患处，绷带包扎。每周 1 次，一般连服 3 次。

处方 17：当归 3 克，川芎 3 克，附子 3 克，乳香 25 克，没药 2.5 克，大黄 30 克，芒硝 24 克。

主治：跌打伤初期，局部瘀血，疼痛未下者。

用法：将上药入锅内，加水 800 毫升，待煎至剩水约 400 毫升时，纳入大黄，再煎半分钟，端下静置放温，去渣存汁，顿服。

处方 18：川乌、草乌各 18 克，当归、赤芍、白芷、连翘、白蔹、白及、乌药、官桂、木鳖子各 24 克，槐、桃、柳、桑、枣枝各 12 克，苦参、皂角各 15 克。

主治：风寒湿气所致，跌扑闪挫伤损，一切疼痛皆贴患处，心腹痛贴患处，哮吼喘嗽贴背心，泻痢贴脐上，头痛、眼疼贴太阳穴，治一切无名肿毒、痈疽发背、疔疮疖肿、流注湿毒、臁疮，初发痛痒便贴患处自消，亦能止痛箍脓，长肉生肌，百发百中。

用法：上药用真香油 1000 克浸药一宿，用火熬至药呈焦色，以生绢滤出，将油再熬一滚，入飞过黄丹 360 克炒过、陆续下，槐柳棍不住手搅，滴水为珠为度，离火，吹入乳香、没药末各 12 克，搅匀收贮。退火毒好用。一方加苏合香 6 克为妙。贴在患处。

处方 19：当归 10 克，木鳖子 10 克，乳香 10 克，红花 10 克，川断 10 克，骨碎补 10 克，血竭 10 克，自然铜 10 克，透骨草 15 克，白酒一盅。

主治：跌打损伤。

用法：共合一起，水浸半小时，煎开下白酒，熏洗 30～40

分钟，每日 2 次。

处方 20：①当归、透骨草、花蕊石、赤芍、天仙藤各 15 克，蒲公英、苏木、紫花地丁各 12 克，没药、芙蓉叶、白及、刘寄奴、生蒲黄各 10 克，艾叶、茜草各 6 克，桂枝 5 克。

②当归、天仙藤、透骨草、钩藤、鸡血藤各 15 克，白及、伸筋草、苏木、赤芍、蒲公英、乳香、刘寄奴各 10 克，木瓜、红花、艾叶各 6 克，桂枝 5 克。

③五加皮、透骨草、续断、桑寄生各 15 克，当归、钩藤、鸡血藤各 12 克，白及、海桐皮各 10 克，泽兰、艾叶各 6 克，木瓜、羌活、红花、桂枝各 5 克。

主治：骨伤病人，软组织或骨骼损伤后，局部会出现瘀血肿胀、疼痛和关节功能障碍，肌腱粘连、肌肉僵凝、挛缩强直，遗留关节与肢体功能障碍的并发症。

用法：每剂加水 5000 克左右，煮沸 15~30 分钟，过滤去渣倒入盆内，趁热洗。可用毛巾浸湿敷于患处，每日 1~2 次，每次 1~2 小时。

处方 21：赤芍药 15 克，透骨草 30 克，炒荆芥 12 克，小防风 12 克，川桔梗 12 克，艾叶、川椒各 10 克，羌活、独活各 12 克，乳香、没药各 18 克，一枝蒿 25 克。

主治：诸关节外伤后血络不通，青肿疼痛，关节屈伸不利。

用法：水酒适量，煎浓汁，热洗。每日 3 次，每次 20 分钟，1 剂可用 3 天。

处方 22：全当归、草乌、自然铜、乳香、没药各 50 克，血竭 9 克。

主治：跌打损伤，瘀血阻滞，伤处肿胀坚硬，疼痛不止。

用法：上药共研细末，每服 1~2 克，黄酒送服，重伤者 3 剂可愈。

处方 23：泽兰叶 40 克，老苏木 15 克，桃仁 15 克，牡丹皮 15 克，当归尾 40 克，川红花 15 克。头伤加藁本；上肢伤加桑枝；腰伤加杜仲、白芥子；下肢伤加怀牛膝。

主治：关节伤后青紫肿痛，骨骼筋络损伤。

用法：取白酒和水适量，煎汁内服，日服2次。

处方24：大川芎、延胡索15克，木香15克，青陈皮各12克，草乌、光桃仁各9克，炙远志、骨碎补、赤芍药各12克，老苏木、当归尾、蓬莪术各15克，三棱9克。

主治：经脉伤损，气血凝结，败血归肝。

用法：水煎内服，日服1剂，陈酒送服。

处方25：续断15克，当归12克，川芎12克，生地黄12克，苏木10克，泽兰、木通、乌药各6克，桃仁14粒，木香3克，生姜片3片，甘草5克。

主治：全身各处内外伤。

用法：水煎后童便、老酒各1杯冲服。

4. 骨折　断筋

处方1：杉木炭、接骨草灰各适量，黄糖250克，水酒250毫升，杉木皮适量。

主治：凡肱、桡、尺、股、胫、腓等骨折断均适用。

用法：先将杉木炭同接骨草末拌匀后，将黄糖捶溶混合，再用水酒和成膏状包在骨折部位的周围，用杉木条夹好，外用布带分节捆好，第三日换药以后，逐加3日换1次。

处方2：蚂蟥多条，烧灰存性和桐油外敷。

主治：手指、脚趾折断。

用法：对正骨折，整复皮肉，然后外敷。

处方3：归身12克，北芪24克，石楠藤3.5克，大黄24克，桃仁12克，桂枝6克，白芍12克，血竭9克。或用桑寄生30克，独活9克，白术12克，宽筋藤15克。

主治：腰椎骨折，脊髓损伤，下肢瘫痪。

用法：上药以水2碗煎取1碗，分2次服，每日早晚空腹时各服1次。

处方 4：姜黄 120 克，蒲黄 120 克，葛花 120 克，当归尾 120 克，生川乌 120 克，杏仁 120 克，白及 60 克，山柰 120 克，生南星 120 克，生半夏 180 克，甘松 60 克，五加皮 120 克，红花 60 克，玉露 240 克，紫荆皮 240 克，生土鳖 240 克，生土狗 120 克，生螃蟹 120 克，金边水蛭 140 克，自然铜 180 克，牛膝 120 克。

主治：跌打损伤、骨折、筋断，肿胀疼痛。

用法：研极细末，瓶装勿走气，待用。伤后血肿异痛时，用鸡蛋清调敷，或用醋调敷亦可。3 日 1 换，骨折尚未血肿时用凡士林同药各半调成软膏敷骨折处，外用夹板固定，10 日 1 换，2 次痊愈。

处方 5：川牛膝 124 克，马钱子 155 克，麻黄 124 克，川断 124 克，没药 62 克，乳香 62 克，鹿茸 155 克，广三七 31 克，杜仲 124 克。

主治：骨折，脱位整复后，以及筋骨闪挫扭伤，神经麻木等。

用法：将上药共研成细粉，装瓶备用，或用黄酒制成丸剂。成人每次服 2～2.4 克，小孩按年龄酌减。开水冲服。

处方 6：清净白水 60 克，象皮 3.5 克，红花 6 克，活人筋 0.6 克，半两钱 0.09 克，红糖 24 克，麝香 0.6 克。

主治：接筋。

用法：将水煮沸，下象皮末煎 2 沸，再下红花末煎 2 沸，次下活人筋末煎 2 沸，次下半两钱末煎二沸，次下白糖，用小火煎至百花起百花落，成为药膏，倾在瓷碗内，入麝香、冰片，搅匀备用。上药时先用祁艾 30 克水煎、洗净伤口，将药膏抹在伤口内，用火纸封好伤处，过 3 日，换药 1 次，18 日内将第一料药用完。

处方 7：旋覆花 15 克，白糖 30 克。

主治：筋被划断。

用法：涂于筋断处，10 日后解开，视筋断处两头各生一小疙瘩，再敷 20 日即完好如初。

处方 8：①白蔻 3 克，独活 9.3 克，北芪、川芎、木瓜各 12 克，桂枝 3.3 克，桑寄生、当归各 24 克，羌活、炙甘草各 6 克。②桂枝 12 克，干姜 15 克，吴萸 18 克，熟附 24 克。③宽筋藤 12 克。

主治：骨伤愈后僵硬。

用法：①方用水 2 碗煎成 1 碗服下，②方共研末用酒蒸温敷伤处，③方煲水温洗。

处方 9：香糟 300 克，栀子 30 克，银珠 12 克，麝香 0.45 克。

主治：骨折。

用法：共研细末，荞麦面 300 克，葱捣浓汁，以上各味共合一处和成块用锅蒸熟，贴伤处，用布包扎到七日恢复原状。

处方 10：甜瓜子 120 克，红糖 60 克。

用法：将甜瓜子炒黄研细，红糖调匀食之。每次只服 30 克，日服 2 次。

处方 11：新鲜盗偷草 60~120 克。

主治：骨折及关节筋腱损伤。

用法：上药捣成糊状，用树叶或芭蕉叶包裹，入火煨热，去包叶，将药敷于骨折处上端或下端，用纱布或绷带绑定。每日换药 2 次。敷药前先备与骨骼等长夹板 8 片，中 4 片须用甘蔗。整复后，将夹板与甘蔗夹板间隔贴于患处，用绷带固定两端，骨折处或伤口不敷药及任何处理。

处方 12：乳香 18 克，没药 18 克，儿茶 15 克，龙骨 18 克，象皮 15 克，牛角炭 250 克，血余炭 250 克，透骨草 1500 克，桑白皮 500 克，椿白皮 1000 克，柳树枝 500 克，国槐枝 500 克，杨树枝 500 克，桑树枝 500 克，楸树枝 500 克，麝香 0.18 克，血竭 30 克，绿豆面 250 克，冰片 30 克。

主治：骨折。

用法：除后 4 味药外用，其余诸药共入锅中加水 30 斤，熬至 1500 克，去渣再用文火收膏，入血竭、绿豆用，搅匀摊成膏药即成，用时将麝香、冰片撒于膏药上贴患处。

处方 13：螃蟹 120 克，煅狗骨 90 克，煅自然铜、五加皮各 30 克，接骨仙草 60 克，参三七、蒲黄、血竭各 15 克，地鳖虫、黄柏、大黄各 20 克，制乳没各 35 克，肉桂 10 克，炉甘石、冰片各 9 克。

用法：螃蟹、煅狗骨焙灰，煅自然铜、血竭、冰片、黄丹研细末另包。再次取四分之一拌入余药末中，用饴糖、蜜酒糖或各半调成糊状，摊制均匀，敷于整复的骨折部位周围，再用纱布包扎，夹板固定，每次敷药时间：冬 3~5 天，夏秋 2~4 天。

处方 14：甘草、丁香、沉香、乳香、没药、儿茶各 9 克，红花、木香、茯苓、血竭花各 15 克，大黄 30 克，当归 12 克，牡丹皮 60 克，莲子 18 克。

用法：共研细面，炼蜜为丸，每丸重 9 克。每次服 3 丸，每日 2 次。

处方 15：乳香、没药、龙骨、象皮各 12 克，血竭花、儿茶各 9 克，姜汁 500 克，皮胶 360 克，麝香少许。

用法：前 6 味共研细面，备用。将姜汁置锅内加热，加入皮胶，熬化后放碗内，然后加入药面，搅拌均匀，用文火熬成软膏，再加入麝香搅匀，摊于布上，贴患处，复位后，外用竹板固定，绷带包扎。另服下方。

乳香、没药、血竭花、儿茶、龙骨、象皮、麻黄各 9 克，木香 3 克，金精石 9 克，苦楝子 9 克。水煎，冲黄酒服。

处方 16：通血香、三棱、莪术、制川乌、制草乌、乳香、没药、儿茶各 12 克。川续断、五灵脂、血竭各 15 克，土元 6 个，五加皮 24 克，红花 24 克，川牛膝 15 克，冰片 30 克，麝香 0.3 克，黄丹 250 克，香油 500 克。

用法：先将香油熬热，除冰片和麝香、黄丹外，余药均入油内炸焦，去渣，再入丹用槐条不住搅之，熬至滴水成珠，离火入冰片、麝香搅之，候冷成膏，摊白布上或牛皮纸上贴伤处。

处方 17：花公鸡 1 只，生南星 120 克。

用法：将公鸡拔毛，与南星共捣成糊状贴于骨折处。

处方 18：鲜二层桑白皮 120 克，姜皮 60 克，活公鸡 1 只。

用法：上 3 味，共砸如泥，将骨复位，药摊布上包伤处，外用小夹板固定。

处方 19：当归 12 克，乳香 6 克，西红花 9 克，桃仁 9 克，苏木 6 克，赤芍 6 克，紫草 9 克，血竭 15 克，金石斛 9 克，猴姜 12 克，秦艽 6 克，乌药 9 克，双花 9 克，枳实 6 克，参三七 9 克，鹿茸 2 克，麝香 1 克，煅自然铜 9 克。

主治：骨伤。

用法：口服，成人 1 日服 4~6 克，1 次顿服。间隔 3 日后，再 1 次顿服 4~6 克，以此类推，用适量热黄酒为引，温开水冲服，服药期间，日服温黄酒 30 毫升左右，日 3 次，以不醉为度。一般 15 天为 1 个疗程，1 个疗程只服 5 次药。小儿酌减。

处方 20：蟾酥 3 克，紫草 6 克，冰片 10 克，胡椒 9 克，威灵仙 6 克，菖蒲 6 克，川乌 9 克，五加皮 9 克，肉桂 9 克，当归 9 克，草乌 9 克，木瓜 9 克，花椒 30 克，良姜 9 克，鲜姜 50 克，西红花 6 克，乳香 9 克，透骨草 15 克，大椒 50 克，酒精 1000 克。

主治：各种肌肉、韧带损伤，骨折，脱臼。

用法：胡椒、花椒、鲜姜、大椒加水 1500 克，文武火煎药，去渣留汁 500 克。每日 3 次抹患处，用时把药水温热。

处方 21：当归 9 克，川芎 9 克，赤芍 9 克，红花 6 克，白芷 6 克，川断 6 克，木瓜 9 克，牛膝 9 克，杜仲 9 克，血竭 9 克，乳香 9 克，没药 9 克，故纸 8 克，山甲 6 克，龟板 6 克，川姜 6 克，桂枝 6 克，土元 9 克，勾丁 9 克，川乌 6 克，花粉 9 克，草乌 6 克，刘寄奴 6 克，马钱子 45 克，丹参 9 克，鸡血藤 9 克，广丹 250 克，大活 6 克，儿茶 60 克，麻油 500 克。

主治：各种关节脱位、骨折。

用法：上药熬成膏药，贴患处，再固定。对皮开肉烂、血流不止、骨骼粉碎也可以固定不做清洗即可贴膏药。10 天换 1 次，连续换 3~5 次即痊愈，对风寒腰腿痛局部红肿高大均可用。

5. 附骨疽

处方 1：铁树根。

用法：用铁树根水煎服。用铁树叶煎水洗。

处方 2：野青仔 120 克，山豆片 30 克，羊肉 250 克。

主治：气血两虚型流痰附骨疽。

用法：每日 1 剂，水炖 2 次服，连服 2 周。

处方 3：水银、黑铅二味煅用、寒水石（煅）、硼砂（煅）、官粉、轻粉、珠子（煅）、冰片各等份。

主治：顽固难愈的骨结核病。

用法：共研极细面。疮深者，用药捻；浅者，上药面外以膏药盖之。每日 1 次，或隔日 1 次，以愈为度。

处方 4：蚂蚱 15 克，熟石膏 30 克，蛴螬 15 克。

主治：骨髓炎。

用法：蚂蚱、蛴螬 2 味炒黑，共为细粉，香油或凡士林调和，制成药纱条，送入窥道中，2 日换药 1 次。

处方 5：轻粉 6 克，官粉 15 克，甘石粉 30 克。

主治：骨疽方。

用法：上药与陈猪油合一处用铁锤如捣泥，摊油纸上，敷患处。

处方 6：红娘 30 克，全虫 15 克，僵蚕 15 克，土元 15 克，木鳖子 1 个。

主治：骨结核。

用法：红娘去足翅，诸药共炒焦为细面，装入鸡蛋内，每个蛋装药 3 克, 外用白面包住。煨焦黄为度, 带面食用, 每日早晚各吃 1 个, 小儿酌减。

处方 7: 麝香 0.3 克, 珍珠 1 颗, 黄升 0.3 克, 黄碘 0.3 克, 冰片 0.3 克, 炉甘石 15 克, 滑石 24 克, 雄黄 6 克, 五花龙骨 3.5 克。

用法: 先将珍珠放瓷勺内, 用小酒杯盖住麻秆火焙炸, 投入乳钵中研成细面, 再同他药合为细面, 取一纱布浸透香油蘸滚药面, 送入疮之瘘管中, 每天换药 1 次, 外用膏药贴患处。

处方 8: 蜈蚣 3 条, 全蝎 9 克, 鸡蛋 3 个。

用法: 前两味共研细面, 炖成鸡蛋糕吃, 每日 1 次。

处方 9: 壁虎尾适量。

用法: 焙干研面, 用桑皮纸做捻子, 蘸药面纳入患处, 外贴膏药。

处方 10: 地骨皮 (焙)、陈石灰、倒退虫 (焙)、楝树花 (焙) 各等份。

用法: 共研细末, 先用夹竹桃叶外洗, 将药面撒疮口, 深部用 "纸捻" 蘸香油滚药面。插入疮孔内, 并用下方膏药外贴。

膏药方: 阿魏、官粉、轻粉、铜绿、硇砂、血竭花、儿茶各 9 克, 乳香、没药各 30 克, 银朱 30 克, 黄丹 120 克, 土谷蛇 1 条, 香油 560 克。

用法: 先用香油将土谷蛇炸 10 余分钟, 取出弃之, 继续炼油, 炼至油滴水不散。再将其余各药共研细面, 加入油内, 用竹板不断搅拌成膏, 取出, 置凉水中浸泡去火毒。摊于皮纸或布上, 贴患处。

处方 11: 斑蝥 3 个, 红娘 3 个, 巴豆 3 个, 郁金 30 克, 白芷、云苓、乳香、没药各 30 克, 朱砂、冰片、麝香各 15 克。

主治: 骨髓炎。

用法: 斑蝥、红娘小火焙焦, 郁金、巴豆、云苓、白芷中火炒焦，诸药共为细面，醋适量调和药用，制成条状药锭，朱砂为衣，用时将窦道用双氧水清洗干净，然后以药锭蘸香油填入窦道中，使药锭接触骨膜处，以敷料盖之。2 日换 1 次，若无窦道者，可将药面撒面上。

处方 12：皂角刺 120 克，老母鸡 1 只 3 斤重。

主治：骨结核。

用法：将毛及腹内脏器洗净，将皂角刺戳满鸡身，放锅中文火炖烂，去皂角刺食肉喝汤。2~3 日吃 1 只，连服 5~7 只为 1 疗程。

处方 13：红糖 120 克，白酒 120 克，斑蝥 10 个，巴豆、江虫各 6 克，全蝎 9 克，大麻子 24 克，人言 9 克，马钱子 21克，牙皂 15 克，蜈蚣 3 条，木鳖子 7 个。

主治：贴骨疮。

用法：先用前 2 味药煎水尽量服之取汗后用药闻之，其后即将后六味药炒黄色为度，共研细末，用醋 120 克煨，搅匀为饼，用白色布包住，趁热放鼻上闻之。盖被出汗，手足心见汗为度，成脓出头，无脓自消。

处方 14：桦皮 250 克，斑蝥 36 克，蜈蚣 48 克，血竭 96克，龙衣 48 克，全蝎 36 克，天水牛 36 克，香油 1000 毫升，白酒 500 毫升，鸡蛋 28 个。

主治：骨痨。

用法：香油入锅内，木柴火炼油。沸后将鸡蛋倾入锅内，这时用铁棍不停的搅拌，鸡蛋炼成块时，将上药倒入，药黑时，再倒半斤酒，焙干碾细，过箩。每日 1 次，每次 2 克，至夜临卧时服之，黄酒或白开水送下。

6. 刀枪弹伤及杂物刺伤

处方 1：刨花 2 页，白糖 30 克，蓖麻子 7 只，生蚯蚓30 克。

主治：弹伤。

用法：将蓖麻子去壳留仁和上药共捣烂贴伤口。

处方2：灯吊丝、青骨藤、小金英各等份。

用法：以上药捣烂敷患处。

处方3：生石膏30克，硼砂15克，银朱1.5克，血竭花3克，冰片3克，珍珠（煅）1个。

主治：枪伤。

用法：共研细面，撒伤处，再用鲜南瓜片覆盖，然后用纱布包扎，1天换1次，7~9天土枪子可以退出。

处方4：当归3克，枣树皮9克，汉三七3克。

主治：刀伤。

用法：各炒，共为极细末，干敷破伤处。

处方5：蓖麻子150克，大仙子60克。

主治：竹木刺入肉拨之不出，伤处逐渐潮红肿痛甚则微冷发热。

用法：共捣烂，用开水捣溶如泥状。将上药敷患处，半天即出。

处方6：蟑螂4只，红糖少许。

主治：铁钉刺伤。

用法：捣烂敷患处，外用纱布扎好，每隔3小时换药1次。

处方7：生鲤鱼血适量。

主治：玻璃刺入肌肉不出，疼痛不止。

用法：将鲤鱼血滴在伤口，玻璃自出。

处方8：①止血草30克，陈石灰60克，制乳香60克，制没药30克，煅龙骨60克，地榆炭30克，冰片9克。共研极细面，撒患处。②黄连9克，犀角面9克，生乳香9克，生没药9克，朱砂9克，琥珀9克。水煎服。③当归、川芎、生地、杜仲、川牛膝、木瓜、川断、麻黄、桂枝、年健、地风、细辛、白芷、苍术、川乌、草乌、钩藤、仙鹤草、透骨草、天麻、桂南、吴萸、良姜、干姜、附子、血竭、儿茶、龙骨、象皮、没药、乳香、杞果、广木香、故纸、防风、羌活、独活、赤芍、红花、黄柏、紫草、海风藤、秦艽各 15 克，阿魏 9 克，麝香 0.15 克，广丹 1000 克，香油 2.5 公斤。用以上药熬成膏药，即可使用。

主治：刀伤、枪伤、暗伤。

7. 脑震荡

处方 1：钩藤、大黄各 15 克，白芷、甘草各 6 克。

用法：水煎服。

处方 2：当归、荆芥、防风、白芷、川芎、羌活、蔓荆子、槟榔、琥珀、制南星、乳香、没药各 8 克。

用法：每日 1 剂，水煎服，如虚弱之人出血过多者，加西洋参 8 克。此方 2 周内可连续使用。

处方 3：龟首 1 个，黄瓜子 9 克。

主治：脑震荡后遗症。

用法：将龟首用干燥箱干燥，研为细末，每个龟首加黄瓜子 9 克，用同法干燥，研末混合，为 1 日量。将 1 日量分 3 次于饭后用黄酒送服，5 日为 1 疗程。

8. 出血

处方 1：桂圆核不拘多少去黑色硬壳研细末密封备用。

用法：搽伤口，内服可止内脏出血。

处方 2：马蹬草、七叶一枝花根、生石灰、苦楝花、鲜丝瓜叶、鲜韭菜各等份。

主治：各种出血症。

用法：先将石灰、丝瓜叶、韭菜共捣如泥，制丸风干，再与他药共研细面，撒伤处，如有内出血，可内服 3~6 克。

处方 3：墙头凤尾草 1 味。

主治：刀伤出血不止。

用法：用口嚼烂敷上。

处方4：生紫苏叶60克，生南瓜瓤60克，捣烂外敷伤处。

主治：破片伤皮肉，破片不出。

用法：外敷伤处，看伤处大小用药。日敷1次。

处方5：生花蕊石不定量，刘寄奴不定量。

主治：金创出血不止。

用法：将花蕊石研成细粉，敷患处后，即用刘寄奴嚼烂敷上，外用绷带扎紧。

处方6：嫩丝瓜叶不定量。

主治：创伤出血，或因受伤出血，女子子宫出血。

用法：外伤出血，用该粉放纱布上，再将纱布用药敷上，绷带扎紧。内出血，可用该药粉内服，每日2次，每次6克，开水送服。

处方7：蚂蟥1条。

主治：刀斧断血筋症。

用法：破开敷上伤口，1日0.6~0.9克。

处方8：野薄荷叶。

主治：刀斧伤症。

用法：嚼烂敷伤口，二三日痊愈。

处方9：松香150克，明矾、枯矾各75克。

主治：各种非化脓性出血不止。

用法：将药粉放瓷瓶内高压消毒后用，药撒出血伤口，加压包扎，伤口较大或血流如注者，可将适量药粉放消毒纱布上直接用手将药放在伤口上，伤口渗血者可随时撒药粉，至血不外渗为止。

处方10：陈石灰500克，胎鼠4~8个，鲜韭菜350克洗净。

主治：刀伤出血。

用法：以3味合捣成泥团丸，晒干贮存应用，用时研成细末撒布伤处。

处方11：列姜面。

主治：刀伤、枪伤、跌打损伤、虫兽咬伤等一切外伤出血。

用法：将列姜用水冲洗干净，研成极细粉，撒患处。

9. 破伤风

处方1：黑桑椹9克，胆星9克，蝉蜕9克，虎胫骨3克，串肠米6.5克，血余60克。

主治：预防破伤风。

用法：将上药共为细末，用好蜜120克浸润20分钟，再加黄酒120克，香油120克，煎熬成膏，剩300克左右。成人1天内将药服完，每隔20分钟1次，每次服15克左右，白水送下，饭前后服用都可，第二副吃2天。

处方2：老人指甲3片，老人发9克，线麻9克。

用法：以上3味药用青麻秸烧灰，研成细末即成。此药服时，配黄酒3杯冲下，服后汗出即愈。

处方3：天南星6克，防风6克，白芷6克，天麻2克，羌活6克，白附子60克。共研末，黄酒送下。

主治：破伤风。

用法：内用3~9克，每日3次。

处方4：雄鸡屎白9克。

用法：焙干研末，烧酒冲服。

处方5：蝉蜕120克，黄酒500克，蛴螬7个（焙，研面）。

用法：先水煮蝉蜕，去渣取汁半碗，再加黄酒微煎，以药汁冲蛴螬面，1次服完，发汗。

处方6：①皂角30克。②当归、白芍各12克，川芎、天麻、钩藤、全蝎、木瓜、羌活、独活各9克，香附、党参各15克，黄芪30克，甘草3克。

用法：用香油炸皂角研面，先服6克，痰下后服下方。如痰不下，再服6克，直至痰下，然后再煎服方。

处方 7：当归、防风各 9 克，黄芪 24 克，川芎、白芷、天麻各 6 克，全蝎 15 克，蜈蚣 10 条，乳香 12 克，没药 12 克。

用法：水煎服。再用生姜片、艾柱灸伤口 6～10 壮，微发汗。

处方 8：五虎追风散：蝉蜕 30 克，制南星、全蝎各 6 克，僵蚕 7 条（蜈蚣亦可），天麻 6 克。

用法：水煎服。

处方 9：天麻、制南星、全蝎、僵蚕各 9 克，大葱白 3 寸，大枣 2 个。

用法：水煎服，出透汗。

处方 10：蝉蜕 120 克，常山 4.5 克，钩藤 30 克，丝瓜络 30 克。

用法：水 3 碗，煎取 1 碗，1 日分 2 次服。

处方 11：当归 15 克，黄芪 15 克，杜仲 12 克，续断 12 克，防风 9 克，全蝎 6 克，胆草 12 克，秦艽 9 克，独活 9 克，桂枝 9 克，牛膝 9 克，甘草 9 克，朱砂 6 克，天竺黄 6 克，琥珀 15 克，童便为引。

用法：水煎服，1 日 3 次。

处方 12：杏仁、罗白面各等份。

主治：初期破伤风。

用法：以上 2 味药，用新汲水调和如膏。

10. 烫烧伤

处方 1：地榆 30 克，大黄 15 克，冰片少许。

用法：共研细面，香油调匀，涂患处，每日换 1 次。

处方 2：当归、生地、黄芩、黄连各 15 克，冰片 6 克，黄蜡 120 克，香油 500 毫升。

用法：前四味入香油内炸焦，除去药渣，加入黄蜡再熬，熬至滴水成珠，离火加入冰片，候冷，调敷患处。

处方 3：石灰水、鸡蛋清、香油各适量。

用法：用力搅拌成糊状，涂患处。

处方 4：炒老枣树皮 120 克，冰片 6 克。

用法：共研细面，用香油调匀，涂患处。

处方 5：生大黄、红药子、寒水石、白及各等份。

主治：烧烫伤。

用法：共研细面，用香油调匀，涂患处。用此方后，恢复期坏死组织脱落，创面愈合迟缓时可用下方：

鲜侧柏叶（向阳面）15 克，官粉 3 克，黄蜡 36 克，香油 120 克。

将鲜侧柏叶加入香油内，加热，炸至黄黑色，去渣，加入官粉搅拌均匀。再加黄蜡，继续搅拌收膏，摊敷患处。

处方 6：黄连、黄柏、黄芩、地榆各 9 克，鲜柏叶 3 枝，轻粉、红粉各 15 克，冰片 6 克，黄蜡 120 克，香油 500 克。

用法：将香油熬热，先将柏叶炸黑捞出。再入三黄、地榆，炸黑捞出，将渣去净，后入二药（研细）用槐条不住搅匀，熬至滴水不散，再入黄蜡，再熬至滴水成珠，离火，加冰片（研细）收膏。急用时入水中拔火毒，抹伤处。预制者，收膏入罐内备用。

处方 7：净茶油 120 克，鱼胆汁 60 克。

用法：将胆汁加入油内搅匀待用，越久越好，俟油变成白色，用之更妙。频频涂抹患处，干后再涂，至愈为止。

处方 8：炉甘石、冰片、地榆各 9 克，大黄 15 克，桐油 150 克，加石灰适量。

用法：共研细末再用石灰适量掺入冰水中，调匀待澄清，取石灰上清水拌入桐油内，用细竹竿将油搅成白玉色后再将上药细末掺入搅匀，则成淡黄清凉而香的油膏，用清洁的鸡毛将油膏外涂烧伤处。

处方 9：地榆粉 30 克，黄柏粉 18 克，甘草粉 12 克，川连粉 30 克，木通粉 18 克，上冰片 9 克。

主治：铁火烧伤，汤火烫伤。

用法：共研为细粉和匀。铁火烧伤用鸡蛋调匀，汤火烫伤用小磨油调匀如稀糊状，用鸭毛把药扫上患处，每日上药多次，干了即加，如有水泡可以挑破。

处方 10：黑醋 250 毫升，五倍子 100 克，蜈蚣 1 条，蜂蜜 18 克。

主治：烧伤疤痕。

用法：以上各药混合搅匀，摊于黑布上，外敷瘢痕，3～5 天更换 1 次，至瘢痕软化变平，症状消失，功能恢复正常。

处方 11：大量大麦面。

主治：滚水烫伤

用法：大麦面局部上敷，大约至 1 寸厚。即时止痛，待半天可揭去面壳。

处方 12：采用老松树皮，晒干，煅黑存性，研末备用。

主治：烫伤火伤。

用法：凡烫伤火伤者，用上药散和调，涂于创面，日敷 2 次，直至痊愈为止，在治疗中可适当内服清凉解毒药物。

处方 13：小磨油 150 克，甘草 9 克，诃子肉 9 克，元参 9 克，寒水石 9 克，黄蜡 6 克，白蜡 6 克。

主治：火烧烫伤。

用法：以上三样药泡茶，去渣，把寒水石研为细末。后溶化于药液 1 小时搅拌。下黄蜡、白蜡为膏便可搽患处。

处方 14：狗骨头。

主治：烧伤、烫伤。

用法：烧灰存性，研成细末，外敷患处或猪油调敷患处。

处方 15：诃子肉 30 克，元参 30 克，甘草 30 克，寒水石 15 克，黄蜡、白蜡各 9 克，香油 150 克。

用法：前 3 味入油中炸枯去渣，入寒水石，搅匀后，兑入黄、白蜡，溶化收膏，冷后敷患处。

处方 16：白芷、血竭各 25 克，血余 15 克，当归、川芎、黄芩、黄柏、黄连、花粉、红花各 15 克，紫草 9 克，麝香 0.3

克，冰片 6 克，黄、白蜡各 12 克，侧柏叶 15 克，纯香油 750 克。

用法：取香油放锅中，熬开后，先下白芷、鲜侧柏叶、血余，熬 20 分钟；次下当归、川芎熬 8 分钟；再下黄芩、黄连、黄柏、花粉，熬 5 分钟；最后下红花、紫草熬 5 分钟。待侧柏叶变黑时捞出粗药渣，把黄、白蜡溶化入药液中。然后用粗白布或 3 层纱布将油膏滤出，贮入瓦罐，与此同时，将血竭、麝香、冰片研成细末过 120 目筛。待油膏滤出物温度降低后，徐徐掺入，用鲜桑枝或柳条不停地搅拌，使药粉分布均匀。药膏完全变冷后，加盖勿令气泄，随即将瓦罐浸入冷水中，以泻出药膏之火毒，先将患处用浓茶拭净，以鸡毛蘸药膏搽敷。日搽 4 次，每次搽药前，都必须用冷茶水拭净患处。

11. 毒蛇狂犬咬伤　蜂蝎螫伤

处方 1：地榆 150 克。

主治：狂犬病。

用法：用砂锅 1 个，盛水 1 瓢半，熬 40 分钟。每隔 3 小时服 2 次，每次 0.5 碗或 1 碗，当茶饮。每服药二三日后，用生黄豆六七粒，让病者咀嚼，如觉有黄豆腥味，是毒已尽，即停药。如觉生黄豆有甜味，为余毒未尽，加服 1 剂。

处方 2：斑蝥 3 个，川黄连 9 克，江米 9 克。

用法：将 3 味放砂锅内，炒黄为末。1 次服，用黄酒送下。

处方 3：红参 10 克，酒羌活、独活、茯苓、醋柴胡各 9 克，枳壳、川芎、桔梗各 6 克，生地榆 30 克，生姜 5 克，紫竹根 1 大把。

主治：狂犬咬伤。

用法：水 3 碗煎药汁约 400 毫升温服，重症日服 2 剂，一般连服 3~5 剂愈。

处方 4：防风 15 克，荆芥 15 克，郁金 15 克，木鳖子

15 克。

用法：共为细末，用香油 120 克放锅内烧滚将药倒入锅内炸黄，将药渣滤出，再用鸡蛋四个打开到油内炒黄吃了出汗。

处方 5：生大黄 10 克，斑蝥 3 克。

用法：先把糯米 200 克铺在锅上，把 2 种药放糯米上，微火烘干，等糯米成金黄色，连同 2 种药共研成细末。把药末冲温糯米酒，在被疯狗咬伤后第十三天左右 1 次服下，千万不要过早或过晚，否则无效。

处方 6：土元 9 克，西绵纹 9 克，炒桃仁 9 克。

用法：3 味药共研末，分 3 份，1 日服 3 次。

处方 7：斑蝥 7 个，朱砂 0.9 克，雄黄 2.1 克，滑石 21 克，大黄 10 克。

主治：狂犬咬伤及预防。

用法：斑蝥去头足翅，用糯米炒黄，和上药共为细末，分三次冲服，大黄煎水冲服。

处方 8：夏枯草 120 克，无名金鸡纳黄 1.5 克，黄酒煎服发汗。

主治：狗咬伤。

用法：用蒸酒同夏枯草搽患处。

处方 9：蛇草。

主治：蛇咬伤。

用法：用蛇草数叶，切勿用水洗，必须用口嚼碎对伤处涂之，可立即止痛。经 24 小时后痊愈。但草涂上之后不可让它掉下来，一掉再涂就无效了。若不经口嚼亦无效。如蛇咬伤厉害，需用草头煎水服之即愈。

处方 10：生野半夏连根叶、乌桕树根、千层楼根各等份。

用法：上药 3 味少煨服二三碗。

处方 11：烟袋油 0.3 克，竹虫屎末 0.2 克。

主治：毒蛇咬伤。

用法：将上 2 味开水冲服，服后印堂（两眉中间）鼻尖出汗是见效先兆，如不出汗，再服 1 次，同时用烟油少许抹伤口处。

处方 12：细辛、白芷、麻黄各 9 克，麝香 0.45 克。

用法：水煎前 3 味，冲麝香服，同时用烟油少许抹患处。

处方 13：山栀子 75 克，五灵脂、雄黄、川连、白芷、半边莲、北细辛各 60 克。

用法：先将上药焙干，研成细末，装入玻璃瓶备用。用时以 75%酒精 30 毫升取药粉 3 克搅匀，将药液从伤口周围肿处搽起，肿到什么地方搽到什么地方，留下伤口勿涂药，日搽四次。

处方 14：全虫 3 条，蜈蚣 3 条，轻粉 1.5 克，铜粉 1.5 克，花椒 2 克，用草帽圈作引。

用法：水煎服。1 日 2 次。

处方 15：南瓜 1000 克，香椿叶 1 把，白矾 30 克，瓦棕 60 克。

主治：土谷蛇咬伤。

用法：共捣如泥，糊患处。1 天 2 换。

处方 16：水溶草 10 条。

主治：各种毒蛇咬伤后，蜿齿断在伤口内不出。

用法：治疗时用手按住药由上而下刮之，刮至近伤口 1 寸左右，其牙即出。

处方 17：半边莲 30 克，七叶莲 30 克，金耳环 15 克，九灵塔 15 克。

主治：蛇骨刺伤，日久化脓溃烂，时流臭黄水者。

用法：将上药为细末，加茶油适量混合搽患处，每天擦 3 次，搽至愈为止。

处方 18：地耳草。

主治：毒蛇咬伤，蜈蚣咬伤。

用法：先用粗纸蘸雄黄末卷成纸条用火燃之，熏被咬处，使脓水流出后，内服地耳草 3 克，研细末，米酒送下。每 4 小时服 1 次，外涂每天 5~8 次，加南星少许，搅白醋拌匀涂患处，每日 1 次，内服外涂四五日即有显著疗效。

处方 19：九子莲、青木香、七叶一枝花各等份。

主治：各种毒蛇咬伤和无名肿毒。

用法：上药 3 味共研末密藏备用，用时取药末 30 克，重者先用醋冲内服，然后搅酒自上而下搽之，勿着伤口，待搽至伤口流出黄水，即获痊愈；轻者不用内服亦可。

处方 20：瓦松 1 撮。

主治：蜂螫。

用法：擂碎贴患处。

处方 21：生野芋头。

主治：黄蜂咬伤。

用法：顺搽伤处，极效。

处方 22：锈铁 1 块。

主治：蜈蚣咬伤。

用法：搽上铁磨水淋于伤处。

处方 23：天麻、乌梅、菖蒲、半夏、白芷各等份。

主治：蝎螫。

用法：共为细粉，涂患处。

二、泌尿生殖外科

1. 泌尿系结石

处方 1：火硝 6 克，滑石 18 克。

主治：尿结石。

用法：在铁勺内置纸 1 张，火硝置在纸上放文火炒黄取出，加滑石，加水 1 大碗煎沸 10 分钟，滤汁即成。1 日 1 剂，分 2 次服用，服至结石排出为止，一般 5~20 剂可愈。

处方 2：砂牛虫 10 只。

主治：尿道有沙石阻塞，排尿困难，疼痛。

用法：焙干研末，用赤小豆 30 克，文旦 15 克，桃仁 3克，半煲水冲服。

处方 3：两头尖 30 粒，牛膝、炮山甲、归尾各 6 克，川楝9 克，赤苓 12 克，大麦秆 60 克。

主治：膀胱结石。

用法：用急流水煎服，头煎服后 3~4 小时如未排出尿石或使尿路通畅时，可将原药再煎服 1 次，如仍无效，再服至排出尿石为止，一般日服 1~2 剂，每隔 4~8 小时服 1 次。三四岁以上幼儿可照此量给服；病儿过于羸弱可酌减。

处方 4：滑石 1.8 克，郁金 0.6 克，火硝 1.5 克，白矾0.48 克，甘草 0.3 克。

主治：胆结石。

用法：共为细面。分成 3 份，1 天服 3 次，每次服 1 份。

2. 疝气

处方 1：马兰花（醋炒）、川楝子、橘核仁、海藻（洗净）、海带（洗净）、昆布（三味俱盐酒炒）、桃仁（去皮）各 30 克，厚朴（姜制）、木通、枳壳（麦麸炒黄色）、玄胡索（杵碎炒）、肉桂（去皮）、木香、槟榔各 15 克。

主治：疝气、子宫下坠。

用法：上药研末、酒糊为丸如梧桐子大小。每服 5、7、10 丸，或酒或盐姜送服。

处方 2：薏苡仁适量。

主治：疝气。

用法：薏苡仁用东壁土炒过，少煮为膏，每服 6 克，如加"九黄附汤"或"芍药甘草汤"，其效大增。

处方 3：八角（炒）、小茴（炒）、青皮（炒）、荔枝（炒）各 30 克，防己 15 克。

用法：共研细末，每服 6~9 克，水酒各半冲服。

处方 4：柴胡 30 克，升麻 21 克。

用法：水煎服。

处方 5：炒槐米 15 克，大盐 10 粒。

用法：研面，分 2 包，早晚各服 1 包。

处方 6：羊蛋（羊睾丸）、鸡蛋各 4 个。

用法：水煮，吃蛋喝汤。连服，对气虚而得的脐疝、腹股沟疝有效。

处方 7：广木香 1.5 克，没药、乳香、小茴香、川附子各 1.5 克，醋元胡、全蝎、山楂核各 1.5 克，朝鲜大丽参 0.6 克，川楝子 1.6 克。

主治：1~2 年内之小肠疝气，睾丸肿坠。

用法：10 味药共为细面，黄酒调糊为丸。每料共 100 丸，每天 10 丸，空腹热黄酒送服。

3. 龟头炎

处方：威灵仙 15 克。

用法：用水 500 克浓煎半小时，后去渣洗患处，用脱脂棉花蘸药汁洗患处三四次，肿退炎消，不久即愈。

4. 阴茎、睾丸肿痛

处方 1：马鞭稍 1 把。

主治：阴茎、龟头都肿胀透明、疼痛者。

用法：将草叶和茎捣如泥敷患处。

处方 2：王不留行、橘核各 20 克，川楝子、川牛膝各 15 克，党参、茯苓、三棱、莪术、海藻、昆布各 9 克，桃仁、当归各 6 克，小茴香 3 克。

主治：气滞血瘀型睾丸肿痛。

用法：水煎服，1 日 1 剂。体弱者按原方共研细末酒糊为丸，如桐子大，每次服 9 克，开水送服。

处方 3：黑胡椒 7 个，白面 1 撮。

主治：睾丸炎。

用法：先将胡椒捣烂，用白面调成糊状，将药糊摊青布上，贴在会阴部，外垫棉花，用胶布固定。

处方 4：净轻粉、梅片各等份，用栀子捣空 1 个或 2 个，将轻粉和梅片装入栀子内，用纸贴着口，放入锅内炒黄为度，取出冷凉，去栀子，研为极细末，香油调搽。

主治：阴囊溃烂，阴茎痒痛。

用法：擦患处，1 天 2~4 次。

三、乳房疾病

1. 乳腺增生

处方 1：肖梵天花 60~90 克。

主治：寒凝气滞，郁发乳核。

用法：每日 1 剂，水煎 2 次服，连服数 10 剂。

处方 2：鲜公英、鲜香附、麦芽曲各等份。

主治：肝热气郁乳中结核。

用法：共捣烂敷患处，每日 1 次，连敷数日。

处方 3：桃核 1 个取仁，八角茴香 1 枚。

主治：乳腺增生。

用法：饭前嚼烂吞下，每日 3 次。

2. 乳腺炎

处方 1：露蜂房

用法：将马蜂窝撕碎，用砂锅焙干，呈半黑样，研成粉末装密闭备用。每 6 小时服 1 次，每次 1~2 克，可根据病情增减，温黄酒送下。

处方 2：瓜蒌 24 克，蒲公英 18 克，银花 9 克，白芷 6 克，归尾、乳香、没药各 3.5 克，甘草 2.4 克。

用法：上药共煎服。另用酒水各半热敷患部。

处方3：净芝麻油90毫升，黄蜡4.5克，蜘蛛7个，官粉适量，指甲炒黄、发灰各适量，轻粉6克，儿茶、血竭、生没药、生乳香各4.5克。

主治：乳痈。

用法：前四味药研末，先将麻油熬两滚后下蜘蛛，熬2分钟时取出，下官粉约4分钟时，入以上药末，再熬至4分钟入黄蜡，约2分钟时即成，停火。按疮口大小，双皮纸摊贴（日夜）。

处方4：青皮、血竭花、儿茶、龙骨、官粉、明雄、白矾、梅片、麝香各3克，乳香、象皮、轻粉、没药各4.5克，广丹4.5克，春小豆、银珠、樟脑各6克。

主治：乳疮破头流血时。

用法：以上各药共合一处，猪油捣膏，摊在布上敷到疮口上。

处方5：生川草乌各50克，乳香、没药各25克，桃仁90克，大黄100克，白芷、黄药子、黄柏各75克，蜈蚣、全蝎各20克，山柰180克，樟脑500克。

主治：疖肿乳痈。

用法：山柰、乳香、没药、樟脑研细后适量95%酒精拌匀成糊，生川草乌、白芷、桃仁、大黄、黄柏、黄药子用植物油2000克炸至白芷焦黄，再加入蜈蚣、全蝎继续炸至白芷焦黑，过滤后取黄丹700~750克放入油内，炼至滴水成珠冷却到120℃左右，将上述酒精药糊加入。搅匀后分摊于牛皮纸上，用塑料纸或干胶纸密封备用。使用视病变部位大小，选用中小不同型号外贴，2日换药1次，一般发病4月内使用为宜，超过5月则疗效较差。

处方6：忍冬藤、蒲公英各60克，雄黄3克。

主治：乳痈。

用法：兑黄酒煎服，日1~2剂。

处方 7：内服山慈菇研末 6 克。外用紫荆皮 15 克，独活 9 克，白芷 9 克，赤芍 6 克，石菖蒲 4.5 克。

主治：急性乳腺炎。

用法：内服药每次服 1.5 克，每日服 2 次。外用药晒干研末，以蜜糖适量，调匀敷患处。

处方 8：龙骨 15 克，象皮 15 克，全虫、轻粉、红粉、官粉、蜈蚣各 12 克，冰片 21 克，麝香 2 克，广丹 250 克，香油 180 毫升。

主治：奶花疮。

用法：先将龙骨、象皮、全虫、蜈蚣过油炸至焦为止捞出来，后将广丹 90 克放入油锅内进行煎熬，熬好时将广丹滴入水里成团则成功，再将余药放入锅内方可。贴患处 2~3 天换 1 次。

处方 9：血竭 9 克，明雄 9 克，乳香 9 克，没药 9 克，儿茶 9 克。

主治：各种疙瘩疮。

用法：共研末。每取少许放膏药上，贴患处，1~2 天换 1 次。

处方 10：仙人掌 1 块。

主治：乳疮、乳岩。

用法：去刺捣如泥敷患处，重者 2 次即愈。

3. 乳癌

处方：全归 12 克，酒杭芍 12 克，大贝、双花 24 克，蒌仁 12 克，栀子、连翘、乳香、川朴、没药、山甲、升麻、甘草各 9 克。

主治：乳癌。

用法：药水冲服，红糖 15 克、黄酒 30 毫升为引。

4. 乳头破损、红肿、皲裂

处方1：白芷、人乳汁。

主治：乳头破损、红肿、皲裂。

用法：将白芷晒干研磨成细粉，加入乳汁煮沸待冷，涂抹患处，每日2~3次。

处方2：硼砂0.6克，蜂蜜3克。

用法：将硼砂研成细末，再加蜂蜜调匀，放入净锅内蒸15~20分钟，待凉入瓶备用。用净淡盐水洗净患处，涂上硼蜜糊，每日三四次，但喂奶前先洗净为宜。

四、消化系外科

1. 阑尾炎

处方1：银花90克，当归60克，生地榆30克，麦冬3克，玄参30克，生甘草9克，苡仁15克，黄芩30克。

主治：急性阑尾炎。

用法：清水煎2次，滚后5分钟，分2次空腹服，隔6小时服1次。

处方2：柴胡9克，炒枳实6克，杭白芍9克，粉甘草9克，川大黄、制乳没各6克，粉丹皮9克，净桃仁（杵）6克，冬瓜仁（杵）30克。

主治：阑尾炎。

用法：水煎服。重者日服2剂，轻者1剂。

处方3：千里光15克，白花蛇舌草15克，鬼针草15克，败酱草15克。

主治：化脓性阑尾炎。

用法：每日1剂，水煎2次服，连服数剂，鲜黄蜀葵根适量捣烂敷患处。

2. 胆石症　胆囊炎

处方 1：肺风草 15 克，金扁柏 20 克，土木香 9 克，草兰 30 克，甘草 5 克。

主治：胆石症。

用法：每日 1 剂，水煎分 2 次服，连服数剂。

处方 2：硝石 30 克，元明粉 60 克，明矾 60 克、生熟鸡内金各 60 克，麦芽、柴胡、杭白芍、郁金各 60 克，茵陈 120 克。

用法：先将硝石、明矾煅枯，再将上药共研细末、炼蜜为丸，如梧桐子大，1 日 3 次。

处方 3：青蒿 12 克，竹茹、半夏、赤茯苓、黄芩、丹皮、生地各 9 克，枳壳 4 克，陈皮 4 克，甘草 4 克。

主治：急性胆囊炎、右侧肋骨下剧疼或有寒热、呕吐，放射至肩及背部。

用法：以水 2.5 碗，煎成 1 碗，分 2 次服。

3. 脱肛

处方 1：生黄芪 120 克，防风 3 克，升麻 2.4 克。

主治：气虚脱肛。

用法：清水煎，分 2 次温服。

处方 2：蓖麻子（红纹的）20 粒。

用法：炖猪五花肉，去蓖麻子，食汤和肉，肛门即可缩上。

处方 3：雷公根 500 克，蜂房 120 克，万年青 60 克，生葱头 120 克，升麻 15 克。

用法：清水浓煎，洗患处二三剂愈。

处方 4：蚯蚓 2 条（无白圈者佳，寒者炒用，热者免炒），升麻 4.5 克。

用法：把蚯蚓捣烂与升麻同蒸猪肉食，数次即愈。

处方5：蝉蜕适量。

主治：脱肛。

用法：蝉蜕适量，研面撒在肛门上，另用热草鞋底按揉即可自上。

处方6：鳖头1个。

用法：瓦上焙焦，研细面，撒局部；或取面9克，黄酒冲服，1日2~3次。

处方7：猪大肠头1个，党参30克，黄芪30克，升麻18克。

用法：水煎，吃肉喝汤，1日2次，一般3~5次为1疗程。

处方8：龙骨9克，五倍子3克，蝉蜕6克。

用法：共研细面，撒患处。

4. 痔疮

处方1：木耳（干的）30克。

用法：用开水泡软，早晨空腹吃，吃后再吃早点。轻的500克治好，重的1000克治好。

处方2：乌桕树根皮15克，鸡肉3方寸。

用法：同煮食汤。

处方3：枣树皮适量，冰片少许。

用法：上药研面，撒患处。

处方4：麝香0.3克，熊胆0.3克，冰片0.3克，猬皮0.3克。

主治：内痔，外痔。

用法：共研细末。外痔：每日敷药末3次。内痔：将药棉缠在如火柴杆粗细的小棍上，用凉开水浸润，蘸药末插入肛门内，随即将小棍抽出，使药棉留在肛门内。

处方5：穿山甲粉0.6克，人指甲（炒研末）少许。

主治：内痔。

用法：冲三花酒服。

处方 6：苦参 60 克，鸡蛋 2 个，红糖 60 克。

主治：混合痔。

用法：先将苦参煎浓汁后去其药渣，再放入鸡蛋和红糖，待鸡蛋熟后将蛋去壳带汤 1 次服。每日 1 剂，4 日为 1 个疗程，轻者只需 1 个疗程，重者 2~3 个疗程可愈或明显好转。

处方 7：红粉、轻粉、官粉、白糖各等份，梅片少许。

主治：痔出血或内痔脱出。

用法：以上药共研细面，装入瓶内备用。内痔下血：用棉球蘸药少许塞入肛门即可。脱肛痔下血：艾叶煎水，洗净患部后，将药面撒于消毒敷料上，托痔纳入肛门内即可。

处方 8：片脑、熊胆、血竭、乳香、没药各 1.5 克。

主治：痔漏。

用法：上为细末，用蜗牛取肉捣成稀膏，每夜洗净拭干，将此膏搽上患处数遍即愈。

处方 9：苍术、黄柏、槐花、金银花、当归、皂角各 120 克。

主治：痔漏疮。

用法：上 6 味药切片，分作 4 份，每份用水 7 碗煎至 4 碗，去渣留药汁浸入大黄片 300 克，浸 1 宿，次日取出，放筛内晒干，如此 4 次，水浸晒尽为度，将大黄为细末，面糊为丸，如梧桐子大，每次服 64 丸，空腹白开水送下。

处方 10：山茶花、芙蓉花、石榴花、检漆花各 30 克，白茅花（锉烧存性）30 克，松花（烧存性）30 克，槐花（炒焦黑）60 克，枳壳（麸炒黄色）30 克，炙甘草 15 克，地榆 3 克，槟榔 6.5 克。

主治：久痔。

用法：上为细末，醋调面糊为丸，梧桐子大，每服七八十丸，煎乌梅汤下。

处方 11：刺猬皮、明矾各 30 克，银花、槐花各 15 克，龙衣 3 克，马兜铃 20 克。

主治：混合痔。

用法：加水煮沸后倒入盆中，趁热坐熏，稍凉洗患处，每日 1 剂，熏洗 3 次。

处方 12：癞蛤蟆草（又名臭婆子）9 克，刘寄奴 9 克，防风 9 克，荆芥 9 克，甘草节 9 克，白凤仙花 6 克，蝉衣 9 克，瓦花 9 克。

主治：内痔。

用法：上药 8 味，煎沸数开，入醋半杯，食盐 1 撮，将药水放净盆内。患者坐盆上熏之，其痛即止。熏至药汤半温时，去渣，以药汤洗痔。

处方 13：活蛇 1 只。

主治：痔漏。

用法：取活蛇，用刀断头，剖腹取胆（时间不宜太长，否则胆缩小）。将胆放在背阴处风干，自然形成线状胆条。将胆条塞入瘘管，塞入时有凉的感觉。五六日瘘管随胆条脱出。

处方 14：槐角 120 克，防风 60 克，当归 60 克，枳壳 60 克，黄芩 90 克，地榆 60 克。

主治：痔疮疼痛，大便下血。

用法：上药共为细面，每日 2 次，每次 6 克。或做成蜜丸，每日 3 次，每次 9 克，开水送下。

处方 15：炙椿根白皮 60 克，炒槐米 60 克，黑地榆 15 克。

主治：痔疮下血。

用法：水煎服。

五、疮疡疔疖

1. 疮疡

处方 1：铁茅利、山腊姜、嫩松叶、樟树姜各等量。

主治：夹板疡。

用法：合酒捶烂包敷患处。

处方 2：药母 15 克，猪板油 60 克，白蜡 12 克，黄蜡 18克，大梅片 2 克。

主治：年久烂疮，皮肤枯干、发痒。

用法：先把猪板油放入锅内煮开后，再放药母、白蜡、黄蜡即成软膏，过滤去渣后再放入梅片可用，把药膏抹患处。

处方 3：广木香 6 克，槟榔 6 克，共研细末撒于疮上。桃树叶 120 克，以水 3 碗煮至 2 碗，频频洗疮。

主治：凡疮溃烂、排出腥臭脓秽而生蛆者。

处方 4：蜗牛 1.5 克，麝香 0.6 克，蟾酥 0.6 克。

主治：疮生在多骨处。溃疡后不易收口，可在疮将溃未溃之时，用此法把它搬至骨少的地方，等溃了再搬无效。向下搬容易，向上搬较难。

用法：共为细末，用少许清水调之，用新笔蘸此药水划道，将欲挪之疮圈住，按着圈再划一道，直至欲挪到的地方，用小针将此处轻轻刺破，点一滴同样药水，再用小膏药贴着，1~2 日即从此处透出脓汁，其原疮处自消。

处方 5：取大活蚯蚓 30~50 克，凉水洗净放入杯内，然后撒白糖 15 克，放在阴暗处，经 12~15 小时，蚯蚓体内水分即全部渗出与糖溶化，遂成一种淡黄色黏液，然后去蚯蚓，将溶液过滤消毒（煮沸或高压）即成蚯蚓水，注意放在阴暗处。

主治：臁疮。

用法：用食盐水洗净患处，按疮面大小将纱布放在蚯蚓水内浸透，取出敷于疮面上，同时外面用纱布绷带固定，每日换药 2 次。

处方 6：象皮 10 克，金银花 30 克，槐枝 6 克，血余炭 3克，樟丹 230 克，香油 300 毫升。

主治：溃疡。

用法：先将香油加温 100~120 度，纳象皮，1 分钟后再下诸药,煎 2 分钟过滤去渣,再将油煎至滴水成珠,纳樟丹约 2 分钟取下,候冷备用,将银象膏敷黑布上贴患处。

处方 7:龙骨、寒水石(煅)各 3 克,炉甘石、玉竹各 4.5 克,象皮 6 克,冰片 0.3 克,蛇蜕、白蜡各 1.5 克。

主治:皮肤慢性溃疡。

用法:共研细末,干撒新肉上,外包纱布,每日换药 1 次。

处方 8:生石膏多少不拘。

主治:腹膜水肿、腹股沟脓肿等深部脓疡。

用法:研为末,将石膏粉与适量桐油调成糊状,外敷患处。日换 2 次。

处方 9:广丹 4.5 克,麝香 0.3 克,龙骨 3 克,象皮 3 克,赤小豆、血竭、儿茶各 6 克,轻粉、官粉、银珠各 4.5 克,明雄、樟脑、乳香、没药各 6 克,冰片 1.5 克。

主治:一切大疮,烂头疮。

用法:以上诸药混合为末,再用猪板油共捣烂成膏摊在布上,贴之。3 天后再换。

处方 10:木耳、大麦各 30 克。

主治:疮不收口。

用法:焙干,共研细面,撒患处。

处方 11:樟脑 1 块。

主治:脓疡,久不收口,红伤疮类。

用法:将樟脑研末放入铜锅或铝锅内,用碗扣在上面(碗要细要圆),然后用面块将碗口周围封严,用 3 块砖将锅支起细火烧制,烧时在碗底上加物压之以免跑气。火烧至听不到水的响声即成。等凉后将碗揭开,碗里面的即是烧成的药。先将疮面脓液烂肉清洗净,然后取此药少许上患处,敷料封固,1~2 天换 1 次,愈为度。

处方 12:樟丹 20 克,梅片、轻粉各 6 克,雄黄、煅龙骨、儿茶、松香、炉甘石 10 克,珍珠 3 克,柳叶 5 公斤。

主治：一切痈疽溃后，久不收口，下肢臁疮，外伤感染。

用法：鲜柳叶加水煎沸 2 小时后，去渣，与上药研成的细末混合，文火熬成柳叶膏，贮瓶备用。抹患处，1 日 3 次。

处方 13：麻油 600 毫升，男子头发 2 把，马钱子 30 克，蜈蚣 20 条，全虫 30 只，蝉蜕 6 克，蛇蜕 9 条，赤芍 30 克，生地 30 克，没药 30 克，乳香、白芷、红花、当归、黄柏各 30 克。

主治：疮已溃烂或未溃均治。

用法：上药用麻油浸泡然后煮，煮好后过滤再煮，后加黄丹 600 克，调匀成膏，冷却备用。将药膏摊布上或油纸上贴患处。

2. 痈肿

处方 1：赤芍 9 克，银花 12 克，黄芩 9 克，栀子 9 克，草河车 2 克，土贝 12 克，桔梗 9 克，乳香 12 克，没药 9 克（二味用灯芯草炒去油），生甘草 6 克。

主治：痈。

用法：水煎加酒引。

处方 2：向日葵花 1 块，蜜蜂 7 个，生姜 2 片。

主治：大头瘟，头肿如斗，眼不能视物。

用法：水煎服，服后取微汗。轻者 1 服愈，重者 2 服愈。

处方 3：白松香、蓖麻子 200 粒，杏仁 300 粒（都去壳），铜青 90 克，乳香 30 克，没药 30 克，轻粉 6 克。

主治：各种痈肿，腹中痞块，止疟疾，贴大椎穴及身柱。

用法：用铁槌木砧于日中捣成膏，用瓷器盛，棉布摊贴（汤中做，不见火）。

处方 4：枯矾、硫黄、官粉、黄丹各等份。

主治：痈疮。

用法：共研细面，用桐油调匀，涂患处。

处方 5：生地、元参、菊花各 18 克，赤芍、丹皮、知母、花粉、厚朴、六曲各 12 克，黄连、车前子、淡竹叶各 9 克，连翘 24 克，金银花、蒲公英各 30 克。

主治：脓毒性败血症及各种疖痈。

用法：水煎服。

处方 6：槐花 30 克（炒焦色），胡桃 10 个（连壳膛火煨熟去壳）。

主治：背痛、附骨痛、乳痈及一切痈肿未成脓者。

用法：上 2 味药，于沙盒内研烂如泥，热酒调，和渣温服。

处方 7：远志 10 克。

主治：各种疽痈初起。

用法：用淘米水浸泡去心，晒干，为细面，入黄酒 100 毫升，搅匀，浸泡 2 小时澄清，饮黄酒，药渣敷患处一昼夜，连用数日。

处方 8：松香 60 克，樟脑 30 克，大贝母 15 克，广银珠 9 克，广丹 3 克，血竭花 3 克（冬天用血竭花，夏天用官粉）。

主治：疽、痈、疖、疔毒。

用法：诸药共研细末，入瓷碗内，用瓷盘盖严，放热水内炖化成膏，摊在硬纸上，敷患处。

处方 9：生大黄、生黄柏、姜黄、白芷各 78 克，花粉 155 克，南星、苍术、陈皮各 15 克，厚朴、生甘草各 31 克，羌活、牙皂、枯矾、雄黄各 18 克。

主治：痈肿、各种疔疮、附骨痈、臁疮，脉管炎、丹毒、皮炎、烫火烧伤、小儿脐肿。

用法：先将上药晒干，研细过筛，用生麦面适量，加水调糊，入上药拌匀，干湿适度，用手搓成条如筷子大小，用刀切成 1 寸长放入雄黄末内滚动。使雄黄末粘贴在药条上，取出阴干备用。诸疮红肿热痛，未成脓者用茶酒同蜜调敷，已成脓用葱蜜调敷。

3. 对口疮

处方 1:：金金利、黄花草、蛇蓉草、酸枣树皮各等份。

主治：对口疮。

用法：以上药共捶烂熬膏点患处。

处方 2：硫黄 30 克，白矾 30 克，铜绿 30 克，乳香 30 克，没药 30 克，白丁香 30 克，大麦面适量。

主治：脑后疮。

用法：用砂锅将硫黄熔化后，入白矾，文火焙枯后（见火光速掩灭），同前药共为细面。用香油调敷患处。

处方 3：豆腐渣 1 把，螃蟹 3 个。

主治：对口疮。

用法：捣烂敷之，5~6 次即愈。

处方 4：乳香、没药、雄黄各 3 克，血竭、朱砂各 1.5 克，月黄、樟脑各 6 克，麝香 1.2 克。

主治：对口疮溃烂不收口。

用法：诸药合一处，捣烂摊布上，敷患处。

处方 5：松香 120 克，头发 120 克，麻秆炭 120 克、制乳香、制没药、官粉、净轻粉、梅片、白枯矾各 9 克，香油、雄猪板油各 120 克。

主治：对口瘩背，下肢臁疮经久不愈。

用法：①用水煮松香 3 小时，待松香浮起时，将松香倒地上。②香油 120 克，将头发炸枯。③与上药共放青石上捣成膏收藏。甘草、白芷、生姜、葱白各 200 克，熬水洗患处，将药膏摊在桐油纸上，（皮纸经桐油炸过）。用针刺孔盖疮上，7 天一换药，以愈为止。

4. 疔毒

处方 1：生乳香、生没药、苍术、黄柏、白芷、天花粉各 30 克，广丹 15 克，生姜汁、生葱汁各 30 克，猪胆汁 1500 克。

主治：初起疔肿、乳腺炎、无名肿毒等症。

用法：先将生乳香、生没药、苍术、黄柏、白芷、天花粉研极细末，再加生姜汁、生葱汁、广丹、猪胆汁放入砂钵内，用柳枝搅拌均匀，然后用砂钵置于露处，日晒夜露 49 天即可。抹患处，1 日 4~5 次。

处方 2：桐树叶适量。

主治：误食瘟牛、马、羊生出疔或疔毒。

用法：桐树叶捣烂，取汁 1~2 碗，顿服得大泻毒气即愈。

处方 3：苍耳虫 180 克，白矾、地丁根、黄丹各 18 克，血竭、朱砂、黄连素各 3 克，冰片 1 克。

主治：各种疔毒。

用法：后 7 味药为面，与苍耳虫研匀阴干，点敷患处，患处盖千锤膏，2 日一换。病毒重或有走黄之险，可服十味解毒汤。

处方 4：乳香、没药、巴米、明雄、红大麻子各等份。

主治：疔毒。

用法：捶烂敷患处。

处方 5：巴豆 1 个，斑蝥 1 个，胡椒 7 个，大枣 1 枚，葱白 3 片，蜂蜜少许。

主治：疔毒恶疮。

用法：将 6 味共捣如泥，团成 2 个豆形。分男左女右，一个放入鼻孔，一个放手心，盖被取汗。

处方 6：白及、白蔹、黄柏、滑石各 15 克，黄连 9 克，冰片 1.5 克，炉甘石 4.5 克，硼砂 6 克，石膏 18 克。

主治：疔疮发背。

用法：共为细面。用鸡蛋清调敷患处。

处方 7：蟾酥 3 克，硼砂 6 克，蜗牛 2 克，轻粉 8 克，雄黄 6 克，巴豆仁 7 粒，麝香 0.3 克。

主治：疔毒。

用法：巴豆另研，其他药混合研细，再加巴豆面混合制成。抹患处。

处方 8：马蹄草、大青叶、臭紫草各等份。

主治：疔疮。

用法：共捣烂，酒浸，去渣吃。

处方 9：真正矾卤砂、枯矾、扫粉、朱砂各 3 克。

主治：各种疔疮破头已溃、红肿疼痛。

用法：食盐放在铁勺上，放火星煅红，即成盐卤，和上药共研细粉，密贮待用。局部先用消毒药水或银花、甘草各 6 克煎水洗后，用银针刺破疔头，再用此药放在疔头上，用蟾酥膏贴之，日换 3 次。

处方 10：生油葱 7 条，茶麸 60 克，浸水老石灰 60 克。

主治：蛇头疔（化脓性指头炎）。

用法：共捣后，放入杯内，将患指浸入药中，疼立止，如肿则将药渣外敷患处。

处方 11：紫花地丁、金银花各 30 克，白果 20 个，桔梗、甘草、知母各 9 克。

主治：头面疔疮。

用法：水煎服。

处方 12：荔枝肉 2 个，吸铁石 0.3 克，雄黄 1.5 克。

主治：疔疮。

用法：共捣烂，作三个饼，分三次敷患处。

5. 疖

处方 1：全蝎 10 条，蜈蚣 8 条，炮山甲 9 克，甘草 6 克。

主治：疖痈。

用法：水煎服。

处方 2：金银花 12 克，蒲公英 9 克，野菊花 7 克，紫花地丁 7 克，紫背天葵子 4 克，甘草 6 克。如生背上可加重楼 6 克，大便秘结加生军、元明粉各 6 克。

主治：霉菌性多发性疖肿。

用法：切细煎成 200 毫升温服。如系炭疽加无灰酒一杯冲服盖被取汗为度。

处方3：黄连6克，白芷6克，紫草、月石、樟脑各6克，黄蜡 10 克，麻油 180 毫升。

主治：天疱疮、疖肿。

用法：前五味药研极细面，加黄蜡入瓦罐内，另取锅煎油，俟油煮开，喷水一口，每隔 5 分钟喷 1 次，依法 3 次，离火倾入药罐中，趁热搅匀即成。涂患处，1 日 3 次，对疮疖之已溃者效果尤佳。

处方4：地骨皮、土元、倒退虫、冰片各适量。

主治：疖疮。

用法：前三味焙干后加冰片，共研细面，撒患处（单用地骨皮和冰片亦可）。

6. 手瘩背疮

处方1：土蜂窝7个、蓖麻子仁7个，新瓦盆1个、白麻秆若干。

主治：手瘩背疮

用法：土蜂窝研末，放入盆内，盆下加麻秆火，蓖麻子仁也放入盆内，炒至麻仁黑色时取出不要，止火趁土蜂窝热加入冰片少许搅匀，香油调和备用。患部清洗后，上药膏敷患处，外用纱布和胶布固定。1~2 天换药 1 次。

处方2：防风、甘草节、白芷、茯苓、黄连、连翘、白芍各3克，天花粉、金银花各4克，半夏1.5克，乳香、没药各1.5克。

主治：痈疽、发背、乳痈、一切无名肿毒。

用法：用好酒煎。胸前者饭前服，背上者饭后服，下部者空腹服，上者饭后服，俱要出汗为度，如大汗，用木香熏脚膝及腕内。盖被汗出而愈。

处方3：水仙花根（块茎）。

主治：湿热火毒所致的发背、脑疽。

用法：捣烂敷患处，每日换 1 次。

处方 4：鲜土木香 60 克，鲜金花梗及叶 60 克，蜂蜜少许。

主治：湿毒内蕴所致包袱背疮。

用法：上 2 味药洗晾干后，捣烂调蜜敷患处，每日换 2 次，连敷数日。

处方 5：土棉芪 1 扎（土黄芪，烧饼棵根）。

主治：上中下发背红肿疼痛。

用法：鲜土棉芪用清水洗净，刮去外面青皮，以猪精肉 120 克或鸡蛋 1 个，放锅内水煎 1 小时。内服，不定时代茶饮之。

处方 6：生熟大黄各 9 克，蜈蚣 7 条。

主治：发背。

用法：将药方置瓦上，再用一瓦覆盖，以木炭火焙干，存性研极细末，贮于瓷瓶内待用，用时先以温开水将疮口洗净，再用麻油调药末敷之，每日 3 次。

处方 7：鲜老鹳草、二木果各 60 克，儿茶 10 克，血竭 10 克，轻粉 5 克，红粉 4 克，冰片 6 克，九珍珠（煅）2 粒，真铜绿、朱砂各 5 克，猪板油 40 克。

主治：瘩背疮。

用法：将中间 8 味研末，再同鹳草、猪油铁锤捣烂调匀如泥。上分 2 等份，各摊 1 张布盖药，每张盖贴 7 天，第一张贴后，会有大量脓液流出，红肿消退，换第二张再贴 7 天。

处方 8：狗头骨 1 块，血竭花、儿茶、乳香各 9 克，冰片 1.5 克，麝香 0.3 克。

用法：将狗骨头火煅焦，共为细末，外加麝香、冰片。用艾叶、葱胡煎水洗净疮面，将药面敷上，用膏药贴上。

处方 9：乳香 30 克，没药 3 克，血竭 3 克，儿茶、龙骨、象皮各 3 克，老婆指甲 21 克，槐节 7 节，头发 1 团。用芝麻油 120 毫升，炸之黑色去之，再放黄蜡。

主治：手足背生疮日久不愈。

用法：敷患处。

处方10：大麻子仁（蓖麻子）24 个，蜂房 6 克为 1 剂。

主治：头疽、脚发背、手发背、对口，无论初起或溃脓，或虚证或实证或内陷，均可外用。

用法：取新瓦盆 1 个，白麻秆 1 捆待用。将选择好的光头大麻子，放在新瓦盆内，用白麻秆烧火焙黄，去壳取仁，再将蜂房放入瓦盆内。仍用白麻秆火烧，把蜂房炙枯，炙透至黑色，存性为度。然后把两药共研为细末，入瓶密封备用。初起肿块或粟粒样脓头时，可用米粥水调和成膏外抹患处。1 日 1 ~2 次。如患处已现脓液血水。可用药搽疮口上，1 日 1~2 次，一般用药 2~3 天，脓血水可去结成干痂，这时，再用米粥水温润患处仍撒上该药散，不须将患处原有药物洗去。

7. 无名肿毒

处方1：乌梢蛇 9 克，僵蚕 7 个，全虫 7 个，红娘 7 个，蜈蚣 2 条，荆芥 9 克，防己、黄连、犀角、乳香、没药、白芷、炮山甲各 9 克，升麻 6 克，二花 30 克。

用法：水煎服。1 次服完，发汗避风 1 日。

处方2：嫩烟叶适量。

主治：水毒。

用法：取嫩烟叶放开水内烫浸，用浸水液敷患处。

处方3：生南星 15 克，生半夏 15 克，生川乌 15 克，生草乌 15 克，天仙子 18 克。

主治：一切阴疮和无名肿毒。

用法：上 4 味药共研细末，调天仙子和滚水敷患处。

处方4：雷公藤、生南星、水鸡子、生烟叶、石灰、生盐各等份。

主治：人头疮。

用法：合酒糟捶烂包敷。

处方 5：慈菇 3 个，生盐少许。

主治：脚底生疮，硬肿疼痛。

用法：将上药捶烂，煨热敷患处，3 次愈。

处方 6：生南星、冬瓜皮、酸枣仁、生五加皮、春芽皮、白眼刺皮各等份。

主治：脚膝疮。

用法：合酒糟捶烂敷患处。

处方 7：猪胆 1 个。

主治：竹节疮。

用法：套在手指上。

8. 瘘管

处方 1：天龙 30 克，冰片 1~2 克，煅珍珠 3 克。

主治：结核形成窦道。

用法：净水洗天龙、焙干研末，过筛（40~60 目）高压消毒，再将冰片及煅珍珠研极细，拌均匀即成。同时根据窦道大小，选适当引流条与上药搅拌，置于窦道内，每日更换 1 次。

处方 2：臭大姐 1 个，冰片少许。

主治：肋瘘。

用法：先将臭大姐阴干，用砂锅焙黄，同冰片共研细面，用香油少许调涂患处，外用窗户纸贴之，4 天换 1 次。

处方 3：红砒 3 克，白砒 1.5 克，巴豆 1.5 克，水银 0.9 克，轻粉 3 克，官粉 3 克，铜绿 3 克，斑蝥 0.6 克。

主治：久不愈的瘘管。

用法：红、白砒火煅与他药共为细末，用糯米面打糊、加入药粉和匀制成栓剂，晒干、装瓶密封备用。第一次塞入深度为瘘管的三分之一，第二次塞入三分之二，第三四次可塞入至底，上药至第四五次时，可用镊子夹瘘管壁，若松动，是瘘管与正常组织分离的征象，即可旋转拉出，如不松动，可继续上药。

9. 瘰疬（老鼠疮）

处方 1：癞蛤蟆 1 只，鸡蛋 1 个。

用法：秋冬之交，取活癞蛤蟆剖开，去内脏置鸡蛋一个缝合于内，清水煮熟，去壳食蛋。7 天 1 次，连服 3 次。

处方 2：海藻、昆布、海带（各洗净）、海螵蛸、海粉（飞过）、海螺（醋炙）、甘草少许。

用法：以上各等份为末，炼蜜为丸，如龙眼肉大，每夜临卧，口中噙 1 丸，功效甚佳。

处方 3：全蝎 12 个，穿山甲 12 克，火硝 1 克，蜈蚣 1 条。

用法：共为细末，每次服 0.5~1 克，日服 2~3 次，黄酒送下。

处方 4：鲜蝼蛄 1 只，青皮鸭蛋 1 个。

用法：蛋切开小孔，蝼蛄放入蛋内，7 层湿纸包裹，火上烧熟（死火）吃蛋，早食 1 个，连食 7~14 个即可痊愈。

处方 5：麝香 2 克，煅珍珠 1 粒，鸡爪皮（烘干）5 个，蜈蚣 3 条，轻粉 1.5 克，壁虎半条。

用法：上药共为细末，以大枣 3 枚研泥调匀，装瓶石蜡密封瓶口备用。取以上药量的 1 半，用鼻嗅 1~3 小时，10 日 1 次。

处方 6：猫头（真麻油浸过 3 个月），当归、川芎、白芷、生地各 12 克，乳香、没药各 9 克，广丹 300 克，真麻油 1000 毫升。

用法：将猫头从中捞出，当归、川芎、白芷、生地共浸真麻油中 1 宿，然后火上熬之，并以桃树或槐树枝搅之，熬至上药皆焦黑而枯，去药渣，油再熬，下丹收膏，末尾时下乳香、没药搅匀，收膏备用。贴患处数日 1 换。

处方 7：土狗蛇 1 条。

用法：土狗蛇用黄泥包固，后用星火烧 1 宿取起去泥，研细面。撒药膏内，贴疮头上，7 日消。如溃者亦如法贴之，疮多与严重者可服蛇面 2.4 克。白酒煎服或开水送服。

处方 8：斑蝥 35 个，鸡蛋数枚。

用法：斑蝥去头、足研极细末，分 14 包，7 星期吃完。每星期用鸡蛋 2 个，先打开一头，将蛋清倒一点出来，即将斑蝥面装入里面（每蛋 1 包）。用小火煨熟食之。

处方 9：外用药：地苦胆 30 克，韭菜花 60 克，黄花菜 90 克，双酒 90 克。内用药：地苦胆 30 克。

用法：外用方将药捣烂调双酒炒热贴患处，每隔 2 天换药 1 次，连续换 3 次。内服方：地苦胆用水 3 碗，煎取碗半，分 3 次服，每天服 1 次。

处方 10：黑猫牙齿 3 克，轻粉、红升、黄升各 2~3 克，白降药 30 克。共研细末瓶贮备用。收口药处方：煨石膏 30 克，花龙骨 3 克，象皮 1 克，珍珠（酿于豆腐中煮半天）3 克，黄升、红升各 1 克，轻粉 2 克，冰片 0.5 克，共研细末瓶贮备用。

主治：结核瘰病。

用法：在结核中心部放上黄豆大药末，用黑油膏药贴紧核头上，再用胶布固定，七至十日即可将核拔出，随将膏药剥离，接用收口药薄敷于疮面上，仍以黑膏药贴之，日换 1 次，6~8 日收口痊愈。

处方 11：火硝 21 克，白矾 24 克，水银 15 克，轻粉 6 克。

主治：淋巴结核溃疡瘘管。

用法：先将 1 个铁勺擦净烤干，于勺中央按顺序铺上药（3 克火硝、6 克轻粉、9 克白矾、12 克水银）。然后扣上平口碗，用石膏泥封闭碗与勺间空隙，再用黄土泥糊上，但必须露出碗底，并在碗底中央放块小棉花，用铜钱压上，观察火力，先用文火，后用武火，当棉花发黄时，证明药物已升好，时间 1 小时左右，升好后去炭火，冷却后取掉封的黄泥、石膏和平口碗，勺底药物上层白色是白降丹，下层红色为红升丹，是治疗本病的药物。用药前将溃疡周围用碘酒消毒好，再用生理盐水洗净溃疡面脓汁，然后把少许红升丹撒于溃疡表面，盖无菌纱布，3~5 天更换 1 次，至溃疡瘘管愈合为止。

处方 12：猪胆 10 个（去皮取汁），上好陈醋 240 毫升，生南星（细面）15 克，生半夏（细面）15 克。

用法：先将胆汁、陈醋共熬至挑起成丝状即加入南星、半夏，再用文火收膏。敷于患处，初起未溃者方可敷，日久核大者先将疮蚀溃，再用本方收功。

处方 13：水银 45 克，食盐 45 克，白矾 90 克，火硝 45克，硼砂 15 克，皂矾 45 克，寒水石 15 克，硇砂 7.5 克。

主治：瘰疬、乳痛、疔疮、骨关节结核。

用法：研为细末，阳证疮疡初起，用水调涂患处四周，阴证初起，用酒调涂患处。

处方 14：红公鸡骨 1 具，千里奔 15 克，槐树皮 12 克，降香 15 克，当归、甘草各 9 克，黄丹 500 克，香油 1000 毫升。

主治：淋巴结结核。

用法：将公鸡去毛、肉，单用骨以武火油炸 2 小时，再入槐树皮等 5 味，炸焦去渣，入黄丹，熬至滴水成珠，离火收膏，摊白布上，贴患处。

处方 15：壁虎 1 个，鸡蛋 1 个。

用法：将鸡蛋打个洞，把活壁虎纳入用面块糊住，将蛋烧熟吃。

处方 16：蝮蛇 1 条，全蝎 9 克，蜈蚣 5 条，黄丹 90 克，冰片 3 克，香油 250 克。

用法：先炸全蝎、蜈蚣去渣，再炸蝮蛇去渣，加黄丹、冰片熬成膏，摊布上，贴患处。

处方 17：马钱子 15 克，血竭、乳香、没药各 10 克，蛇蜕、蜈蚣各 4 条，露蜂房、血余各 6 克，樟丹 230 克，香油300 毫升。

用法：把香油煎 1 分钟后，纳蜈蚣、蛇蜕、血竭煎 2 分钟，过滤去渣，再将药煎到滴水成珠，纳丹，约 2 分钟，备用。敷黑布上贴患处。

处方 18：黑胡椒 30 克，大蜈蚣 5 条，斑蝥 4 个，巴豆仁 12 克，大枣 6 枚，银珠 15 克，红娘 12 个，白砒 30 克，红砒 30 克。

用法：诸药共为细面，枣泥为丸，银珠为衣，将药丸握在手心，男左女右，用绷带固定并取枣碾药面用绸布包裹纳鼻，男左女右，每晚睡前用，并以胡椒红糖熬茶半碗服下，盖被发汗（侧身睡，汗过膝即可将药取下，于次日夜间重新使用，连用 5 天）。

处方 19：红砒 6 克，螺蛤蜊 10 个。

用法：将蛤蜊洗净，红砒研面放入蛤蜊内，阴干研面，用鸡毛蘸药面撒患处。

处方 20：大枣 3 个，蜈蚣 1 条，斑蝥 9 个，红娘 9 个，巴豆 9 个。

用法：大枣用水泡后去皮，巴豆带皮微炒（炒后去皮），斑蝥不去头、足、翅，蜈蚣按头、体、尾三部各取 7 节，然后诸药相互配开，共分三等份，分别焙黄研面，装入 3 个枣中。将枣放净石板上砸成糊状，填入粗细适当长约 2 公分的葱管中（葱叶两端断即成），纳入鼻孔（男左女右）约 10 几分钟后患者前后心出汗，即可将药取出。7 天纳药 1 次，若疮面溃烂，可用油炸果子面外敷疮面。

处方 21：猫眼睛草。

主治：溃烂淋巴结核。

用法：先将此草 1 大包，勿放长时间，急用干净锅清水久煎去渣取汁，再将汁放原锅内熬成膏即成。将膏贴患处数日愈。

处方 22：鹅蛋 15 个，海螵蛸、血竭、轻粉、龙骨、象皮、乳香各 3 克。共研细末。

主治：瘰疬枯萎落后搽贴此药生肌完口。

用法：先将鹅蛋煮熟用蛋黄熬油 1 小时，将余下药研面，将药面入鹅蛋油内搅匀。每日早晚甘草汤洗净患处，羽毛蘸药涂之，膏药盖贴。

10. 流注

处方 1：瓜蒌根 60 克，银花 18 克，甘草 6 克。

用法：每日 1 剂，加地瓜酒（番薯烧）炖服。若体质属热者则用水煮服。

处方 2：红根仔 30 克，土牛膝 15 克，蛇莓 15 克，红糖 15 克。

用法：每日 1 剂，水酒各半炖服。

处方 3：马钱子（油炸黄去壳）6 克，穿山甲 6 克，白蚕 6 克。

主治：阴疽症。

用法：共为细面。水丸如绿豆大，成人每服 0.3～1 克，白酒或黄酒为引，每日 1 次。

11. 脱疽

处方 1：当归、元参、川牛膝、石斛各 30 克，人参、乳香、没药各 9 克。

主治：血栓闭塞性脉管炎。

用法：上药用文火煎 1～1.5 小时，1 日服 1 剂，7 天为 1 个疗程。

处方 2：金银花 120 克，连翘 120 克，当归、川芎、白芍、干地黄各 30 克。

用法：水煎，分 3 次，1 日服完。

处方 3：黄芪、白术、党参、甘草、何首乌各 30 克，制附子、桂枝、茯苓、当归各 24 克。

用法：水煎。分 3 次服，1 日量。

处方 4：官粉 30 克，铜绿 120 克，乳香 1.5 克，发灰 31

克（青年男子无病，先将顶发用碱水去垢，再洗去碱水，烧炭存性），香油 150 毫升，川蜡 30 克。

主治：脱疽。

用法：用小锅 1 个，放火炉上。置油蜡入锅熔化，再入以上药品搅匀熬膏，倒出搅凉密封。将药膏摊于桑皮纸上，四边迭起，以免流出，敷患处，上面盖以棉花，用绸或软布包好。

处方 5：当归 60 克，元参、金银花各 30 克，黄芪、甘草、乳香（制）各 15 克，没药 17 克，赤芍、穿山甲（炮）各 9 克。

用法：水煎服。每早午晚各进 1 服，每服 1 煎，次日煎渣再服，每 2 日服 1 剂。

处方 6：牛膝 30 克，金石斛 30 克，人参 9 克，黄芪 30 克，当归 30 克，金银花 120 克。

用法：水煎服。

处方 7：土蜂窝 1 个，半夏 120 克，云芩 60 克，桂心 3 克，炒白术 30 克，生车前子 15 克。

用法：先把土蜂窝焙焦醋调和，敷患处，后再服下药，以余药水煎服。

六、其 他 疾 病

1. 足筋牵痛

处方：猪蹄 1 只，生土薏 120 克。

主治：足筋牵痛。

用法：先煲猪脚，后入土薏，俟猪脚烂熟分两次服食。

2. 腱鞘囊肿

处方：乳香 10 克，没药 10 克，血竭 10 克，丁香 10 克，肉桂 8 克，小青皮 10 克，樟脑 7 克。

主治：腱鞘囊肿。

用法：上药研末外敷，再用消炎止痛膏粘贴，每次 2~3 天，一般粘贴 10 次左右获效，治愈者可留下局部色素沉着的凹痕。

3. 手足筋瘤

处方：木耳 30 克，当归、半夏各 9 克，桂皮、佛手、川牛膝、木瓜各 6 克，桂枝 4.5 克。

主治：手足筋瘤。

用法：以上药混合为细末，分成 12 克包，成人每天服 1 次，每次 1 包。儿童酌减。白开水送下。

4. 冻疮

处方 1：红辣椒、木瓜各适量。

主治：冻疮。

用法：煎水洗患处。

处方 2：柿子皮 60 克，熟菜子油（适量）。

用法：将柿子皮烧黑存性，研细面，用熟菜子油调匀，涂患处。

5. 丹毒

处方 1：蟾酥 0.9 克，银朱 3 克，蜗牛 12 个。

主治：丹毒。

用法：上药共研细面，香油调，涂患处。

处方 2：连翘、金银花、蒲公英、板蓝根各 30 克。

用法：水煎服。

6. 阴疮

处方：雄黄 30 克，大黄 9 克，冰片 0.9 克，巴豆霜 0.9 克，麝香 0.6 克。

主治：寒性脓疡（阴疮）。

用法：共研细面，加蜂蜜、白糖、麦面和水少许调匀，做成细棒状（药捻），插入患处。

7. 各种癌症

处方 1：桐油 500 克，大黄 18 克，石膏 21 克，明矾 90 克，青黛 60 克，黄丹 60 克，冰片 30 克，马钱子、五倍子、黑矾各 90 克。

主治：食管癌。

用法：研面用桐油调膏外敷。

处方 2：全蝎 60 克，当归 120 克，川芎 9 克，雄黄 30 克，马钱子 15 克，金银花、菖蒲各 90 克，土茯苓 60 克，硼砂 15 克，硇砂 3 克，藕节 30 克，代赭石 60 克。

用法：共为细面，炼蜜为丸，每丸重 3 克。每日服 2 次，早晚各服 1 丸。

处方 3：蜈蚣 7 条，鸡蛋 7 个。

用法：每次用 1 条蜈蚣，瓦片上焙黄研末。取鸡蛋 1 个，开 1 小孔，将蜈蚣末装入鸡蛋内，用纸 1 小片糊好蛋孔，外面用绿豆面和成面片将鸡蛋全包 1 厘米厚，再放入锅内蒸熟（约 10 分钟）即可。早上空腹吃 1 个，开水或黄酒冲，每天吃 1 个，连吃 7 天为 1 疗程。

处方 4：斑蝥 30 个，大枣 15 个，广木香 6 克，黄酒 1 斤，白面叶 15 张。

用法：斑蝥去头、足、翅，大枣去核，将斑蝥装入大枣内，外用白面叶包着，放在豆秆火（死火）中烧焦，然后研细面，文木香入黄酒冲服药。1~2 次服完，体弱可分四五次，3 天内服完，服完后再配再服。

处方 5：牙皂（煅）60 克，大黄（面包烧熟）60 克，硇砂 6 克，巴豆 18 克，当归 7.5 克。

主治：噎食（胃癌、食道癌）。

用法：上药为末。每服 0.3 克或 0.6 克，量人大小虚实用之，引用好酒，一口调服，不饮酒者，白开水亦可。

处方 6：僵蚕、黄药子各 60 克，山甲珠、蜈蚣、乳香、没药、雄鼠粪、马钱子、苦楝子各 24 克，倒退虫 300 个，硇砂 15 克。

主治：胃癌。

用法：共为细面，炼蜜为丸如绿豆大。每日 2 次，每次 4 丸。

处方 7：台党参、云苓、鸡宝、白及、酒白芍、黄奉天各 10 克，甘草、藿香、干白各 6 克，砂仁、炮姜各 5 克，生苡仁、白花蛇舌草、孩儿喜食草、红糖各 30 克。

用法：水煎服，1 日分 2 次，每隔 6 小时（饭前）温服 1 次。1 日 2 剂，一般 3 剂见效，10 剂可愈。

处方 8：柴胡 9 克，黄芩 6 克，党参 12 克，制半夏 12 克，苍术 15 克，焦山楂 24 克，陈皮 15 克，郁金 12 克，香附、元胡各 15 克，大青根 24 克。

主治：肝癌。

用法：水煎服。痛甚者加没药 12 克，左肋痛加青皮 12 克、姜黄 12 克；右肋痛加香附子、乌药各 12 克。

处方 9：丹参、檀香、砂仁各 9 克。

用法：水煎服。先服此药 1 剂，4 小时后再服下方：犀角粉 3 克（另包），羚羊角粉 3 克（另包），生地 6.5 克，元参 7.5 克，金银花、紫草、石菖蒲各 6 克。水煎服，前 2 味另煎分 3 次服。

处方 10：黑矾、细白面、生杏仁、红糖、蜂蜜、大枣各 60 克。

用法：共捣如泥，做成丸子，每丸 6 克。早晚各服 1 丸。

处方 11：石斛、焦白术各 60 克，橘络 12 克，全瓜蒌 15 克，贝母 21 克，白及、夏枯草、牡蛎、怀山药、鲜苇茎、薏苡仁各 30 克，海藻、昆布、杷叶、土茯苓各 15 克，旋覆花、桃仁、血竭、炒杏仁、天冬、麦冬各 9 克，蜈蚣 3 条，琥珀 3 克，虻虫 6 克。

主治：肺癌。

用法：水煎服。

处方 12：仙人掌 30 克，螃蟹 1 个。

主治：乳腺癌。

用法：共捣烂涂患处。

处方 13：壁虎 32 条，白酒 500 毫升，香油 500 毫升，麝香 3 克。

用法：壁虎 32 条放入白酒内浸于 24 小时，再放香油浸泡 24 小时，取出砂锅片中焙干，加麝香 3 克，研面分 64 包。1 天服 2 次，每次 1 包。

处方 14：狼毒 500 克，红枣 500 克。

用法：以上二味共煮，然后将狼毒除去。吃红枣，每天 2~3 次，每次 4~5 个。

处方 15：夏枯草、土茯苓各 30 克，海藻、昆布、贝母、鳖甲、白蔹各 12 克，全蝎、蜂房、桔核仁、山慈菇、鹿角、山甲珠、僵蚕各 9 克，蚤休 6 克。

用法：水煎服。

处方 16：制乳香、制没药各 15 克，血竭花、炒槐蛾、石菖蒲各 0.9 克，儿茶 15 克，轻粉 4.5 克，冰片 3 克，煅珍珠、麝香各 0.6 克。

主治：子宫颈癌。

用法：上药共研面，每副 9 克，装入纱布袋内，放癌组织处，7~10 天换 1 个，如出血过多者，可加三七面 9 克。

处方 17：昆布、海藻、蒲公英、紫草、土茯苓、生白药各 15 克，蜈蚣 2 条，土元 9 克，金银花、丹参、乌贼骨各 30 克。

用法：水煎服，1 日 1 剂，如阴道出血者加棕炭、炒蒲黄各 9 克，生地炭 15 克，艾炭 12 克；如小腹疼加元胡、三棱各

9 克；如久病气血虚者加黄芪、当归各 15 克。

处方 18：海螵蛸 30 克，五灵脂（半生半炒）6 克，蒲黄（半生半炒）6 克，茜草根 6 克，乌药 3 克，红花 3 克，丹参 15 克，射干、山慈菇、蒲黄、炒阿胶、制乳香、制没药各 9 克，血竭花 1.5 克（另包分 2 次冲服）。

主治：绒毛膜上皮癌。

用法：水煎服。1 日 1 剂，分 2 次早晚空腹服，不论病程新久均应服下方：

黑豆 30 克，鳖甲、茵陈各 15 克，香附、丹参、丹皮、白术、茯苓各 9 克，郁金、厚朴各 6 克。共研面，每服 6 克。